"十四五"职业教育国家规划教材

国家职业教育护理专业教学资源库配套教材

护理礼仪

（第3版）

主编　李辉　李嘉

中国教育出版传媒集团

高等教育出版社·北京

内容提要

　　本书为"十四五"职业教育国家规划教材,国家职业教育护理专业教学资源库配套教材。全书共7章,内容包括绪论、日常社交礼仪、护士仪容礼仪、护士仪态礼仪、护理工作礼仪、护生实习礼仪和护生求职礼仪。主要章节设置思维导图、知识目标、技能目标、知识链接、案例启示、思考题和实训指导。

　　本书配套建设了一体化的数字资源,通过手机扫描二维码,可实时观看重要知识点和技能点相关微视频,获得直观感受,或进行在线测试,及时检测学习效果。

　　本书主要供高等职业院校护理、助产专业学生使用,也可作为在职护理人员的参考用书。

图书在版编目（CIP）数据

　　护理礼仪/李辉,李嘉主编. --3 版. --北京：
高等教育出版社,2024.3

　　ISBN 978-7-04-061477-0

　　Ⅰ. ①护… Ⅱ. ①李… ②李… Ⅲ. ①护理-礼仪-
高等职业教育-教材 Ⅳ. ①R47

　　中国国家版本馆 CIP 数据核字(2023)第 239275 号

HULI LIYI

| 策划编辑　吴　静 | 责任编辑　苗叶凡 | 封面设计　王　鹏 | 版式设计　李彩丽 |
| 责任绘图　裴一丹 | 责任校对　窦丽娜 | 责任印制　刘弘远 | |

出版发行	高等教育出版社		网　　址	http://www.hep.edu.cn
社　　址	北京市西城区德外大街 4 号			http://www.hep.com.cn
邮政编码	100120		网上订购	http://www.hepmall.com.cn
印　　刷	涿州汇美亿浓印刷有限公司			http://www.hepmall.com
开　　本	787mm×1092mm　1/16			http://www.hepmall.cn
印　　张	12.75		版　　次	2015 年 1 月第 1 版
字　　数	240 千字			2024 年 3 月第 3 版
购书热线	010-58581118		印　　次	2024 年 8 月第 2 次印刷
咨询电话	400-810-0598		定　　价	38.00 元

《护理礼仪》（第3版）编写人员

主　编　李　辉　李　嘉

副主编　孙洋洋　李明芳　龚国梅

编　者　（按姓氏拼音排序）

陈　静（天津医学高等专科学校）

陈细曲（泉州医学高等专科学校）

龚国梅（泉州医学高等专科学校）

关　颖（广东云浮中医药职业学院）

李　辉（泉州医学高等专科学校）

李　嘉（湖北三峡职业技术学院）

李明芳（重庆三峡医药高等专科学校）

孙红华（大庆医学高等专科学校）

孙洋洋（黑龙江护理高等专科学校）

王　静（北京大学人民医院）

吴碧瑜（福建医科大学附属泉州第一医院）

谢宝缘（福建医科大学附属第二医院）

杨雪艳（商丘医学高等专科学校）

叶景芳（泉州医学高等专科学校）

第3版前言

党的二十大报告明确提出："推进健康中国建设""把保障人民健康放在优先发展的战略位置,完善人民健康促进政策""实施积极应对人口老龄化国家战略"。护理工作是卫生健康事业的重要组成部分,护士在健康促进、疾病预防、提供生命全周期照护等方面发挥着重要作用。

"以患者为中心"的护理服务宗旨不仅要求护理人员为患者提供优良的护理技术,还要提供更为广泛的优质护理服务。护士作为专业技术性很强的服务人员,在为患者提供服务时更需要体现其优雅内涵,特别是言谈、举止要符合当代社会对护士角色的要求。护理礼仪是 21 世纪护理人员应具备的基本职业素质。

《护理礼仪》教材自出版发行以来受到广大师生的一致好评,本次修订以习近平新时代中国特色社会主义思想为指导,遵循"以服务为宗旨,以就业为导向,以岗位需求为标准"的职业教育理念,以现代医学模式和优质护理对护理人员的要求为出发点,以能力为本位,以技能为核心,力求符合生源特点和就业需求,注重培养学生良好的行为习惯和护士职业素养。

本版教材具有以下特点:一是在以人为本的护理理念指导下,帮助学生树立正确的护理观,促进角色转换,使其具备基本的职业素质,在进行护理工作时能正确运用礼仪知识与技巧,展示护生自然高雅、协调得体的仪容之美。二是专门设计了护生实习礼仪及求职礼仪两部分内容。学生通过实习礼仪的学习,能在实习中建立良好的护患关系及师生情谊,有利于完成实习任务。三是结合课程课时数,在编写过程中,力求从实际出发,内容简明、详略得当、安排合理、重点突出、循序渐进。四是附有护士礼仪演示图,力求生动、直观,便于学生演练和掌握。五是根据职业教育的新要求,增强素养目标要求,融入课程思政元素,树立文明健康理念,规范现代信息交往行为,潜移默化地对学生的思想意识、行为举止产生影响,落实立德树人根本任务。六是配套数字化资源,以科学直观的视频、微课等实现了教材的多元化,多角度、多维度地呈现教材内容,增加学生学习的自主性和积极性,方便学生理解和掌握教材知识,强化记忆,从而提高学习效率。

本教材按 32 学时编写,全书共 7 章,分别为绪论、日常社交礼仪、护士仪容礼仪、护士仪态礼仪、护理工作礼仪、护生实习礼仪、护生求职礼仪,主要章设置有知识目标、技能目标、素养目标、思维导图、案例导入、知识链接、案例启示、思考题和实训指导。

本教材配套的数字资源由湖北三峡职业技术学院李嘉,雅安职业技术学院李燕、邹君芳、谢琳娜,以及福建医科大学附属第二医院颜江云、谢婷婷、吴惠芬、汪莉琳、王志浩等提供。在此,对他们个人及所在院校领导表示衷心感谢!

由于编者能力和水平有限,教材中难免会有疏漏之处。我们真诚地希望所有使用本教材的教师、学生及临床护理人员及时给予批评指正,使我们能够不断改进,提高教材质量。

李　辉
2024 年 1 月

第1版前言

国家职业教育护理专业教学资源库配套教材《护理礼仪》是在全国高职高专医药类专业教学资源建设专家委员会领导下组织编写的。本教材遵循"以服务为宗旨,以就业为导向,以岗位需求为标准"的职业教育理念,以现代医学模式和优质护理对护理人员的要求为出发点,以能力为本位,以技能为核心,力求符合生源特点和就业需求,注重培养学生良好的行为习惯和职业素养。

"以患者为中心"的护理服务宗旨不仅要求护理人员为患者提供优良的护理技术,还要提供更为广泛的优质护理服务。护士作为专业技术性很强的服务人员,在为患者提供服务时更需要体现其优雅内涵,特别是言谈、举止要符合当代社会对护士角色的要求。护理礼仪是21世纪护理人员应具备的基本职业素质。

本教材具有以下特点:① 在以人为本的护理理念指导下,帮助学生树立正确的护理观,促进角色转换,使其具备基本的职业素质,在进行护理工作时能正确运用礼仪知识与技巧,展示护生自然高雅、协调得体的仪容之美。② 与其他同类教材相比,增加了护生实习礼仪及求职礼仪两部分内容。学生通过实习礼仪的学习,能在实习中建立良好的护患关系及师生情谊,有利于完成实习任务。③ 考虑到本课程课时数相对较少,在编写过程中,力求从实际出发,内容简明、详略得当、安排合理、重点突出、循序渐进。④ 本教材附有护士礼仪演示图片,力求生动、直观,便于学生演练和掌握。

本教材按32学时编写,全书共7章,分别为绪论、日常社交礼仪、护士仪容礼仪、护士仪态礼仪、护理工作礼仪、护生实习礼仪、护生求职礼仪。体例上设置有知识目标、技能目标、知识链接、案例启示和思考题等,文后还附有实训指导和附录,帮助学生练习和拓宽知识面。

本教材所附数字资源来源于湖北三峡职业技术学院李嘉和雅安职业技术学院李燕、邹君芳、谢琳娜。在此,对她们及所在院校领导表示衷心感谢!

尽管我们在本教材的编写过程中付出了许多辛劳和汗水,但由于能力和水平有限,教材中难免会有疏漏之处。我们真诚地希望所有使用本教材的教师、学生以及临床护理人员及时给予批评指正,使我们能够不断改进,提高教材质量。

李　辉

2014 年 6 月

目　　录

第三章　护士仪容礼仪 ··· 49

第四章　护士仪态礼仪 ··· 78

IV

微课视频二维码目录

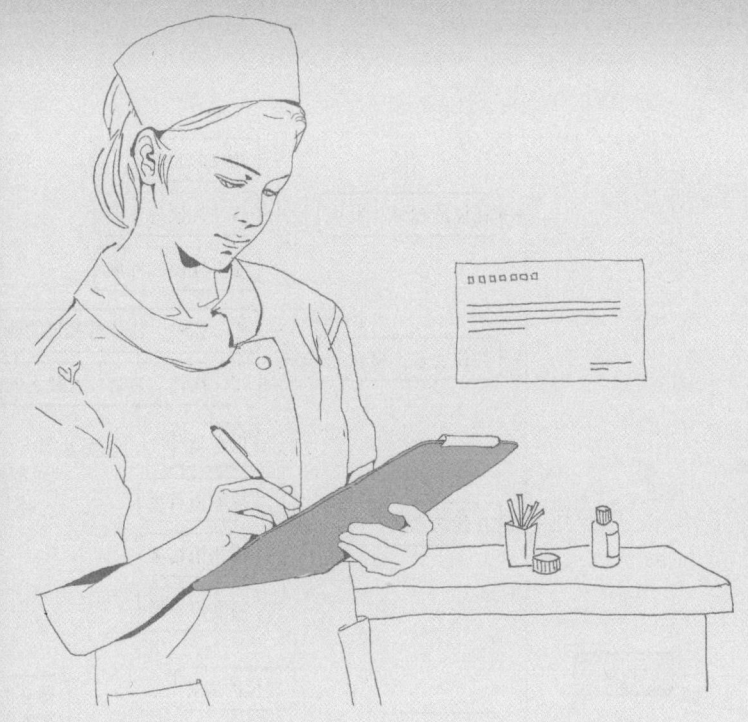

第一章　绪论

知识目标

1. 掌握礼仪的基本原则。

2. 熟悉礼仪的基本概念及功能。

3. 熟悉护理礼仪的概念、特征及作用。

4. 了解礼仪的起源和发展及表现形式。

5. 了解东西方礼仪的差异。

技能目标

掌握护理礼仪修养的基本方法。

素养目标

1. 培养对我国"礼仪之邦"悠久历史的民族自豪感。

2. 以社会主义核心价值观为引领,树立成为一名符合护理礼仪规范要求的合格护士的职业理想。

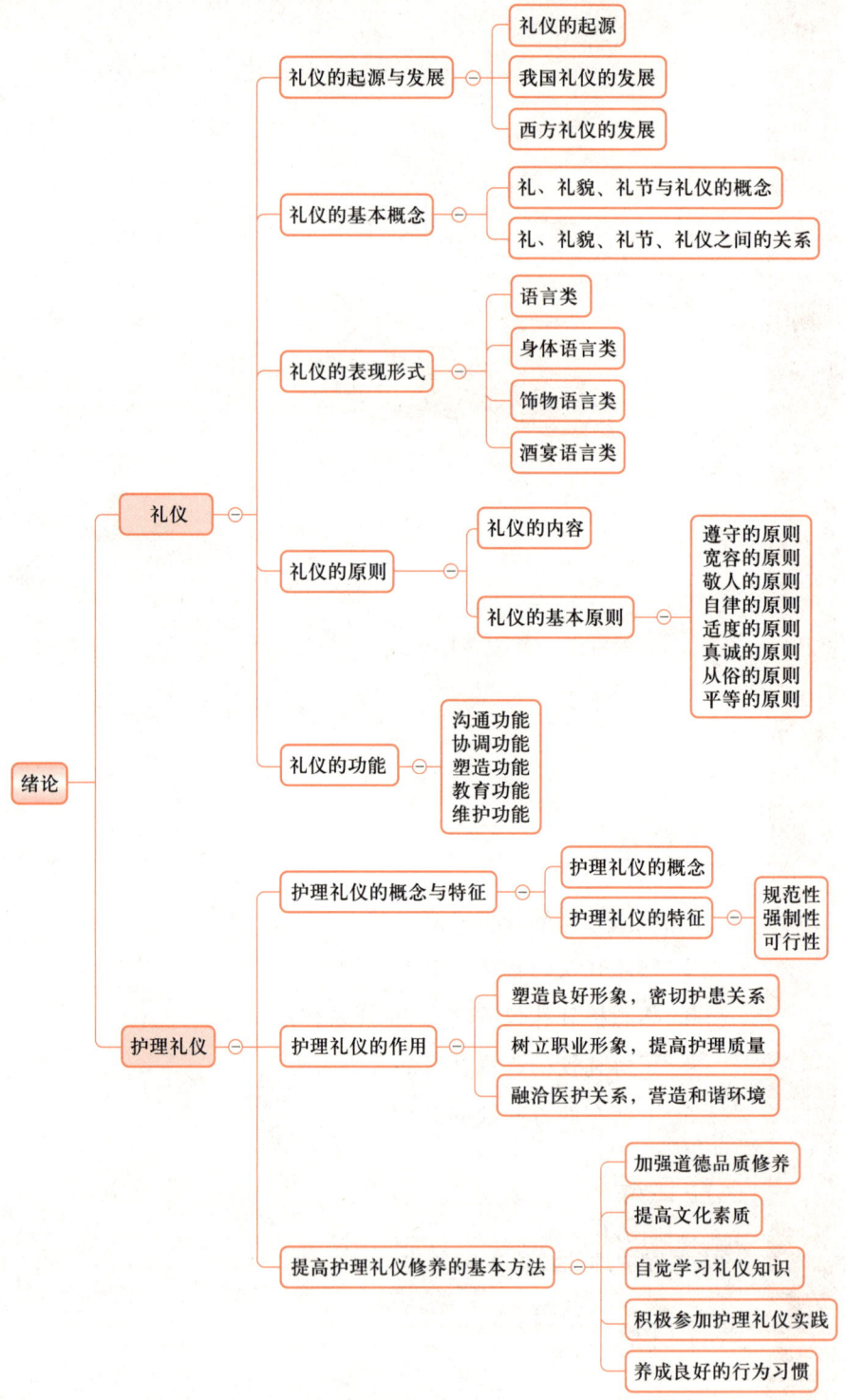

中国以"文明古国""礼仪之邦"著称于世,在五千年的历史演变过程中,已形成了一整套完整的礼仪思想和礼仪规范。重礼仪、守礼法、行礼教已内化为一种民众的自觉意识而贯穿其心理与行为活动之中,成为中华民族的文化特质。"不学礼,无以立",孔子的这一名言,道出了礼在中国古代社会中的重要作用。又如荀子所言,"人无礼则不生,事无礼则不成,国无礼则不宁",意思是礼既是个人立身之本,也是国家治理之策。

礼仪规范对现代人类生活的影响越来越大。人们在社会生活中的言谈举止都受到各种有形无形因素的制约,不同社会阶段、不同社会文化背景,都会形成与之相适应的行为规范——礼仪。各行各业,尤其是服务行业更是把礼仪修养培训作为本行业上岗前培训的基本内容。根据医药卫生体制改革总体部署和相关会议精神,要求临床护理应"以患者为中心",进一步规范临床护理工作,切实加强基础护理,改善护理服务,提高护理质量,保障医疗安全,努力为人民群众提供安全、优质、满意的护理服务。为此,对医疗卫生服务行业人员礼仪修养提出了更高的要求。对医务人员,尤其是临床第一线与患者接触最多的护理人员加强礼仪修养教育,已成为护理教育不可或缺的重要内容。

案例导入

某护理专业新生华华,在暑假期间到国外研学了一段时间。在研学过程中,她对吻面礼等礼仪颇感兴趣。因此,在回国后,也学着在同学中应用这些礼仪。然而,她发现同学们对此都不太接受,并在平时交往中有些躲着她。为此,华华十分苦恼。

问题引导:

1. 为什么同学们躲着华华?

2. 华华应该如何改变现状?

问题解析及
案例启示

第一节　礼仪

一、礼仪的起源与发展

(一)礼仪的起源

关于礼仪的起源,说法不一。归纳起来有 5 种说法:一是天神生礼仪;二是礼为天、地、人的统一体;三是礼产生于人的自然本性;四是礼为人性和环境矛盾的产物;

五是礼生于理,起源于俗。

1. 从理论上说,礼的产生是人类为了协调主客观矛盾的需要   首先,礼的产生是为了维护自然的"人伦秩序"。人类为了生存和发展,必须与大自然抗争,不得不以群居的形式相互依存,人类的群居性使得人与人之间相互依赖又相互制约。在群体生活中,男女有别,老少有异,既是一种天然的"人伦秩序",又是一种需要被所有成员共同认定、保证和维护的社会秩序。人类面临着的内部关系必须妥善处理,因此,人们逐步积累和自然约定出一系列"人伦秩序",这就是最初的礼。其次,礼起源于人类寻求满足自身欲望与实现欲望的条件之间动态平衡的需要。人对欲望的追求是人的本能,在追寻实现欲望的过程中,人与人之间难免会发生矛盾和冲突,为了避免这些矛盾和冲突,就需要为"止欲制乱"而制礼。

2. 从具体的仪式上看,礼产生于原始宗教的祭祀活动   原始宗教的祭祀活动是最早也是最简单的以祭天、敬神为主要内容的"礼"。这些祭祀活动在历史发展中逐步完善了相应的规范和制度,正式形成祭祀礼仪。随着人类对自然与社会各种关系认识的逐步深入,仅以祭祀天地、鬼神、祖先为礼已经不能满足人类日益发展的精神需要和调节日益复杂的现实关系。于是,人们将事神致福活动中的一系列行为,从内容和形式扩展到了各种人际交往活动,从最初的祭祀之礼扩展到社会各个领域的各种各样的礼仪。

在西方,礼仪一词,最早见于法语 étiquette,原意为"法庭上的通行证"。古代法国为了保证法庭中各项程序活动的有序进行,将印有法庭纪律的通告证发给进入法庭的每个人,作为需遵守的规矩和行为准则。后来,étiquette 一词进入英文,演变为"礼仪"(etiquette),成为人们交往中应遵循的规矩和准则。法国的骑士精神一直被视为现代西方礼仪的起源。这些传统从法国传到欧洲其他国家,又传播到美洲,逐渐成为国际礼仪通则。西方人普遍认为,稍显烦琐的礼仪能避免德行的疏忽,是否遵从礼仪决定着人们是否能愉快交往,所以特别注重自身礼仪行为的培养,将礼仪看作维护公共秩序的重要手段,培养公民知礼、受礼是一切道德之源。于是,礼仪在符合公民规范的个人行为中习俗化、惯性化,逐渐成为公民日常行为准则和普遍性的道德要求。

(二)我国礼仪的发展

我国是一个有着数千年文明史的国家,随着历史的发展和变迁,礼仪在其传承沿袭的过程中不断发生着变革。从历史发展的角度来看,其演变过程可以分 5 个阶段。

1. 礼仪的萌芽时期   指夏以前(公元前 21 世纪以前)。礼仪起源于原始社会,在原始社会中晚期(约旧石器时代)出现了早期礼仪的萌芽。整个原始社会是礼仪的萌芽时期,礼仪较为简单和虔诚,还不具有阶级性。内容包括:制定了明确血缘关系的婚嫁礼仪;区别了部族内部尊卑等级的礼制;为祭天敬神而确定了一些祭典仪式;

制定了一些在人们的相互交往中表示礼节和恭敬的动作。

2. 礼仪的形成时期　指夏、商、西周时期（公元前 21 世纪—公元前 771 年）。人类进入奴隶社会以后，统治阶级为了巩固自己的统治地位，把原始的宗教礼仪发展成符合奴隶社会政治需要的礼制，礼被打上了阶级的烙印。在这个阶段，中国第一次形成了比较完整的国家礼仪与制度。如"五礼"就是一整套涉及社会生活各方面的礼仪规范和行为标准。古代的礼制典籍亦多撰修于这一时期，如周代的《周礼》《仪礼》《礼记》就是我国最早的礼仪学专著。在汉以后 2 000 多年的历史中，它们一直是国家制定礼仪制度的经典著作，被称为礼经。

3. 礼仪的变革时期　指春秋战国时期（公元前 771 年—公元前 221 年）。这一时期，学术界形成了百家争鸣的局面，以孔子、孟子、荀子为代表的诸子百家对礼教进行了研究和发展，对礼仪的起源、本质和功能进行了系统阐述，第一次在理论上全面而深刻地论述了社会等级秩序划分及其意义。

孔子对礼仪非常重视，把"礼"看成是治国、安邦、平定天下的基础。他认为"不学礼，无以立""质胜文则野，文胜质则史。文质彬彬，然后君子"。他要求人们用"礼"的规范来约束自己的行为，要做到"非礼勿视，非礼勿听，非礼勿言，非礼勿动"，倡导"仁者爱人"，强调人与人之间要有同情心，要相互关心，彼此尊重。

孟子把"礼"解释为对尊长和宾客严肃而有礼貌，即"恭敬之心，礼也"，并把"礼"看作是人的善性的发端之一。

荀子把"礼"作为人生哲学思想的核心，把"礼"看作是做人的根本目的和最高理想，"礼者，人道之极也"。他认为"礼"既是目标、理想，又是行为过程，强调"人无礼则不生，事无礼则不成，国无礼则不宁"。

4. 礼仪的强化时期　指秦至清末（公元前 221 年—公元 1911 年）。在我国长达 2 000 多年的封建社会里，尽管礼仪文化在不同的朝代具有不同的社会政治、经济、文化特征，但却有一个共同点，就是一直为统治阶级所利用，礼仪是维护封建社会等级秩序的工具。这一时期礼仪的重要特点是尊君抑臣、尊夫抑妇、尊父抑子、尊神抑人。在漫长的历史演变过程中，礼仪逐渐成为妨碍人类个性自由发展、阻挠人类平等交往、桎梏思想自由的精神枷锁。纵观封建社会的礼仪，内容大致有涉及国家政治的礼制和家庭伦理两类。

5. 现代礼仪的发展　辛亥革命以后，受西方资产阶级"自由、平等、民主、博爱"等思想的影响，中国传统礼仪的规范和制度受到强烈冲击。五四运动和新文化运动对腐朽、落后的礼教进行了清算，符合时代要求的礼仪被继承、完善、流传，那些繁文缛节逐渐被抛弃，同时接受了一些国际上通用的礼仪形式。新的礼仪标准、价值观念得到推广和传播。新中国成立后，逐渐确立以平等相处、友好往来、相互帮助、团结友爱为主要原则的具有中国特色的新型社会关系和人际关系。改革开放以来，随着国际交往日趋频繁,西方一些礼仪、礼节陆续传入我国,同我国的传统礼仪一道融入社会生活的各个方面。许多礼仪从内容到形式不断变革,现代礼仪的发展进入了全新的发展时期。大量的礼仪书籍相继出版,各行各业的礼仪规范纷纷出台,礼仪讲座、礼仪培训日趋火热。人们学习礼仪知识的热情空前高涨,讲文明、讲礼貌蔚然成风。今后,随着社会的进步、科技的发展和国际交往的增多,礼仪必将得到新的发展和完善。

（三）西方礼仪的发展

爱琴海地区和希腊是西方古典文明的发源地。古希腊很多哲学家对礼仪有许多精彩的论述。如苏格拉底认为,哲学的任务在于认识人的内心世界,培植人的道德观念。他教导人们不仅要待人以礼,而且要在生活中身体力行。

西方的文明史在很大程度上表现了人类对礼仪的追求及礼仪演进的历史。人类为了维持与发展血缘亲情以外的各种人际关系,避免"格斗"或"战争",逐步形成了各种与"格斗""战争"有关的动态礼仪。如表示自己手里没有武器,让对方感觉到自己没有恶意而创造了举手礼,后来演进为握手。为了表示自己的友好与尊重,愿在对方面前"丢盔卸甲",于是产生了脱帽礼等。到了中世纪,西方礼仪发展进入了鼎盛时代。这一时期欧洲形成了封建等级制,它以土地关系为纽带,将封建主与附庸联系在一起,此间制定了严格而烦琐的贵族礼仪、宫廷礼仪等。如今,大量关于服饰、言行举止的礼仪书籍,就源于中世纪文艺复兴时期的宫廷礼仪。该时期出版的涉及礼仪的著作包括:意大利作家巴尔达萨尔·卡斯蒂廖内编著的《朝臣之书》,论述了从政的成功之道、礼仪规范及其重要性;尼德兰人文主义者伊拉斯谟撰写的《礼貌》,着重论述了个人礼仪和进餐礼仪等,提醒人们讲究道德、清洁卫生和外表美。英国哲学家弗兰西斯·培根指出:"一个人若有好的仪容,那对他的名声大有裨益,并且,正如女王伊莎贝尔所说,那就'好像一封永久的推荐书一样'。"从上层社会对遵循礼节的烦琐要求到20世纪中期对优美举止的赞赏,一直到适应社会平等关系的比较简单的礼仪规则,历史发展到今天,传统的礼仪文化不但没有随着市场经济发展和科技现代化而被抛弃,反而更加多姿多彩。现代西方学者也编撰、出版了不少礼仪书籍,其中比较著名的有法国让·塞尔的《西方礼节与习俗》、英国埃西尔·伯奇·唐纳德的《现代西方礼仪》、德国卡尔·斯莫尔卡的《请注意您的风度》、美国伊丽莎白·波斯特的《西方礼仪集萃》及美国戴尔·卡耐基的《成功之路》丛书等。

二、礼仪的基本概念

（一）礼、礼貌、礼节与礼仪的概念

1. 礼　礼的本意为敬神,后引申为表示敬意的通称。礼的含义比较丰富,它既可

以指表示敬意和隆重而举行的仪式,也可泛指社会交往中的礼貌、礼节,是人们在长期的生活实践中约定俗成、共同认可的行为规范。在《中国礼仪大辞典》中,礼的定义为特定的民族、人群或国家基于客观历史传统而形成的价值观念、道德规范及与之相适应的典章制度和行为方式。礼的本质是"诚",有敬重、友好、谦恭、关心、体贴之意。"礼"是人际交往乃至国际交往中相互表示尊重、亲善和友好的行为。

2. 礼貌　礼貌是指人们在交往过程中相互表示敬意和友好的行为准则和精神风貌,是一个人在待人接物时的外在表现。它通过仪表及言谈举止来表示对交往对象的尊重。它反映了时代的风尚与道德水准,体现了人们的文化层次和文明程度。

3. 礼节　礼节是指人们在日常生活中,特别是在交际场合中,相互表示问候、致意、祝愿、慰问及给予必要的协助与照料的惯用形式。礼节是礼貌的具体表现,具有形式化的特点,主要指日常生活中的个体礼貌行为。

4. 礼仪　礼仪包括礼和仪两部分。礼,即礼貌、礼节;仪,即仪表、仪态、仪式、仪容。礼仪是礼节、仪式的统称,是指人们在各种具体的社会交往中,为了表示相互尊重,在仪表、仪态、仪式、仪容、言谈举止等方面约定俗成且共同认可的规范和程序。从广义的角度看,它泛指人们在社会交往中的行为规范和交际艺术;狭义上看,通常是指在较大或隆重的正式场合,为表示敬意、尊重、重视等所举行的合乎社交规范和道德规范的仪式。

(二)礼、礼貌、礼节、礼仪之间的关系

礼是一种社会道德规范,是人们社会交往中的行为准则。礼貌、礼节、礼仪都属于礼的范畴,礼貌是表示尊重的言行规范;礼节是表示尊重的惯用形式和具体要求;礼仪是由一系列具体表示礼貌的礼节所构成的完整过程。"礼貌""礼节""礼仪"三者尽管名称不同,但都是人们在相互交往中表示尊敬、友好的行为,其本质都是尊重他人、关心他人。三者相辅相成,密不可分。礼是仪的本质,而仪则是礼的外在表现。礼貌是礼仪的基础,礼节是礼仪的基本组成部分。有礼貌而不懂礼节,往往容易失礼;谙熟礼节却流于形式,充其量只是客套。礼节只是一种具体的做法,而礼仪则是一个表示礼貌的系统、完整的过程。礼仪在层次上要高于礼貌、礼节,其内涵更深、更广,它是由一系列具体的礼貌、礼节所构成的。

三、礼仪的表现形式

(一)语言类

1. 语音类　通过不同的语音来表示礼仪,即通过声音的高低、音色、语速、声调等来暗示不同的意义。首先声音表达要让人感到真实、朴实、自然;其次音量要控制得

当,需轻柔时勿高昂,需低沉时勿喧哗;最后音调要注意抑扬顿挫、和谐有致。

2. 口头类　通过口头语言的形式表达各种礼仪,即以谈话的方式表示礼节。表达要注意时间原则、地点原则和对象原则。

3. 书面类　通过书面语的方式表达礼仪,用于非面对面人际交往。通过感谢信、贺电、函电、唁电、请柬、祝词等书信形式来传情达意,其特点是礼节性和规范性。

（二）身体语言类

1. 表情语言类　通过人的面部表情来传递礼仪。面部表情包括眼、眉、口、鼻、颜面肌肉的各种变化及整个头部的姿势等。如人的眼是人的表情语言中语汇最丰富的,"眼语"像灵魂的一面镜子,通过眼睛可以观察到对方是否喜欢你、支持你。如深沉注视表示崇敬,横眉冷眼表示仇视,眉来眼去表示情人间暗送秋波。

2. 动作语言类　通过人的各种身体动作传达礼仪。人的身体动作非常多,有手语、肩语、腿语、腰语、足语等。其中手语是语义中最丰富的动作语言。如竖起拇指向上表示赞扬、了不起;伸出小拇指表示鄙视;向上同时伸出中指和食指组成英文字母"V",表示胜利;用拇指和食指圈成"O"形,其余3指向上伸出表示"OK""好"。

（三）饰物语言类

饰物语言是通过服饰、物品等语言符号表达一定的思想和情感意义的礼仪行为,包括两种类型:一种是由服装、饰物、化妆美容等代表的礼仪,另一种是通过各种物品代表的礼仪。饰物语言有其特殊的意义。首先,服饰和物品彰显着社会风尚;其次,服饰和物品是一种情感的象征;再次,服饰和物品是一种美的演绎。

（四）酒宴语言类

酒宴语言是通过设宴吃饭表示对客人的尊重和欢迎的一种礼节。古今中外,以酒宴款待亲朋好友已成为惯例。一则通过美味佳肴表达对朋友亲人的深情厚谊;再则,通过宴席上种种礼仪行为表示对客人的尊敬礼貌,以求此后发展互相友好的关系。

四、礼仪的原则

礼仪不是法律规定,不能靠强制力来维持;礼仪也不完全等同于道德规范,可以靠舆论的力量来维持。维持社会活动的礼仪规范只能是社会成员的认同和主动服从。任何事物都有其内在规律和原则可遵循,礼仪在文明社会生活中具有重要作用,也有其可以遵循的原则。礼仪的原则是人们对礼仪的长期社会实践活动的高度概括。学习和掌握礼仪的基本原则,对帮助人们规范自己的社会行为、减少人际交往失误、增强在职业活动和日常社会活动中的能力具有积极重要的作用。

(一) 礼仪的内容

1. 行业礼仪或职业礼仪　行业礼仪或职业礼仪是人们在工作岗位上应当遵守的礼仪,包括政务礼仪、商务礼仪和服务礼仪等。政务礼仪亦称国家公务员礼仪,指的是国家公务员在执行国家公务时应当遵守的礼仪。商务礼仪指的是公司、企业的从业人员及其他一切从事经济活动的人士在经济往来中应当遵守的礼仪。服务礼仪指的是各类服务行业的从业人员在自己的工作岗位上应当遵守的礼仪。护理礼仪属于职业礼仪的范畴,是指护士在工作岗位上应当遵守的行为规范。行为规范是一个人在举止、仪表、服饰、谈吐等方面应当遵循的具体要求。护士行为规范是指护士在工作岗位上为了能更好地完成本职工作,更好地为服务对象服务而应当遵循的具体要求。

2. 交往礼仪　人们在交往过程中遵守的礼仪,称为交往礼仪,包括社交礼仪和涉外礼仪。社交礼仪亦称交际礼仪,指的是社会各界人士在一般性的交际应酬中应当遵守的礼仪。涉外礼仪亦称国际礼仪,指的是人们在国际交往中,在同外国人打交道时应当遵守的礼仪。

(二) 礼仪的基本原则

1. 遵守的原则　在交际应酬中,每一位参与者都必须自觉、自愿地遵守礼仪,用礼仪去规范自己在交往活动中的言行举止。遵守是对行为主体提出的基本要求,更是行为主体人格素质的基本体现。任何人不论身份高低、职务大小和财富多少,都有自觉遵守、应用礼仪的义务,否则就会受到公众的谴责,交际就难以成功。

2. 宽容的原则　人们在交际活动中运用礼仪时,既要严于律己,又要宽以待人。宽容就是豁达大度,有气量,不计较和不追究,多容忍他人,多体谅他人,多理解他人,不求全责备、过分苛求、咄咄逼人。在人际交往中,每个人的思想、品格及认识问题的水平总是有差别的,不能用一个标准去要求所有的人,而应宽以待人,这样才能化解生活中的人际冲突。

3. 敬人的原则　人们在社会交往中,要常存敬人之心,不可处处失敬于人,不可伤害他人的尊严,更不能侮辱对方的人格。敬人就是尊敬他人,包括尊敬自己,维护个人和组织的形象。不可损人利己,这也是人的品格问题。

4. 自律的原则　这是礼仪的基础和出发点。学习、应用礼仪,最重要的是要自我要求,自我约束,自我对照,自我反省,自我检查。自律就是自我约束,按照礼仪规范严格要求自己,知道自己该做什么,不该做什么。

5. 适度的原则　应用礼仪时要注意把握分寸,认真得体。适度就是把握分寸。礼仪是一种程序规定,而程序自身就是一种"度"。礼仪无论是表示尊敬还是热情,都有一个"度"的问题,没有"度",施礼就可能进入误区。遵循适度原则首先要感情适度,在与人交往时,既要彬彬有礼,又不能低三下四;既要热情大方,又不能轻浮谄谀。其次要谈吐适度,在与人交谈时,既要诚挚友好,又不能虚伪客套;既要坦率真诚,又不能言过其实。最后要举止适度,在与人相处时,既要优雅得体,又不能夸张造作;既要尊重习俗,又不能粗俗无礼。

6. 真诚的原则　运用礼仪时,务必诚信无欺,言行一致,表里如一。真诚就是交际过程中做到诚实守信,不虚伪,不做作。在社交场合中,并非每个人都能有优美的姿态、潇洒的风度、得体的谈吐,但只有真诚以待,让每个人都感受到你的真诚,才能赢得他人的信任和礼遇。

7. 从俗的原则　从俗就是交往各方都应尊重相互之间的风俗、习惯,了解并尊重各自的禁忌。由于国情、民族、文化背景的不同,必须坚持入乡随俗,与绝大多数人的习惯做法保持一致,切勿目中无人,自以为是,随意批评,否定他人。

8. 平等的原则　平等是礼仪的核心,即尊重交往对象,以礼相待,对任何交往对象都必须一视同仁,给予同等程度的礼遇。不允许因为交往对象在年龄、性别、种族、文化、职业、身份、地位、财富及与自己的关系亲疏远近等方面的不同,就厚此薄彼,区别对待,给予不平等的待遇。这便是社交礼仪中的平等原则。

五、礼仪的功能

1. 沟通功能　礼仪行为是一种信息性很强的行为,每一种礼仪行为都表达一种甚至多种信息。热情的问候、友善的目光、亲切的微笑、文雅的谈吐、得体的举止等,不仅能唤起人们的沟通欲望,建立起对彼此的好感和信任,而且可以促成交流的成功和范围的扩大,进而有助于事业的发展。

2. 协调功能　礼仪是社会活动中的润滑剂,它对营造一个平等、团结、友爱、互助的新型人际关系起着不可忽视的作用。礼仪所表达的意义主要是尊重。尊重可以使对方在心理需要上感到满足、愉悦,进而产生好感和信任。通过完备的礼仪,人们可以联络感情、协调关系,使一切不快烟消云散、冰消雪融。

3. 塑造功能　礼仪讲究和谐,重视内在美和外在美的统一。礼仪在行为美学方面指导着人们不断地充实和完善自我并潜移默化地熏陶着人们的心灵。人们的谈吐越来越文明,装扮越来越富有个性,举止仪态越来越优雅,并符合大众的审美原则,体现出时代的特色和精神风貌。

4. 教育功能 礼仪是人类社会进步的产物，是传统文化的重要组成部分。礼仪蕴涵着丰富的文化内涵，体现着社会的要求与时代精神。礼仪通过评价、劝阻、示范等教育形式纠正人们不正确的行为习惯，指导人们按礼仪规范的要求去协调人际关系，维护社会正常生活。让人们都来接受礼仪教育，可以从整体上提高人民群众的综合素质。

5. 维护功能 礼仪作为社会行为规范，对人们的行为有很强的约束力。在维护社会秩序方面，礼仪起着法律所起不到的作用。社会的发展与稳定，家庭的和谐与安宁，邻里的和谐，同事之间的信任与合作，都与人们共同遵守礼仪的规范与要求有着密切联系。社会上讲礼仪的人越多，社会便越和谐稳定。

榜样的力量

周总理的礼仪风采

周恩来总理一生鞠躬尽瘁，为了党和人民的事业贡献了毕生精力。他每次外出视察工作，离开时总是亲自和当地的服务员、厨师、警卫员、医护人员等一一握手道谢。美国总统尼克松曾在他写的《领袖们》一书中对周总理做过很高的评价。尼克松说，周总理通过他优雅的举止和挺立而又轻松的姿态显示出巨大的魅力和稳健，他所展现出来的智慧与品德，是中华文明数千年的结晶。

周总理的文明谈吐、礼貌举止和他所具有的令人折服的气质与风度，正是他那高尚的品德、宽阔的胸襟、超群的智慧、美好的心灵的生动体现。

第二节 护理礼仪

护理礼仪是一种专业文化模式，是研究护理工作中交往规范艺术的学问。护理礼仪除具有日常礼仪的基本特征外，还具有护理专业的文化特性，是护理行业行为规范，用以指导和协调护理行为过程中的艺术。面对疾病折磨的患者，护理人员规范的礼仪服务能使患者得到心理安慰，从而产生亲近、信任的感觉。这对疾病的治疗是一种无形的帮助，能够消除患者的心理障碍，充分发挥护理在医疗中的作用，促使患者早日康复。

一、护理礼仪的概念与特征

（一）护理礼仪的概念

护理礼仪属职业礼仪范畴，是护士在护理实践活动中必须共同遵守的准则、程序和行为规范的体系总和。它既是护理工作者素质修养的外在表现，也是护理人员职业道德的具体表现。护理礼仪主要包括两方面的内容：护士内在的文化底蕴、素质修养和外在的仪表行为，这些内容通过礼节和仪式表现出来。护士礼仪的基本原则包括：行为仪表端庄大方；语言态度和蔼可亲；操作技术娴熟准确；护理服务主动周到；工作作风认真严谨。

（二）护理礼仪的特征

作为护理工作过程中行为的基本规范和要求，护理礼仪具有其自身的特征。护理礼仪的特征包括礼仪的规范性、强制性、可行性、传承性、普遍性和社会性。下面主要介绍护理礼仪的规范性、强制性和可行性。

1. 规范性　礼仪的规范性指的是人们在交际场合待人接物时必须遵守的行为规范。这种规范性不仅约束着人们在一切交际场合的言谈话语、行为举止，使之合乎礼仪，而且也是人们在一切交际场合必须采用的一种"通用语言"，是衡量他人、判断自己是否自律、敬人的一种尺度。护士在待人接物、律己敬人、行为举止等方面必须遵循护理职业标准和行为规范规定，这也是礼仪规范性的具体体现。如各医院对护士的着装有统一的规定及有各自规范的工作用语等。

2. 强制性　护理人员提供的护理服务，是由一系列专业性很强的护理操作技术组成的，如注射、发药、测体温、灌肠、导尿等，其目的是满足患者的生理和心理需求。而护理礼仪也正是在这些操作实施过程中通过形体的举止和适当的言语得以体现的。每一项护理技术都不是护士随心所欲完成的，而是在相关法律、规章、制度、守则的基础上，严格遵循一套完整的专业技术操作规范才能完成的。因此，在日常护理工作中，护理人员必须约束自己的一些不正确、非专业的行为和语言，严格地遵循操作技术原则，这是为服务对象提供良好护理服务的重要保证。

3. 可行性　护理礼仪详细而具体地规定了护士在护理活动中的仪容、仪态及操作时的要求，规范了护理人员的言谈举止。护理礼仪要求具体、通俗易懂、切实可行，易于学习和掌握，可广泛应用于日常护理活动中。

二、护理礼仪的作用

随着社会的进步、科技的发展及医疗模式的转变，人们对健康的需求增加，对医疗服务质量的要求越来越高，护理礼仪已成为医院文化建设的重要组成部分。南丁格尔曾说过："一个护士就是没有翅膀的天使。护士走路的艺术、谈话的艺术、操作的艺术，都会给患者带来不同的心理感受，而我们希望的是带给患者未来、幸福、安宁和健康。"一个优秀的护理工作者不仅要有广博的专业知识、精湛的专业技能，还要有良好的人文道德修养。

（一）塑造良好形象，密切护患关系

护士个人在工作场所的言谈举止、衣着服饰已不再是单纯的个人行为，而与其所在医院的利益紧密联系，甚至影响到社会对护士职业的评价，影响到护士在社会中的地位。护理礼仪作为护士尊重患者的形式，也是护士获得患者尊重的重要途径之一。护士的形象与言谈举止、仪表仪容都可能对患者产生直接或间接的影响，从而影响护理效果。护士工作中优美的站姿、端庄的坐姿、轻盈的步态、协调的操作及礼貌的语言，能充分展示护士良好的职业素质和礼仪风范，而微笑的面容则可以消除患者心中的疑虑和紧张情绪。和蔼文雅、谦逊礼貌的语言和得体的举止是护患交往的开始，是开展护理工作的基础，是密切护患关系的桥梁。

（二）树立职业形象，提高护理质量

护理礼仪是护士职业形象的重要组成部分，是护士素质、修养、行为、气质的综合反映，包括护士仪表、语言的艺术、人际沟通与交流技巧及护士行为规范等，这些都影响着患者对医疗服务的信任。同时，护理礼仪还能强化护理行为效果，提高护理工作的科学性，从细微处满足患者的心理需求，促进患者早日康复，无形中也提高了护士工作效率。在工作中护理礼仪能密切护患关系，利于信息交流。护士是患者在住院期间获取信息的重要来源，一个具有良好礼仪风范的护士，很快就能博得患者的信任。护理工作中的每一次健康教育、每一次轻微触摸、每一句鼓励话语都会给患者留下良好的印象，同时能打动患者，使患者感到被尊重，从而树立战胜疾病的信心和勇气。将护理礼仪融入临床护理工作的始终，为服务对象提供优质护理服务，构建和谐护患关系，不仅可以提升护理人员的综合素质，提高护理质量，而且可以提升服务对象的满意度，减少护患冲突。

（三）融洽医护关系，营造和谐环境

医护工作是互相配合、共同完成疾病治疗，并以促进患者康复为最终目标的工作。同事之间的一句问候、一个微笑、一句关切的话语，都可以拉近彼此间的距离，从而形成愉悦的工作环境。工作中仪容整洁、精神饱满、行为干练，可以争取他人的信任，利于协作。

三、提高护理礼仪修养的基本方法

"做人先学礼"，礼仪教育是我们人生的第一课。而礼仪必须通过学习、培养和训

练,才能成为人们的行为习惯。礼仪修养是指人们按照一定的礼仪规范要求自己,结合自己的实际情况,在礼仪品质、意识等方面进行自我锻炼和自我修养。

（一）加强道德品质修养

道德品质也称品德或德行,它是社会道德现象在个人身上的具体体现,是指一定的社会道德原则和规范在个人思想行动中所表现出的某种比较稳定的特征和倾向。道德品质的修养和礼仪行为的养成有着密切的联系,二者是相辅相成的统一过程。礼仪行为从广义上说就是一种道德行为,处处渗透和体现着道德精神。一个人想要在礼仪方面达到较高的造诣,离不开道德品质方面的修养;而一个人要形成一种高尚的道德品质,也离不开日常礼仪规范的训练。

（二）提高文化素质

礼仪学是一门综合性的专门学科,它和公共关系学、传播学、美学、民俗学、社会学等许多学科都有密切关系。一个人只有具备广博的文化知识,才能深刻理解礼仪的原则和规范;只有具备较高的文化层次,才能在不同场合更加自如地运用礼仪。因此,要提高自己的礼仪修养,必须有意识地广泛涉猎多种科学文化知识,使自己具备较高的综合知识素养,提高文学、艺术欣赏能力,提高审美能力。这样,就会有意无意地按照美的规律来认识生活和改造周围的环境,同时,在人际交往中,自己的言行也更具美感。

（三）自觉学习礼仪知识

世界各国的礼仪风俗千差万别,我国各个民族的礼节习俗也各不相同。在多元文化护理工作中,如对其他国家或某一具体活动的礼仪知识不了解,只凭以往的经验办事,有可能会给服务对象带来不良影响。护理人员应注重礼仪和个性修养,注重礼仪知识学习,利用图书资料、广播电视、继续教育、网络学习等,系统而全面地学习礼仪的基础知识、基本理论和基本技能。注意收集、学习和领会各种礼仪知识,以便在实践中运用。久而久之,自己不仅在礼仪方面博闻多识,而且在礼仪修养的实践上也能提高到新的高度。

（四）积极参加护理礼仪实践

实践是动机和效果由此及彼的桥梁。对护理礼仪知识的学习,仅仅停留在理论上弄清护理礼仪的含义和内容,而不在实践中运用是远远不够的。在提高护理礼仪修养时,要以积极的态度,坚持理论联系实际,将自己学到的礼仪知识积极运用于护理工作之中。护理礼仪本身就是一门应用科学,因此,学习护理礼仪务必要坚持理论和实践的统一。要注重实践,将知识运用于实践,不断地在实践中学习,这是学习礼仪的最佳方法。护理礼仪修养既要修炼又要培养,离开实践,修养就成为无源之水,无本之木。护理人员应该在职业岗位、家庭、社会等场合中,时时处处自觉地从大处着眼,小处着手,以礼仪的准则来规范自己的言行举止。

(五)养成良好的行为习惯

礼仪是人们交际活动中的一种行为模式。这种行为模式只有通过长期的自觉练习,变成自身一种自觉的动作,形成习惯,才能在交往活动中更好地发挥作用。礼仪修养实际上就是人自觉用正确的思想战胜不正确的思想,用良好的行为习惯纠正不良行为习惯的过程。检验一个人的礼仪修养如何,很重要的一条标准就是看他是否已把礼仪规范变成自身个性中的稳定成分,是否能在各种场合自然而然地遵循交际礼仪要求。

(李　辉　叶景芳)

思考题

1. 何谓礼仪、护理礼仪?
2. 礼仪的基本原则是什么?
3. 护理礼仪有什么作用?
4. 怎样提高自己的护理礼仪修养?

在线测试

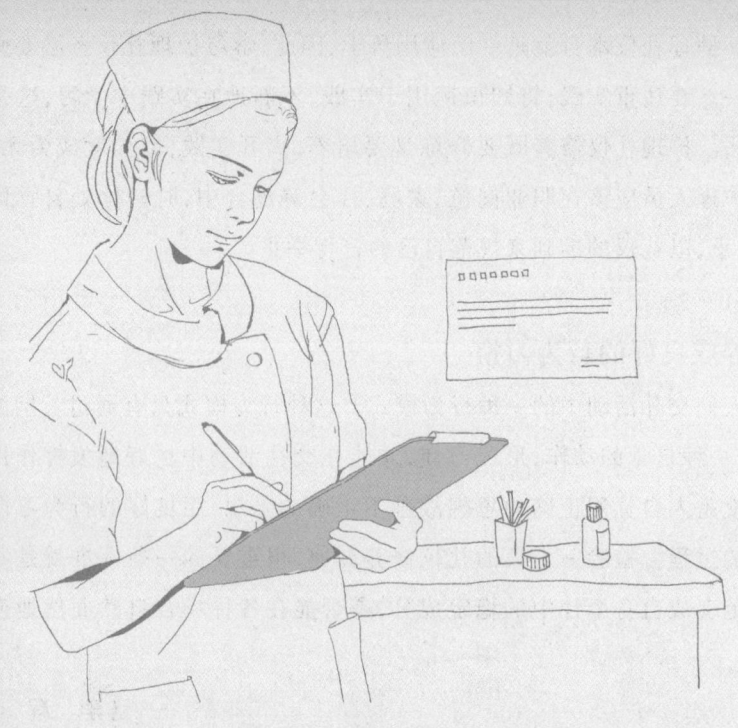

第二章 日常社交礼仪

知识目标

1. 掌握日常社交礼仪的基本含义。
2. 掌握日常社交礼仪应遵循的原则。
3. 熟悉通信礼仪、公共场所礼仪。
4. 熟悉涉外礼仪、文化场所礼仪及会面礼仪。
5. 了解拜访与接待礼仪、馈赠礼仪及餐饮礼仪。

技能目标

1. 掌握基本交往礼仪。
2. 学会公共场所礼仪。

素养目标

1. 能在各种社交场合主动规范自身行为,立志成为礼仪修养高尚的人。
2. 能在涉外活动中符合基本礼仪规范,并主动传播中华传统礼仪文化。

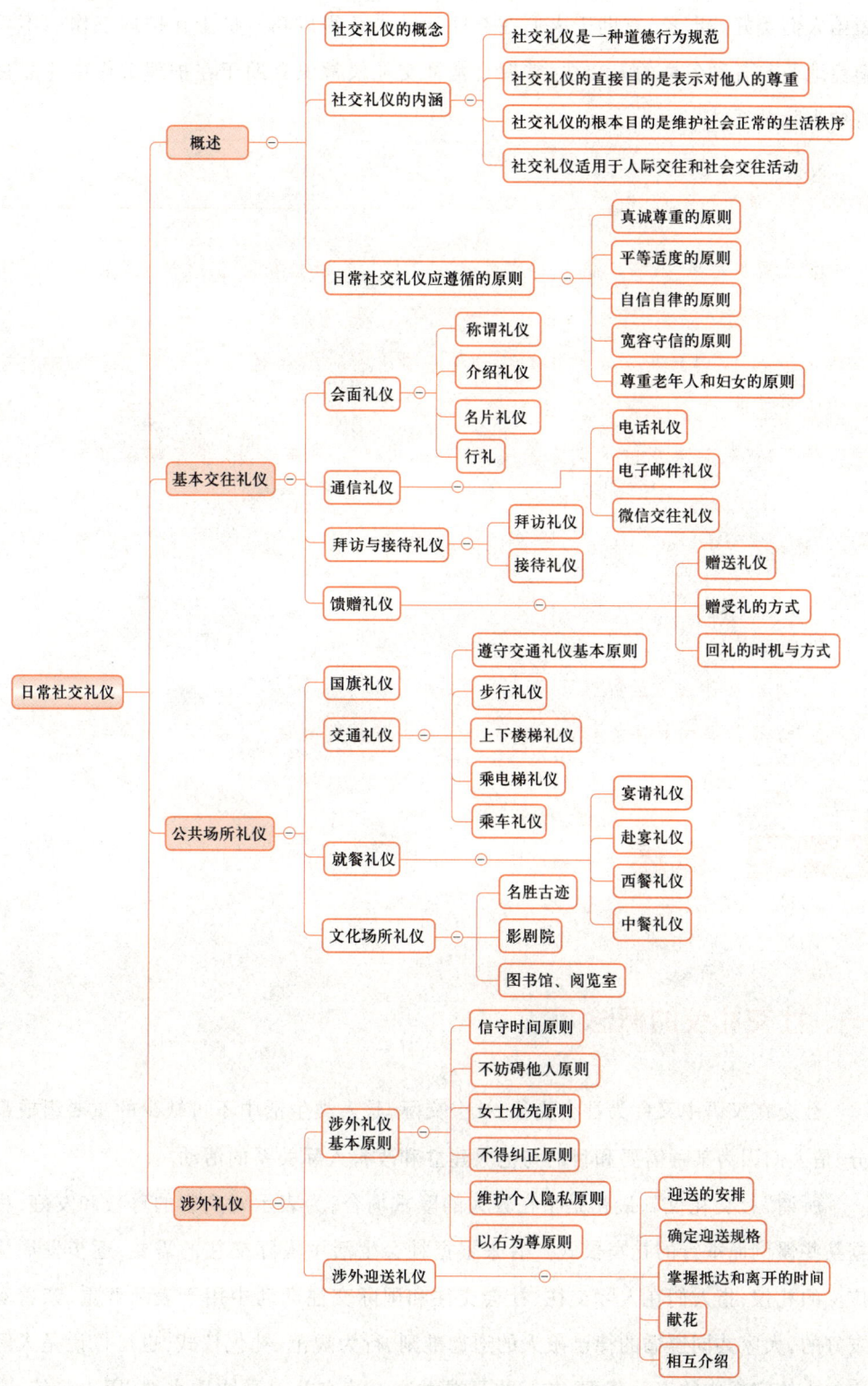

日常社交礼仪

- 概述
  - 社交礼仪的概念
  - 社交礼仪的内涵
    - 社交礼仪是一种道德行为规范
    - 社交礼仪的直接目的是表示对他人的尊重
    - 社交礼仪的根本目的是维护社会正常的生活秩序
    - 社交礼仪适用于人际交往和社会交往活动
  - 日常社交礼仪应遵循的原则
    - 真诚尊重的原则
    - 平等适度的原则
    - 自信自律的原则
    - 宽容守信的原则
    - 尊重老年人和妇女的原则
- 基本交往礼仪
  - 会面礼仪
    - 称谓礼仪
    - 介绍礼仪
    - 名片礼仪
    - 行礼
  - 通信礼仪
    - 电话礼仪
    - 电子邮件礼仪
    - 微信交往礼仪
  - 拜访与接待礼仪
    - 拜访礼仪
    - 接待礼仪
  - 馈赠礼仪
    - 赠送礼仪
    - 赠受礼的方式
    - 回礼的时机与方式
- 公共场所礼仪
  - 国旗礼仪
  - 交通礼仪
    - 遵守交通礼仪基本原则
    - 步行礼仪
    - 上下楼梯礼仪
    - 乘电梯礼仪
    - 乘车礼仪
  - 就餐礼仪
    - 宴请礼仪
    - 赴宴礼仪
    - 西餐礼仪
    - 中餐礼仪
  - 文化场所礼仪
    - 名胜古迹
    - 影剧院
    - 图书馆、阅览室
- 涉外礼仪
  - 涉外礼仪基本原则
    - 信守时间原则
    - 不妨碍他人原则
    - 女士优先原则
    - 不得纠正原则
    - 维护个人隐私原则
    - 以右为尊原则
  - 涉外迎送礼仪
    - 迎送的安排
    - 确定迎送规格
    - 掌握抵达和离开的时间
    - 献花
    - 相互介绍

日常社交礼仪是人们在日常社会交往活动中应当遵守和恪守的礼仪规范。掌握一定的日常社交礼仪知识并能恰到好处地加以应用，能提升人的魅力，使其行为举止留给人们美好的印象，有助于人们在交往活动中获得成功。护士在护理工作中不可避免地要与各种各样的人交往，掌握日常社交礼仪常识有助于在护理工作中建立良好的人际关系。

案例导入

某三甲医院正在举行提升护理服务的活动，导诊张护士积极响应，从自身日常交往礼仪做起。站在导诊台，张护士彬彬有礼，再加上化了妆，看上去能给人良好的第一印象，同时她用标准举止礼仪迎接患者。当一位年轻的女士走过来时，张护士热情地迎上去，搀扶住女士，并询问道："阿姨，上午好，请问您有什么需要帮助的？"女士迟疑了一下，脸上露出不悦的表情，冷冷地看了一眼张护士，准备转身离开。张护士又赶忙上前对女士说："阿姨，挂号处在这边，药房在那边，妇产科在二楼，内科也在二楼，外科在三楼，您要挂哪个科？"女士一脸不开心，说道："我去做 CT！"然后转身走了。

问题引导：

1. 请问是什么原因导致了女士的不悦？

2. 如果你是张护士，应如何称呼这位女士并指引方向？

第一节　概述

一、社交礼仪的概念

社交在汉语中又称为社会交往、社会交际，是人类生活中不可缺少的重要组成部分，是人们因为某种需要和目的与他人建立和改善人际关系的活动。

所谓"社交礼仪"，最初是指在较大的隆重场合，为表示对宾客的尊敬和友好，根据某些惯例而举行的礼宾仪式。后来根据社会生活中人际交往的需要，逐步发展为广义的礼仪，指人们在人际交往、社会交往和国际交往活动中用于表示尊重、亲善和友好的，大家共同遵循的律己敬人的道德准则、行为规范、礼仪仪式，也可以说是人际交往中约定俗成的表示尊重、友好的习惯做法。社交礼仪受物质水准、历史传统、文化背景、民族风俗等影响。

二、社交礼仪的内涵

1. 社交礼仪是一种道德行为规范　规范就是规矩、章法,也就是说社交礼仪是对人的行为进行约束的条条框框,告诉人们应该怎么做,不应该怎么做。如你到老师办公室办事,进门前要先敲门,若不敲门就直接闯进去则是失礼的行为。社交礼仪相比纪律、法律,其约束力要弱得多。违反社交礼仪规范,只会让他人产生厌恶感,但不会被制裁。因此,社交礼仪的约束要靠道德修养的自律。

2. 社交礼仪的直接目的是表示对他人的尊重　尊重是社交礼仪的本质。人都有被尊重的高级精神需要。如果在社会交往活动过程中按照社交礼仪的要求去做,就会使人获得被尊重的满足感,从而产生愉悦感,由此达到人与人之间关系的和谐。

3. 社交礼仪的根本目的是维护社会正常的生活秩序　没有礼仪,社会正常的生活秩序就会遭到破坏。在这方面,它和法律、纪律共同起作用。也正是因为这一目的,世界各国都非常重视社交礼仪规范建设。

4. 社交礼仪适用于人际交往和社会交往活动　这是社交礼仪的适用范围,超出这个范围,社交礼仪规范就不一定适用了。如在公共场所穿拖鞋是失礼的,而在家穿拖鞋则是正常的。

三、日常社交礼仪应遵循的原则

1. 真诚尊重的原则　真诚是指在交际过程中做到诚实守信、不虚伪,是待人真心真意的友善表现。只有表现出对他人的正确认识,相信他人,尊重他人,真诚地奉献,才会有丰硕的收获。社交活动作为人与人之间信息传递、情感交流、思想沟通的过程,如果缺乏真诚就无法保证良好的效果。

在社交场合中,要保持对对方人格的尊重,不侵犯对方的人格和尊严。要避免以下误区:一种是在社交场合一味地倾吐自己所有的真诚,甚至不管对象如何;一种是不管对方是否能接受,凡是自己不赞同的或不喜欢的一味地抵制排斥,甚至攻击。因此,在社交场合应切记3点:给他人充分表现的机会;对他人表现出最大的热情;永远给对方留有余地。

2. 平等适度的原则　社交活动中不要我行我素,不要自以为是,不要厚此薄彼,不要傲视一切、目空无人,更不能以貌取人,或以职业、地位、权势压人,而应该处处、时时平等谦虚待人,这样才能结交更多的朋友。由于民族、文化背景的差异,在人际交往中存在着“十里不同风,百里不同俗”的现象。因此,在社交活动中,必须做到入乡随俗,把握好分寸,根据具体情况、具体情境而行使相应的礼仪,如在与人交往时,既要彬彬有礼，又不能低三下四；既要热情大方，又不能轻浮谄谀；要自尊但不要自负；要坦诚但不能粗鲁；要信人但不要轻信；要活泼但不能轻浮。否则无法表达敬人之意。

3. 自信自律的原则　自信是在社交场合中很可贵的一种心理素质。一个有充分信心的人，能在交往中不卑不亢、落落大方，遇到强者不自惭，遇到磨难不气馁，遇到侮辱敢于挺身反击，遇到弱者会伸出援助之手。自律是施行礼仪的基本保障。在社交活动中每个社会成员都应从一言一行、一举一动上严格按照社交礼仪规范来约束自己，努力做到自律、慎独。古训"非礼勿视，非礼勿听，非礼勿言，非礼勿动"就是社交礼仪自律的具体要求。

4. 宽容守信的原则　人们在交际活动中运用礼仪时，既要严于律己，又要宽以待人。宽容是一种较高的思想境界，一个注重社交礼仪修养的人应具有宽阔的胸襟和善解人意的心灵，容许他人有不同于自己和传统观点的见解，应该站在对方的立场去考虑，不能求全责备、过分苛求。在社交场合，一定要守时、守约、守信。与人商定好时间的约会，绝不能拖延迟到。与人签订的协议要如期履行。即所谓：言必信，行必果。如没有充分的把握就不要轻易许诺他人，许诺做不到，反而会失信于人。

5. 尊重老年人和妇女的原则　要尊重老年人，一方面，老年人历尽沧桑，有着丰富的人生和世事经验，值得年轻人学习；另一方面，老年人生活节奏较为迟缓，不可能像年轻人那样充满弹性和活力。因此，年轻人要尊重老年人，照顾老年人。要尊重妇女，一方面这是一种风度和风范的显示，另一方面是对妇女担当社会工作表示的钦佩、赞赏。在很多国家的社交场合，经常会看到这样的情景：上下楼梯、进出楼道、乘坐汽车都让老年人、妇女先行，主动予以照顾。对同行的老年人、妇女，男士帮忙提拿重物。进出大门主动帮老年人、妇女开门、关门。同桌用餐时，两旁若是老年人、妇女，男士应主动照顾，帮助他们入、离座位等。中国是传统的礼仪之邦，我们应发扬这些美德，主动帮助、照顾老年人和妇女，这是一种文明的道德风尚。

第二节　基本交往礼仪

一、会面礼仪

在交际场合中，相识者之间和不相识者之间往往需要在恰当的时候向交往对象行礼，表示对对方的尊重、敬意，这就是所谓的会面礼，又称见面礼，是人们在长期的实践过程中形成的约定俗成的礼仪。常见的会面礼包括称谓、介绍、行礼等环节。

（一）称谓礼仪

称谓也叫称呼，是人们在日常交际中彼此之间的称呼语。人际交往过程中选择正确、恰当的称谓，既可体现出对别人的尊重，又可以显示出自身良好的教养，从而使交往双方缩短彼此间的心理距离，感情更加融洽。

称谓的原则

1. 称谓的一般原则　首先，称谓要符合常规，就是要符合民族、文化、传统和风俗习惯。如中国人对父母是不能直呼其名的；而在欧美国家，孩子直接叫父母的名字就非常正常。其次，称谓必须讲究场合。在不同的场合应使用不同的称呼。如在正式的场合就不适合称呼昵称。最后，在使用称呼时要考虑入乡随俗的问题，习俗不一样，称呼往往也不一样。

2. 称谓的一般方式　社交场合使用的常规性称谓有以下 3 种。

（1）泛尊称：就是对社会各界人士在广泛的社交活动中都可以使用的称呼。如称女性为女士，称男性为先生、男士。泛尊称适用的范围比较广，除了性别的差异外，可以说是一种以不变应万变的称呼。

（2）职务称：一般在较为正式的官方活动中使用，如李校长、王主任、何总经理。

（3）职业称：指与一些职业特征比较明显的人士交往时使用的称谓，如警察同志、解放军同志等。

除了以上 3 种常规的称呼外，在人们日常的交际中有时还有其他一些称呼也比较常用。亲属之间有各种各样的爱称或昵称，如老爸、老妈。关系较为密切的人们之间使用类似亲属关系的称呼，如称年长的女性为阿姨、男性为叔叔等。

3. 称谓的避讳　人际交往中，在使用称谓时，一定要避免下列不当的做法。

称谓的禁忌

（1）替代性称呼：就是用其他语言符号来替代常规性称呼。如我国某些服务行业用编号来称呼人，对排在第 5 位的人叫"5 号"，医院里以患者的病床号来称呼患者等。

（2）容易引起误会的称呼：因为习俗不同、关系不同、文化背景不同，有些称呼是容易引起误会的。比如我国大陆很传统的一个称呼就是"同志"，但这个称呼在海外的一些地方就不适用了。

（3）失礼的简称：有些称谓在特定场合使用是自然、亲切的，但在另外一些场合则被认为是失礼、对人不尊重的。如昵称、小名、绰号在正式社交场合就不应使用。

（二）介绍礼仪

介绍是人际交往中与他人进行沟通、增进彼此了解、建立联系的最基本和最常规的方式，是人与人之间认识、沟通、交流的出发点，在人际交往中处于一个非常重要的环节，它是人际沟通的桥梁。正确地使用介绍礼仪可以显示介绍者良好的交际风度和交往品质,扩大交际圈,广交朋友。从社交的礼仪来看,介绍分为 2 种基本类型:一是介绍自己,即自我介绍;另外一种叫介绍他人,即替他人作介绍。

1. 自我介绍　就是在必要的社交场合把自己介绍给他人。介绍内容要真实、准确,态度要得体,注意互动,如果有可能要先递名片再作自我介绍。一般情况下,在 1 分钟内结束最好。根据介绍内容的不同,自我介绍可以分为以下几种。① 应酬式:适用于一般性的社交场合,往往只介绍姓名即可。例如:"您好! 我叫王丽。"② 公务式:适用于工作场合,需要说明自己的工作性质和具体身份。介绍内容往往包括 4 个要点:单位、部门、职务、姓名。例如:"您好! 我叫王丽,是市立医院的护理部主任。"③ 社交式:适用于非公务活动及私人聚会中,是为了刻意寻求与交往对象进一步交流,拉近彼此的人际距离,找寻彼此之间关系的共同点而进行的自我介绍。如已知对方毕业于某学校,那么在介绍时重点突出自己也毕业于该校,从而缩短彼此间的距离。

2. 介绍他人　又叫替他人作介绍,即在人际交往中为互不相识的双方引见、介绍的一种方式。根据介绍内容的不同,可以分为以下几种。① 标准式:主要适用于正式场合,介绍的内容为姓名、单位、部门、职务。例如:"我来给两位介绍一下,这位是××医院的护理部刘主任,这位是××医学院的张院长。"② 简介式:主要适用于一般的社交场合,通常只介绍双方姓名等。例如:"我来介绍一下,这位是小赵,这位是小李,你们认识一下吧。"③ 强调式:适用于各种社交场合,重点强调介绍者与被介绍者之间的特殊关系,以便引起重视。例如:"这位是××医院内科的王大夫,这位是我的学生李××,她正在你们医院实习,请您对她严格要求,多多关照。"④ 推荐式:适用于比较正规的社交场合,多是介绍者有备而来,有意要将甲举荐给乙,因此在内容方面,通常会对甲的优势加以重点介绍。例如"×院长,这位是×博士。他在老年病预防方面有新的研究和发现,请您在方便的时候提供合作的机会。"

(1) 介绍他人的正确姿势:为他人作介绍时,一般应站立于被介绍者的旁侧,身体上部略倾向被介绍者,伸出靠近被介绍者一侧的手臂,向外微伸,上臂与前臂呈弧形平举,摊开手掌,掌心向上,拇指与四指略分,四指自然合拢,指向被介绍者一方,并面带微笑,两眼平视接受介绍者。被介绍者在他人介绍到自己,或者他人向自己作自我介绍时,应报以微笑、握手或致意等举动予以呼应,以示礼貌。介绍到自己时应明显改变身体姿态,比如将坐姿改为站姿是一种最为有礼的呼应方式。若起立确实不方便,可采用点头致意或者将上身前倾致意等呼应方式。

(2) 介绍他人的程序:在比较正式的社交场合,介绍的一般程序是先介绍男士,后介绍女士;先介绍下级,后介绍上级;先介绍晚辈,后介绍长辈;先介绍主人,后介绍客人。

（三）名片礼仪

名片是现代人常备的介绍媒介和沟通交流工具，被称为"自我介绍信"。在交往中正确得体地使用名片是社交礼仪的基本要求。

1. **名片的作用**　一般来说，在日常的交往过程中，名片的具体功能有3种。

（1）自我介绍：是名片最基本的功能。因为名片上通常都会印有自己的名字、职务和部门。

（2）保持联络：名片上所印的个人办公地点、通信地址、邮政编码、移动电话和办公电话号码等都为对方提供了联系的方式。

（3）替代性作用：去拜访某人而不遇时，可以留一张名片，代替留言，表明自己曾登门拜访。

2. **名片的制作**　名片制作不宜刻意求异、求怪，应注重简洁、实用。名片的文字以简化、标准的汉字为佳，以横排为主。内容宜简不宜繁，一般包括本人的姓名、职位或职称、所属的企事业单位或部门、联系方式等。

3. **名片的使用和交换礼仪**　在社交中，名片的使用和交换往往能体现出一个人的礼仪修养和素质，正确使用和交换名片能够很好地促进双方的进一步交往。

（1）名片使用：名片使用时不宜残缺、褶皱、涂改，尤其是在国际交往中，名片上一般不提供私人住宅电话。

（2）名片的递送和接受：递送名片时，名片的正面对着对方，递送人起身站立，面含微笑，端庄得体，上体前倾15°，双手奉送，眼睛正视对方，举至胸前；接受名片时亦要专心致志，目光迎向对方，双手捧接。如果不方便双手递接时，也要用右手，不用左手。接过名片一定要认真去看，一方面表示对对方的重视，另一方面可以了解对方身份。若需当场将自己的名片回递过去，最好在收好对方名片后再递。

4. **名片使用注意事项**

（1）名片收藏：对所接受的名片要认真收藏，一般应该放在上衣口袋或手袋里，如果实在没地方放，应捧在手里直到对方从自己的视线中消失。不应放在钱包里或裤子的后兜里，更不能把别人的名片乱丢、乱扔、乱撕、乱放。

（2）无名片交换：当对方递给你名片后，如果自己没有名片或没带名片，应当首先向对方表示歉意，再如实说明理由。如"很抱歉，我今天没有带名片"。

（3）索要名片：向他人索要名片最好采用委婉的语言。如"今后怎样向您求教？"或"以后如何与您联系？"暗示对方拿出名片来交换。如对方向你索要名片，你倘若实在不想满足对方的要求，也不应直接拒绝，为让对方不失面子，你可以委婉表达。通常可以这样说："对不起，我忘了带名片。"或是"抱歉，我的名片刚刚用完了。"

携带名片礼仪

接受名片礼仪

（四）行礼

行礼是指在社交活动中,交往双方为表达彼此间的尊重、友好、关心,需要在适当的时刻向对方表示的一种礼节。最常用的行礼有握手礼、鞠躬礼、致意礼。

1. 握手礼　握手礼是人们交往时最常见的一种见面、离别、祝贺或致谢的礼节。最早流行于欧美,现已遍及世界各地。关于握手的起源,有这样的传说,战争期间,骑士们都穿盔甲,除两只眼睛外,全身都包裹在铁甲里,随时准备冲向敌人。如果表示友好,互相走近时就脱去甲胄,伸出右手,表示没有武器,互相握手言好。后来,这种友好的表示方式流传到民间,就成了握手礼。当今行握手礼一般不戴手套,朋友或互不相识的人初识、再见时,先脱去手套,才能施握手礼,以示对对方的尊重。

（1）握手的时机:握手有一个时间、场合、对象的选择问题,通常在被介绍相识时,故友重逢时,对别人表示祝贺、问候、安慰时,在单位、家庭迎接客人时,告辞或送行时都可以通过握手表示自己的善意。

行握手礼时,不必相隔很远就伸直手臂,也不要距离太近。一般距离一步左右,上身稍向前倾,伸出右手,四指齐并,拇指张开,双方伸出的手一握即可,握手的时间一般控制在 3~5 秒,不要相互攥着不放,也不要加力使劲。和女士握手时,不要以满手掌相触,轻握女士手指部位即可。

遇到以下场合不必握手:对方没有握手的习惯或风俗,对方与自己距离较远不方便握手,对方手部患有疾病或负重时。

（2）握手的礼则:在正式社交场合,行握手礼时最重要的礼仪问题是握手的双方应该由谁先"发起",即谁应该先伸手。伸手的次序是尊者居前,即在上下级之间,上级伸手后,下级才能伸手相握;在长辈与晚辈之间,长辈伸手后,晚辈才能伸手相握;在男女之间,女士伸手后,男士才能伸手相握;在主客之间,主人伸手后,客人才能伸手相握。双方见面时,作为下级、晚辈、男士及客人应该先问候,等对方伸手后再与之相握。当一个人同时要与许多人握手的时候,应该先与有身份地位、非常值得尊敬的人相握,假如大家的身份地位彼此相同或相近,一般以从右到左或从左到右的顺序握下去即可。

（3）握手的禁忌:① 戴手套握手,女士礼服手套、军人制服手套除外;② 用左手与他人相握;③ 交叉握手;④ 用湿手或脏手握手;⑤ 漫不经心、东张西望;⑥ 在握手时仅仅握住对方的手指尖,好像有意与对方保持距离;⑦ 在握手时把对方的手拉过来、推过去,或者上下左右抖个没完;⑧ 坐着握手,年老体弱或者有残疾的人除外;⑨ 拒绝与人握手,任何情况下都不应该有这样的行为。

2. 鞠躬礼　鞠躬的意思是弯身行礼,是表示对他人敬重的一种礼节,是中国、日本、韩国、朝鲜等国家普遍使用的一种传统礼节。鞠躬一般适用于庄严肃穆或喜庆欢

乐的隆重、庄重的场合,表示感谢、道别、致意。鞠躬行礼者距受礼者 2 m 左右,脱帽,保持正确的站立姿势,两腿并拢,身体直立,双目平视,身体适当弯腰前倾,随着身体向下弯曲,双手逐渐向下,朝膝盖方向下垂,角度不宜过大;脖子不可伸得太长,不可挺出下颏;耳和肩在同一高度;男士的双手自然下垂,贴放于身体两侧裤线处;女士的双手下垂,搭放在腹前。鞠躬可分为 15°、45°、90° 3 种,鞠躬的深度表示对被问候人的尊敬程度。

鞠躬常用于下级对上级、学生对老师、晚辈对长辈;亦常用于讲话前后,演讲人在演讲前和结束讲话后通常要鞠躬致意,表示对听众的感谢和致意;常用于获奖时,得奖人在领受奖品时,要对颁奖人鞠躬致意,表示感谢;另外,还用于服务人员向宾客致意,演员向观众致谢,与亲人、朋友道别;等等。唯有在追悼会上与逝者告别才可以行三鞠躬礼。

3. 致意礼 致意是人们日常交往中常见的一种见面礼,就是我们通常所说的打招呼,人们通过打招呼,传递彼此之间的问候、尊敬、友好之意。男士应先向女士致意;年轻者应先向年长者致意;下级应先向上级致意。在行非语言致意礼时,最好伴以"您好"等简洁的问候语,这样会使致意显得更生动、更具活力。

向人致意时,应了解不同的致意方式适用于不同的场合,注意把握恰当的时间,掌握好恰当的距离。

(1) 微笑致意:注视对方,微微一笑传达出真诚的问候。微笑致意几乎是适用范围最广的一种致意方式。在任何场合,只要给他人一个甜美的微笑,就可以轻松表达问候。一个友善的微笑不但能缩短人与人之间的"距离",也能使自己和对方的心情都变得愉悦。

(2) 挥手致意:是用来向他人表示问候时使用的举止。挥手致意要伸出右臂,伸开手掌,掌心向对方,面向对方,指尖向上,轻轻地左右摆一摆手,向对方表示问候。挥手致意一般不发出声音,也不需要反复地摇个不停,或者像做广播操似的大幅度挥舞手臂。当看见熟人又无暇分身的时候,挥手致意可以立即消除对方的被冷落感。

(3) 点头致意:就是在公共场合微微向下低一下头表示向对方打招呼。点头致意时不可以摇头晃脑,也不能持续点头不止。采取点头致意的场合常见于:一些公共场合遇到领导、长辈,不宜主动握手时;和交往不深的人见面,或者遇到陌生人又不想主动接触时;一些随便的场合,如在会前、会间的休息室;在上下班的班车上;在办公室的走廊上。

(4) 脱帽致意:人们在参加重要集会奏国歌、升国旗时,除军人行注目礼外,其他人应该脱帽;在进入他人居所或娱乐场所,路遇熟人,与人交谈、握手或行其他见面礼等情况下,应主动摘下帽子并置于适当之处,向对方表示尊敬。

4. 作揖礼 又称拱手礼,是我国民间传统的会面礼,古人通过程式化的礼仪,以自谦的方式表达对他人的敬意。目前作揖礼较多适用于岁末举行团拜活动时互道祝贺,向长辈祝寿,恭贺友人新婚、生子、晋升、乔迁,向亲朋好友表示敬礼、感谢及初次见面时表示久仰大名。作揖礼不仅是最体现中国人文精神的见面礼节之一,而且也是较为恰当的一种交往礼仪。

行作揖礼时,要求站立,上身挺直,两臂前伸于胸前,男性右手握拳、左手成掌在外紧贴右拳,女性左手握拳、右手成掌在外紧贴左拳,自上而下,或者自内而外,有节奏地晃动两三下。切记男性为右拳左掌,女性为左拳右掌,不可混淆。

二、通信礼仪

现代通信工具日趋简捷、多样化,大大方便了人们之间的交往。在众多的交往活动中,礼貌得体的交往方式是社交成功的重要因素。

(一) 电话礼仪

1. 拨打电话的礼仪

(1) 通话时间要恰当:最好不要在别人休息时打电话,如用餐时间、午休时间,尤其是晚上睡觉时间。若打海外电话要考虑时差问题。如果是公事,尽量不要在非工作时间打电话,尤其要避开节假日。

(2) 传递信息要简洁:打电话时要力求遵守"3 分钟原则"。所谓"3 分钟原则"是指打电话时,拨打者应自觉地、有意地将每次通话时间控制在 3 分钟内,尽量不要超过这个限定。在通话时,要求"宁短勿长"。不是十分重要、紧急、烦琐的事务一般不宜通话时间过长。在通话之前,最好把对方的姓名、电话号码、通话要点等内容列出一张清单,这样做可以避免通话时缺少条理、絮叨。

(3) 通话过程要文明:电话接通后,用"您好"开头,"请"字当中,"谢谢""再见"收尾,要记得自报单位、职务和姓名。语气要和蔼,态度要文雅,注意语调与语速。在电话里语速要适中,音量也适中。此外,嘴要对着话筒,咬字要清楚,特别是时间、日期、地点等数字内容,一定要和对方确认好。

(4) 电话中断要回拨:在通电话时,若电话中途中断,应由打电话者立即回拨。接通后,应向对方稍作解释,避免对方产生疑惑。

2. 接听电话的礼仪

(1) 接电话要迅速、及时:一般来说,在办公室里,力争在电话铃响 3 遍之前拿起话筒。铃声响过 4 遍后接起电话就应道歉:"对不起,让您久等了。"如果受话人正在做一件要紧的事情不能及时接听,代接的人应妥当解释。如果既不及时接电话,又不道歉,甚至极不耐烦,是极不礼貌的行为。尽快接听电话会给对方留下好印象,让对

拨打电话礼仪

方觉得自己被尊重。

（2）确认对方：对方打来电话，一般会自己主动介绍。如果没有介绍或者你没有听清楚，就应该主动问："请问您是哪位？我能为您做什么？您找哪位？"如果拿起电话听筒就盘问一句："喂！哪位？"会让对方觉得陌生而疏远，缺少人情味。接到对方打来的电话，拿起听筒应首先自我介绍："您好！我是某某某。"如果对方找的人在旁边，应说："请稍等。"然后用手掩住话筒，轻声招呼你的同事接电话。如果对方找的人不在，应该告诉对方，并且问："需要留言吗？我一定转告！"

（3）讲究艺术：接听电话时，应注意使嘴和话筒保持 4 cm 左右的距离。要把耳朵贴近话筒，仔细倾听对方讲话。通话结束应轻轻把话筒放好，不可"啪"地一下扔回原处。最好是等对方先挂电话。一般情况下，用左手接听电话，右手准备纸笔，便于随时记录有用信息。

接听电话礼仪

（4）调整心态：当拿起电话听筒的时候，一定要面带笑容。笑容不只表现在脸上，它也会藏在声音里。亲切、温柔的声音会使对方马上对我们产生良好的印象。如果绷着脸，声音也会变得冷冰冰。

3. 移动电话使用礼仪

（1）移动电话通话礼仪：① 遵守公共秩序，不要在公共场合或较小空间旁若无人地使用手机，大声地接电话。在开会、聚会、图书馆等地应使手机处于静音或关机状态。② 不要在医院重症监护室或手术室使用手机，以免影响医院的电子设备。③ 请注意，有些地方是不允许使用手机的，如飞机上、加油站、一些餐馆、酒吧、剧院、电影院及火车行李站等。④ 当不使用手机时，请锁住手机按钮，以防意外拨打诸如"119""110""120"等特殊的电话号码。

手机使用礼仪

（2）移动电话拍照摄影礼仪：① 合法使用。在私人交往中，为别人拍摄的私人生活录像或者照片未经许可不能公开发表。如确需发表，应先获得对方许可，以免侵犯对方肖像权。若因教学或科研需要，要拍摄患者，应先得到患者允许，并注意保护患者隐私，不暴露面部。文物、博物馆等贴有禁止拍照标识的场所，不要使用手机拍照，以免闪光灯等光线对文物造成影响。不要在电影院等场所拍照或录像进行分享或传播，以免侵犯版权。② 主次分明。正式场合拍照、摄像时，一定要注重主次分明。不仅就座的时候有主次之别，拍照、摄像的时候也有位次之分。一般是中心位次高于两侧，前排位次高于后排，就座的人位次高于站立的人，右侧位次高于左侧。③ 两厢情愿。当希望跟别人合影时，要首先与对方沟通，取得同意，不宜强求，更不能偷拍偷摄或强拍强摄。④ 以礼待人。例如，得到对方许可合影之后，以及请别人帮忙拍照或摄像时，均应道谢。别人帮忙拍完照之后，最好礼貌地询问一下："需要我帮您拍吗？"⑤ 有始有终。当与别人合影，或者共同拍照、摄像之后，应主动将照片或录像提供给对方。

（3）屏幕灯光使用礼仪：① 在使用手机灯光进行照明时，应将灯光照射在地面或所需物品上，而不应将灯光对着他人尤其是眼部。照射眼部既不尊重对方，也容易给对方造成不适。② 在电影院、剧场等较为黑暗的场所观看手机时，手机屏幕的光线会影响到周围的人。因此，如果确有急事需要看手机，最好用手或衣服稍稍遮挡屏幕。

（二）电子邮件礼仪

电子邮件又称电子信函，即通常所说的 E-mail，不仅快捷，而且在国际通信交流和大量信息交流中具有明显优势，安全保密，节约时间，不受篇幅限制，费用低廉。在使用电子邮件时，应遵守以下礼仪规范。

1. 关于主题　主题要提纲挈领，添加邮件主题是电子邮件和信笺的主要不同之处，在主题栏里用短短的几个字概括出整个邮件的内容，便于收件人权衡邮件的轻重缓急，分别处理。

（1）一定不要空白标题，这是非常失礼的。

（2）标题要简短，不宜冗长。

（3）最好写上来自××公司的邮件，以便对方一目了然又便于留存，时间可以不用注明，因为一般的邮箱会自动生成，写了反而累赘。

（4）标题要能真正反映文章的内容和重要性，切忌使用含义不清的标题，如"李先生收"，也不要用胡乱无实际内容的主题，如"嘿！"或是"收着！"。

（5）一封信尽可能只针对一个主题，不在一封信内谈及多件事情，以便日后整理。

（6）可适当使用大写字母或特殊字符（如"＊""！"等）来突出标题，引起收件人注意，但应适度，特别是不要随便就用"紧急"之类的字眼。

（7）回复对方邮件时，应当根据回复内容需要更改标题。

（8）最重要的一点，主题不可出现错别字和不通顺之处，切莫只顾检查正文却在发送前忘记检查主题。主题是给别人的第一印象，一定要慎之又慎。

2. 关于称呼与问候

（1）恰当地称呼收件者：邮件的开头要称呼收件人。称呼的格式是第一行顶格写。这既显得礼貌，也明确提醒收件人此邮件是面向他的，要求其给出必要的回应；在多个收件人的情况下可以称呼"大家""All"。

如果对方有职务，应按职务尊称对方，如"×经理"；如果不清楚职务，则应按通常的"×先生""×小姐"称呼，但要把性别先搞清楚。

不熟悉的人不宜直接称呼英文名，对级别高于自己的人也不宜称呼英文名，称呼全名也是不礼貌的，不要遇谁都用"Dear ×××"，显得很熟络。

（2）电子邮件开头、结尾最好要有问候语：最简单英文电子邮件的开头写"Hi"，中文的写"你好"或者"您好"，开头问候语是在称呼下一行空两格写。电子邮件结尾英文的常写"Best regards"，中文的写"祝您顺利"，若是尊长应使用"此致　敬礼"。注意，在非常正式的场合应完全使用信件标准格式，"祝"和"此致"为紧接上一行结尾或换行开头空两格，而"顺利"和"敬礼"为再换行顶格写。

俗话说得好，"礼多人不怪"，礼貌一些总是好的，即便邮件中有些地方表达不妥，对方也能平静地看待。

3. 结尾签名　每封邮件在结尾都应签名，这样对方可以清楚知道发件人的信息。签名时注意以下几点。

（1）签名信息不宜过多：电子邮件消息末尾加上签名档是必要的。签名档可包括姓名、职务、公司、电话、传真、地址等信息，但信息不宜行数过多，一般不超过 4 行。只需将一些必要信息放在上面，对方如果需要更详细的信息，自然会与你联系。

引用一个短语作为签名的一部分是可行的，比如自己的座右铭，或公司的宣传口号。但是要分清收件人对象与场合，切记一定要得体。

（2）不要只用一个签名档：对内部人员、对私人、对熟悉的客户等群体的邮件往来，签名档应该进行简化。过于正式的签名档会让对方感觉疏远。可以在 outlook 中设置多个签名档，灵活调用。

（3）签名档文字应与正文文字匹配：采用简体、繁体或英文，以免出现乱码。字号选择一般应比正文小一些。

（三）微信交往礼仪

1. 添加好友　添加微信好友需先征得对方同意。邀请者发出邀请，被邀请者同意后可出示微信二维码，提供给邀请者扫码。若是工作交往者，需注明姓名、单位、职务、联系电话等。

2. 规范交谈　① 注重礼貌性。发信息，尤其是第一条公务信息时，一定要做到开头有称呼，结尾有落款。询问问题应简明扼要，被咨询者应耐心解答。结束交谈时，咨询者或汇报者应说"谢谢!""感谢支持!"等。延迟回复应说明原因，取得谅解。② 尽量不要使用语音留言，在使用语音聊天或视频通话之前，最好先征求他人的同意。私人信息宜一对一单聊，不要在群内"@"对方。③ 微信群组成员在参与群组信息交流时，应当遵守国家法律法规，文明互动、理性表达。不得利用微信群传播国家法律法规和有关规定禁止的信息内容，如内部资料，军事资料，涉密文件，涉黄、涉毒、涉暴等信息，以及来源不明的疑似伪造的视频等。④ 朋友圈就是交际圈。朋友圈最基本的礼节是尊重别人隐私，未经同意，不要发布和别人有关的东西。朋友圈是用来分享的，不宜刷屏，点赞、评论应用心，不宜过量。⑤ 注意发微信的时间段,除非紧急情况,一般不在晚 22 点至次晨 7 点及中午 12 点至 14 点之间给他人发微信,以免影响他人休息。不要随便给对方发广告或产品链接。

3. 注意事项　① 谨言慎行。遵守国家法律法规,不传播法律法规禁止的信息,自觉维护网络安全。② 注意信息安全,不以任何形式发布涉及国家和工作单位机密的信息。不发个人或家庭隐私,以免带来安全隐患,不随意扫来历不明的二维码,以免造成银行卡卡号、密码被盗,导致经济损失。③ 不信谣不传谣,不转发来历不明、未经证实的"八卦消息",转发谣言也可能涉及违法。④ 注意避免纠纷。在自己朋友圈发布他人照片时应先取得对方同意,避免引起肖像权纠纷。⑤ 把握好尺度,合理掌握使用微信时长,不因使用微信影响工作、生活和健康。

三、拜访与接待礼仪

（一）拜访礼仪

拜访是指亲自或派人到朋友家或有业务联系的单位去拜见访问某人的活动。人与人之间、社会组织之间、个人与单位之间都少不了拜访。拜访有事务性拜访、礼节性拜访和私人拜访 3 种,但不管哪种拜访,都应遵循一定的礼仪规范。

1. 事先预约,不做不速之客　拜访友人,务必选好时机,事先约定,这是进行拜访活动的首要原则。一般而言,当决定要去拜访某位友人时,应写信或打电话取得联系,约定宾主双方都认为比较合适的会面地点和时间,并把访问的意图告诉对方。预约的语言、口气应该是友好、请求、商量式的,而不能是强求命令式的。在对外交往中,未曾约定的拜会,属失礼之举,是不受欢迎的。因事急或事先并无约定,但又必须前往时,则应尽量避免在深夜打搅对方。如万不得已需要在休息时间约见对方时,见到主人应立即致歉,说"对不起,打搅了",并说明打搅的原因。

2. 如期而至,不做失约之客　宾主双方约定了会面的具体时间,作为访问者应履约守时、如期而至。既不能随意变动时间,打乱主人的安排,也不能迟到或过早到,准时到达才最为得体。因故迟到,应向主人道歉;因故失约,应在事先诚恳而婉转地说明。在对外交往中,更应严格遵守时间,有的国家安排拜访时间常以分为计算单位,若拜访迟到 10 分钟,对方就会谢绝拜会。准时赴约是国际交往的基本要求。

3. 彬彬有礼,不做冒失之客　无论是到办公室或是寓所拜访,一般要坚持"客听主安排"的原则。到主人寓所拜访,作为客人进入主人寓所之前,应轻轻叩门或按门铃,待有回音或有人开门相让,方可进入。若是主人亲自开门相迎,见面后应热情向其问好;若是主人夫妇同时起身相迎,则应先问候女主人好;若不认识出来开门的人,则应问:"请问,这是××先生的家吗?"得到准确回答方可进门。当主人把来访者介绍给妻子或丈夫认识,或向来访者介绍家人时,都要热情地向对方点头致意或握手问好。见到主人的长辈应恭敬地请安,并问候家中其他成员。当主人请坐时,应道声"谢谢",并按主人指点的座位入座。主人上茶时,要起身双手迎接,并热情道谢。对后来的客人应起身相迎,必要时,应先主动告辞。如带小孩做客,要教其礼貌待人,尊敬地称呼主人家所有的人。若主人家中养有狗和猫,不应表示害怕、讨厌,不应踢赶。

4. 衣冠整洁,不做邋遢之客　为了表示对主人的敬重之意,拜访做客要仪表端庄,衣着整洁。入室之前要在踏垫上擦净鞋底,不要把脏物带进主人家里。夏天进屋后再热也不应脱掉衬衫、长裤,冬天进屋再冷也应摘下帽子,有时还应脱下大衣和围巾,并切忌说"冷",以免引起主人误会。在主人家中要讲究卫生,不要把主人的房间弄得烟雾腾腾,糖纸、果皮、果核应放在茶几上或果皮盒内。身患疾病,尤其是传染病者,不应走亲访友。

5. 举止文雅,谈吐得体,不做粗俗之客　古人云:"入其家者避其讳。"人们常说,主雅客来勤;反之,也可以说客雅方受主欢迎。在普通朋友家里,不要乱脱、乱扔衣服。与主人关系再好,也不要翻动主人的书信和工艺品。未经主人相让,不要擅入主人卧室、书屋,更不要在桌上乱翻,床上乱躺。做客的坐姿也要注意文雅。同主人谈话,态度要诚恳自然,不要随意评论主人家的陈设,也不要谈论主人的长短和扫兴的事。交谈时,如有长辈在座,应用心听长辈谈话,不要随便插话或打断别人的谈话。

6. 惜时如金,适时告辞,不做难辞之客　准备商量什么事,拜访要达到什么目的,事先要有打算,以免拜访时跑"马拉松",若无要事相商,停留时间不要过长、过晚,以半小时左右为宜。在别人家中无谓地消磨时光是不礼貌的。拜访目的已达到,见主人显得疲乏,或意欲他为或还有其他客人,便应适时告辞。假如主人留客心诚,执意挽留用餐,则饭后停留一会儿再走,不要抹嘴便走。辞行要果断,不要"走了"说过几次,却口动身不移。辞行时要向其他客人道别,并感谢主人的热情款待。出门后应请主人就此留步。有意邀主人回访,可在同主人握别时提出邀请。从对方的单位或家里出来后,切勿在回程的电梯及走廊中窃窃私语,以免被人误解。

(二) 接待礼仪

1. 礼貌迎客　如果客人是第一次来访,或者客人是长辈、师长,为表现对客人的尊重,应根据双方事先约好的时间去迎候客人。比如可以到火车、公共汽车、地铁等的下车地点迎候,也可在居所大门相迎,如果住在高楼里,则应在楼下迎接。在迎候客人时,如果双方事先约好了见面地点,作为主人必须要早到几分钟。正点或迟到,对客人来说都是失礼的。迎候客人时,一般应主人亲自前往。必要时还可以请配偶或朋友同去。通常不要请他人代劳,特别是小孩子更不合适,会使客人有被怠慢的感

觉。对熟识的老朋友就不必拘泥于礼节了,相互之间都可以随便些,但即使不外出迎候,只要客人一敲门或按响门铃,就应立即起身开门迎接。

开门后,主人要先和客人握手,并致问候,然后将客人介绍给配偶或朋友,尤其是初次来访的客人。双方互相握手寒暄行见面礼的时间通常有 1 分钟就够了。之后,主人在前引导,请客人进屋、落座。如果客人脱下外套、帽子,或随身携带有包袋,主人应帮助代为存放。如果需要,还可请客人换上拖鞋之后再进入客厅,不过对此不必过分注重,以免使客人感到拘束。

如遇不期而至的客人,应及时停下手中之事,起身接待以示礼貌。不要因事先未曾有约而怠慢客人,或将客人拒之门外,或面露悻悻之色,使客人难堪。正确的做法是应尽快了解客人的来访之意,以便妥善处理。有时还会遇到客人不请而入的,对此也应立即起身热情地与之握手问候,而不应冷眼相待。如果家人有事需要处理,比如需要更衣等,也可陪同客人在门厅小候,与对方聊一会儿,并致歉意。如果客人来时主人有重要的事情要办或不在,可向客人说明情况,表示歉意并请家人帮助接待。

2. 待客与送客礼仪 一般在接待客人时,要主随客便,考虑周全,讲究礼仪。

(1)待客宜事先做好准备:在待客之前,宾主双方要约好会面的时间和地点,由主人决定,即何时待客基本上是以主人方便为主,但也应征询客人的意见,待对方考虑之后,再共同把来访的时间确定下来。如果是客人首先表达了要来拜访的愿望,一般不宜拒绝。当然,如果客人提出的来访时间或地点不合适,可首先欢迎其来访,再提出一些自己认为方便的时间或地点供对方参考,并向其说明原因。比如有朋友想在上班时间去公司见面,不妨这样说:"您要来看我,我非常高兴,这样吧,周末晚上到我家吃顿便饭怎么样? 好久不见了,我们可以好好谈一谈。我们公司有规定,上班期间不允许办私事。实在不好意思呀。"如果是以主人的身份邀请他人来访,表明被邀请者在主人心目中居于很重要的位置,愿意保持并促进双方的正常来往,所以客人遇此不宜拒绝。

在时间、地点确定之后,作为主人要适当地做些准备工作。如要搞好环境卫生,使房间尽量清洁;备好待客的简单用品,像茶叶、糖果、饮料之类,不管客人们是否要用;如果预先约好留客人吃饭,也要将饭菜等准备好。

男女主人应仪容整洁、自然、大方。在此需要说明的是,作为主人,应当换上得体的服装。有些人以为在自己居所接待客人,不像出门做客那样正规。其实不然,如果衣着过分随便,甚至穿着睡衣去会见客人,不仅是对客人的不尊重、不礼貌,还会破坏自己的形象。所以,女主人宜穿上与身份、地位、年龄相符的服装,既要显得端庄文雅,也不至显得"与众不同"。同样,男主人着装也不宜过于随便。只有重视此问题,才能表现出做主人的认真态度。如果事先未曾有约,客人来得突然,自己正穿着睡衣休息,来不及更衣,可在睡衣外加披一件睡袍,先将客人迎进来,并就未来得及更衣一事向其道歉。随后请客人稍候,自己去内室更换服装,更衣时一定注意回避,不能一边寒暄,一边更衣。

最后要准备的是,如果与家人或同事一起居住,要将客人来访之事告诉他们,并请他们理解和配合。

（2）周到待客:客人进入客厅后,主人要让客人在适当的位置就座。所谓适当,也就是既要考虑坐着舒适,又要使客人感觉受到尊重。客人进客厅后,如果家人或朋友也在,应请他们出来与客人见面,并逐一进行介绍。当然有其他客人在场时,也应照此办理。

客人如有礼物相赠,只要没有贿赂之嫌,稍微谦让后可收下。

请人到居所做客,交谈是待客的重头戏。所以在谈话内容方面应有考虑,不能毫无顾忌。如和老人谈话时态度要诚实、谦逊,多谈些老人关心的问题。对熟识的朋友,交谈的内容虽可以随便些,但也不宜当客人的面公开家庭内部的矛盾,更不能发生口角或因小孩子做了错事而大发雷霆,批评教育孩子最好不要在客人面前。此外,随便评价他人或说不在场朋友的坏话等,都是有损于自己形象的。

在接待客人时,最好不要去做与待客毫不相干的事。如一边与客人交谈,一边看电视等。这种漫不经心的做法只会让客人感到主人无礼。如果同一天来访的客人较多,要注意接待时热情、关心,要一视同仁,不要有亲疏、远近之别。要时刻考虑到客人的感受。

如果交流的时间过长,也不要显出厌倦或不耐烦的样子,不要长时间冷场,不要频繁地看表,不要打哈欠,以免对方误以为逐客。待客过程中,主人要请客人用糖果、饮料等。到吃饭时间应挽留客人吃便饭。如客人留下了,家里的菜肴可视情况而定,应比平时丰盛些。但如果事先未准备,则不必故作客气。否则,一旦客人决定留下,反倒让自己不知所措。

客人如果需要在家里留宿,而家里的房子又较宽绰的话,最好让客人单住。房间宜收拾干净,准备好必需的用品。床上用品应尽可能舒适、干净、整齐。记住,对客人要热情、周到,但要恰到好处,"过分热心"会使客人处于忙乱之中。

客人告辞时,主人应婉言相留。如客人执意要走,也要等客人起身告辞时,主人再站起来相送,不能客人刚说走,主人就先站起来相送,这是不太礼貌的。

（3）送客:如果是非常熟识的好友,要把客人送到门外、楼下,亲切道别,并邀请客人有时间再来。一般道别时,要待客人伸出手来握别时,主人方可以手相握,切不可在送客时抢先"出手",免得有厌客之嫌。如果给远道的朋友送行,要送到火车站、飞机场或轮船码头,并要为客人准备好一些旅行中吃的食品,如水果、糕点或其他方便食品。送人要等火车、飞机或轮船开动后再离开。如果有事不能等候很长时间,应向客人解释原因,以示歉意。

总之,无论是招待客人还是送别好友,都要使对方感到主人热情、诚恳、有礼貌、有修养,使客人感到温暖、融洽,给客人留下良好印象。

3. 接待上级检查礼仪　接待工作是一项热情、周到、细致的工作,必须遵循礼貌、负责、方便、有效的原则,做好接待工作,需要掌握接待工作中的礼仪。

(1) 迎送客人,确定迎送规格:通常遵循身份相当的原则,即主要迎送人与主宾身份相当,当不可能完全对等时,可灵活变通,由职位相当的人或由副职出面。其他迎送人员不宜过多。

(2) 掌握到达和离开的时间:准确掌握来宾到达和离开的时间,及早通知全体迎送人员和有关单位。如有变化,应及时通知有关人员。迎接人员应提前到达迎接地点,不能太早,更不能太晚,甚至迟到。送行人员则应在客人离开之前到达送行地点。

(3) 必要时献上鲜花:迎接普通来宾,一般不需要献花。迎接十分重要的来宾,可以献花。所献之花要用鲜花,并保持花束整洁、鲜艳。忌用菊花、杜鹃花、石竹花等花朵。献花的时间,通常由儿童或女青年在参加迎送的主要领导与主宾握手之后将花献上。可以只献给主宾,也可向所有来宾分别献花。

(4) 不同的客人按不同的方式迎接:对大批客人的迎接,可事先准备特定的标志,让客人从远处即可看清;对首次前来,又不认识的客人,应主动打听,并自我介绍;而对比较熟悉的客人,则不必介绍,仅向前握手,互致问候即可。

(5) 留下一定时间:客人抵达住处后,不要马上安排活动,要给对方留下一定的时间,然后再安排活动。

(6) 接待上级领导及来访人员的礼貌用语:上级领导巡视、来访人员到中心办事或咨询时,在岗的全体人员(包括行政、医生、护士、药剂人员)要文明接待,文明用语,诚恳待人,做到主动、热情、耐心、细致、周到。

(7) 注意事项:① 不能让来访者坐冷板凳。在岗时如果自己有事暂不能接待,应说明原因并致歉意;其他手上暂无工作的人员要主动接待,不能冷落来访者。② 认真倾听来访者的叙述。来访者都是有事而来,因此要认真倾听,尽量让来访者把话说完。③ 思考后再作答。对来访者的意见和观点不要轻率表态,应思考后再作答。对一时不能作答的,要约定一个时间后再联系。对能够马上答复的或立即可办理的事,应当场答复。

4. 接待患者投诉礼仪

(1) 接待患者投诉的基本要求:接待投诉的人员包括科主任、护士长、办公室人员、社区服务中心人员、院级领导等。接待患者应注意态度和蔼热情,安排患者坐下,倒上茶水。在患者投诉过程中,最好不要接听电话,如果不得不接听电话也要向患者示意说"对不起",用简短的时间接听完电话后,示意患者继续叙述。

（2）倾听：倾听是处理患者投诉的第一准则，倾听是患者宣泄不满意情绪心中发怒的减压阀。在患者诉说过程中不要轻易打断患者的话题，应点头示意或小声应答表示理解患者的心情。在倾听患者叙述过程中，要求放下手头的其他工作，目光平视患者，现场记录患者的投诉情况。

（3）注重讲话技巧：来投诉的患者一般情绪波动较大，接待人员的讲话技巧非常关键。接待患者人员要在这些方面有一定的专业训练和素养，轻松的话题、幽默的语气会有效地缓和紧张的气氛。对患者的投诉应给予道歉，不要更多地解释，更不能有更多的借口、理由和辩解。

（4）发扬同理心，换位思考：漠视患者的痛苦是处理患者投诉的大忌。同理心是在自己没有感受到这样的痛苦的情况下，对受苦者表示同情——它是哭泣时可以依靠的肩膀，是力量的来源。非常忌讳医务人员不能站在客户的立场上去思考问题。医务人员应该站在患者的立场上将心比心，诚心诚意地去表示理解和同情，让患者感觉到你明白他的处境。因此，对所有的患者投诉，无论已经被证实还是没有被证实的，最重要的不是要先分清责任，而是要让顾客觉得受到肯定、得到关怀。

（5）迅速采取行动：体谅患者的痛苦而不采取行动是一个空礼盒。面对患者的投诉，必须付诸行动，不能单纯地表示同情和理解，要尽快解决问题。为患者提供一个解决方案，向投诉患者强调医院可以为他做什么，不要说做不到什么；如果问题不能立即得到解决，要告诉投诉者解决问题的步骤；告诉投诉者院方将和他保持联系，直到问题被解决为止。患者要求给予答复，现场不能决定的，应告诉患者答复时间，并承诺在一定时间内答复患者，将"患者投诉处理意见书"送到患者手中。将患者送至医院楼梯口或医院门口，热情道别。

四、馈赠礼仪

（一）赠送礼仪

中国人一向重交情，赠送礼物是表达友情的一种方式。赠送礼物要选择好时间，最好是在重大节日或具有纪念意义的日子，如春节、中秋节、端午节、生日等。另外，接到朋友喜庆请帖时，也应送礼。因此，应该了解下列赠送礼仪常识。

1. 突出纪念性　礼物不可太贵重，应强调"礼轻情意重"，注重纪念意义。可选择有纪念意义的、有特色的东西作为礼物。另外，还要考虑到客人的兴趣，如对方是文化人，可以送国画。总之，应使礼品价值大于其物质价值，切不可将送礼变成行贿。

喜礼一般在婚前1周送到。对于深交的朋友，即使对方请帖未到，也可先行送礼。开张礼必须在揭幕或剪彩之前数小时送到，以送花篮最为普遍，也有送镜屏或镜画的。问候礼可以送水果或鲜花。为了对朋友的帮助表示谢意，送对方一些酬劳礼也是应该的。凡这类送礼,非寻常可比,所送的礼物,第一要投对方所好,第二要适合对方使用,要因人而定。赴宴礼物可在宴会开始前送到主人家,以表恭敬。如赴私人家邸访问,应注意为女主人带些小艺术品、土特产等。如果有小孩,可带些糖果、玩具。吊丧赠礼通常以花圈、挽联为多。礼品一般应当面赠送,可附上祝词和名片。

2. 人多的场合如何赠送礼物   要提前考虑礼物的数量、发放范围、种类等。在人多的场合发放礼物,往往可能会漏掉一些人,因此,要格外小心礼物的数量。宁可多备一些,也不可少发,否则会导致尴尬。也可双方协商好,只赠主宾,其他客人的礼物另择机赠送。另外,人多场合赠送的礼物不宜过于贵重或具有针对个人的倾向。

3. 选择礼物要考虑赠礼的对象   选择不同的礼物给不同的人是很多国家的习俗,特别是不同身份的人给不同的礼物非常重要。如果给主人和陪同人员的礼物完全相同,在一些国家会被认为是一种不尊重。把受礼人的单位或姓名刻在礼物上的某个位置,注明赠礼的理由,会使礼物具有更大的珍藏价值。同一个人在前后几次见面时要尽可能送不同的礼物,否则说明赠礼人欠缺诚意。

4. 送花小常识   世界各地都有送花的习俗,但要注意:西方人送花只送单数,但不能送 13 枝;西方人送花一般用玫瑰代表爱情,用菊花代表哀思;很多地方的人认为黄色的花不太好,所以送黄色花要慎重;日本人送花不送荷花,因为荷花经常被画在棺材上;每个国家基本都有自己的国花,送国花一般会受欢迎。

5. 不适宜赠送的物品

(1) 刀:刀被认为含有一刀两断的意思,应避免选作礼物。但有两种刀有时可以作为礼物赠送,一种是特别富有民族特色的礼物刀(如阿拉伯弯刀),另外一种就是瑞士军刀。

(2) 药品:药品与疾病、不健康或死亡相联系,但保健品在很多国家受到欢迎。

(3) 动植物活体、生鲜食品、种子:不宜送给外国来访客人,许多国家有很严格的动植物检疫法,不允许此类物品进入国门。

6. 赠送礼物的包装   包装礼物前一定要把礼物的价格标签取掉,如果很难取,则应把价目签用深色颜料涂掉;易碎的礼物一定要装在硬质材料的盒子里,然后填充防震材料,如海绵、棉花等,外面再用礼物纸包装;要注意从色彩、图案等方面选择适合的礼物纸,一般不选用纯白、纯黑色包装纸,最好有彩色包装;要注意有些国家和民族的人对色彩与图案有不同的理解,如日本人不喜欢“蝴蝶结”;如果礼物是托人转交,或者为了保证接受礼物者知晓礼物的来源,可以在礼物包装好后,把送礼人的名片放在一个小信封中,粘贴在礼物纸上。

(二) 赠受礼的方式

1. 公务赠受礼物   如果是会谈、会见等活动,一般由最高职位的人代表本方向对方人员赠送礼物;赠送应从地位最尊的人开始;同一级别的人员中应先赠女士后赠男士,先赠年长者后赠年少者。赠送礼物应双手奉送,或者用右手呈交,避免用左手。有些国家的人在接受礼物时有推辞的习惯,但这只是一种礼节,并不代表拒绝,赠送时可大胆坚持片刻。如果对方坚持拒收,则可能确实有不能接受的理由,不能一再强求,也不应表现出不高兴的情绪。

2. 个人赠受礼物　私人赠受礼物看起来很简单,但其中也有一些需要注意的方面。① 要双手接捧对方递过来的礼物,同时要面带微笑。② 对收到的礼物一定要表示喜欢和谢意,切忌第一句话就问"这东西很贵吧"或当场表示不喜欢。③ 对收到的礼物要妥善保存。朋友送的礼物,双手接过后,切忌随手把礼物丢在一边,这是表示对礼物的不喜欢或是对送礼人的不屑。或许你原本无心而为,但会使送礼物的人产生一种不受尊重的感觉,容易引起误会。④ 不能将礼物很快转送给别人,如果收的礼物确实是自己用不到的,转送给别人时,应尽量送给与送礼人不相识、距离远的人。⑤ 一般不当面拒绝礼物。如果认为对方的礼物考虑欠妥,应在事后及时予以说明,取得对方的谅解后再行退还。一般而言,东方人接受礼物时,在表示感谢后,往往会把礼物收起来;而西方人往往习惯于当场打开礼物,表示赞美,有时还会表示礼物正是自己期待已久的物品等。西方的习惯一般在收到礼物 1 周之内,会写一封信表示感谢。⑥ 收到寄来的礼物时,应及时回复短信或名片致谢。

（三）回礼的时机与方式

一般而言,来客应该赠送礼物,主人则应回礼。回礼的方式可以有很多种,既可以回赠礼物,也可以用款待对方的方式来回礼。如果是回赠礼品,应注意以下几点:① 不超值。回礼的价值一般不应超过对方赠送的礼物,否则会给人攀比之感。② 选择合适时机。收到私人赠送的礼物,回礼时应该有一个恰当的理由和合适的时机,不能为了回礼而不选时间、地点地单纯回送等值的物品。如分别时是最好的回礼时机之一。

第三节　公共场所礼仪

一、国旗礼仪

国旗是一个国家的象征,五星红旗是我们中华人民共和国的象征,它代表了国家的主权和尊严,寄托着我们对祖国的深情和敬意。因此,热爱祖国就应该热爱国旗,我们要严肃对待升旗仪式。

1. 升国旗程序　进行升旗仪式时,要认真遵守相应的操作规范。举行正式的升旗仪式时,通常包括以下五项基本程序:① 全场肃立。② 宣布仪式正式开始。③ 出旗。④ 升国旗,唱国歌。⑤ 国旗下的讲话。

2. 升国旗礼仪

(1) 提早到操场集合,学校可以以班级为单位,在统一划定的区域内,队列整齐。

(2) 仪态要庄重,穿着要干净整齐。不允许戴帽、背包、挎包参加升旗。

(3) 升旗时所有在场人员都要肃立、端正。当主持人宣布奏国歌、升国旗仪式开始后,场内全体人员都要在原地肃立不动,挺胸昂首,双手下垂靠拢身体两侧,保持立正姿势,眼睛始终随国旗移动,行注目礼。不东张西望、交头接耳、嬉闹谈笑、接打电话和吃东西等。国歌奏响时,走动或经过现场的人员都应停步,面对国旗,自觉肃立,待升国旗完毕后,方可走动。

(4) 面向国旗行注目礼时神态要庄严。升旗仪式是一个非常严肃而隆重的仪式,在场人员要行注目礼,仰视国旗冉冉升起。行注目礼时一定要注意自己的眼神,眼睛要始终望着国旗,目光随着国旗冉冉升起。

(5) 升旗仪式结束,有序离开操场,不要拥挤,确保安全。

榜样的力量

祖国尊严,寸步不让

1990 年 5 月,联合国儿童基金会邀请北京中学生梁帆去荷兰参加“世界儿童为和平为未来”的活动。起因:活动开始后,宾馆门前升起了 50 多个国家的旗帜。梁帆在各国国旗中寻找中华人民共和国国旗,但是她始终没有找到。梁帆立即找到会议组织者,声明一定要升起中国国旗,因为她是代表中国来的! 临到吃午饭,会议组织者也没有把中国国旗升起来,梁帆找到会议组织者说如果找不到中国国旗,她就把桌布染红,做一面中国国旗! 梁帆的爱国行为深深地打动了会议组织者,并受到组委会的重视,他们马上安排人找到一面中华人民共和国国旗,把它升起在宾馆前。

二、交通礼仪

(一) 遵守交通礼仪基本原则

1. 遵守社会公德　交通礼仪从属于公共道德,有具体的形式和要求。遵守社会公德要求人们在公共场合活动时,要自觉自愿地遵守、履行社会公德,即应有公德意识。如果不讲社会公德,遵守交通礼仪将不可能实现。

2. 不妨碍他人　公共场合与私人交往不同,面对的大多数是自始至终不会与自己正面接触的人。不妨碍他人是指人们在公共场合应当有意识地检点并约束自己的行为,自觉防止自己的行为影响、打扰、妨碍到其他任何人。

3. 以右为尊　即在并排排列的位置上,右侧为尊,左侧为卑;右为上位,左为下位;在多人并排共处时,其位置的尊卑则往往是由右向左,依次递降。因此,在排定位置的主次尊卑时,普遍采用以右为尊的原则。当需要表示对他人的敬意时,应请其居右;当需要表示自谦时,则应主动居左。

(二) 步行礼仪

步行是一个正常人的基本活动方式。根据社交礼仪,步行也须以礼待人。步行不但有普遍通行的礼仪守则,而且在不同的行路条件下还有不同的要求。

步行时应注意始终自律,严格约束个人的行为并相互体谅。在行路过程中,路遇熟人应热情问候,对询问的人应尽力相助,帮助老幼,彼此谦让,保持距离。

多人一起步行时,尤其是与尊长、异性一起在较为正式的场合,一般以右为尊或以内侧为尊。如果并行者多于 3 人,则以居中者为尊。多人单行行走时,则大多以前为尊,以后为卑。行走在道路上应自觉选走人行道,不走行车道,并让出盲道。无人行道时,应尽量选走路边,且自觉走在右侧一方,宜单人行进,不宜并排行走。

知识链接

人际距离在某种情况下也是一种无声的语言。它不仅反映着人们彼此间关系的现状,而且也体现着某一方对另一方的态度及看法。通常人与人的距离分为私人距离、社交距离、礼仪距离、公众距离。私人距离是在 0.5 m 之内,只适用于家人、恋人、至交之间;社交距离 0.5~1.5 m,适用于交际应酬,是人们采用最多的人际距离;礼仪距离 1.5~3 m,有时也称敬人距离,适用于人们向交往对象表示特有的敬重,或用于举行会议、庆典和仪式;社交距离在 3 m 以上,适用于与自己不相识的人共处。

(三) 上下楼梯礼仪

应注意上下楼梯均应单行行走,不宜多人并排行走。不论上楼或下楼,建议身靠右侧而行,即右上右下,将左侧留出以便有紧急事务者快速通过。当为人带路时,应走在前面,而不应位居被引导者之后。上下楼梯时,因为大家都要留心脚下,所以不应进行交谈。当与尊者、异性一起下楼时,应主动行走在前,以避免身后之人有闪失。上下楼梯时既要多注意楼梯,又要注意与身前、身后之人保持一定距离,以防碰撞。

（四）乘电梯礼仪

1. 乘坐厢式电梯礼仪　进出电梯应注意出入顺序和安全。当电梯关门时，不要扒门或强行挤入。当电梯人数超载时，应主动退出。当与不相识的人同坐电梯时，进入时应注意先来后到，出电梯时应由外到内依次而出，切不可争先恐后；当与尊者、女士、客人同乘电梯时，应看电梯类别而定：进入有人管理的电梯，应主动后进后出；进入无人管理的电梯时，则应先进去，后出来，先进去和后出来是为了控制电梯，方便别人。

2. 乘坐扶手电梯礼仪　乘坐扶手电梯时，应特别注意乘坐安全。① 搭乘时，不要将鞋子或衣物触及扶梯玻璃或缝隙处，避免梯级运动时因挂拽而造成不必要的伤害；离开时，不要在扶梯或人行道出口处逗留，以免影响其他乘客和避免造成挤推。② 不能将头部、四肢伸出扶手装置外，以免受到障碍物、天花板、相邻的自动扶梯的撞击。③ 不能将拐杖、雨伞尖端或者高跟鞋尖等尖利硬物插入梯级边缘的缝隙中或者梯级踏板的凹槽中。④ 在自动扶梯缓缓上升中，随身携带的箱包、手提袋等不要放在梯级踏板上或手扶带上，以防忘记提携时物品四处滚落。

（五）乘车礼仪

乘车具有节省体力、方便舒适、快速省时、较为安全等多种优点，因而在人们的日常生活、工作中极其常见。乘坐轿车应注意座次、举止、上下车顺序3方面。

1. 座次　在正规的场合乘坐轿车时一定要分清座次尊卑。在非正式场合，则不必过分拘于礼节。轿车上座次的尊卑主要取决于轿车的驾驶者、轿车的类型、轿车上座次的安全系数及轿车上嘉宾的意愿。

驾驶轿车的司机有两种：一是专职司机；二是轿车的主人。由专职司机驾驶车辆时，通常应讲究右尊左卑，座次的后排为上，前排为下。由主人亲自驾驶轿车时，一般前排座为上，后排座为下；以右为尊，以左为卑，不能让前排座空着，表示相伴。由先生驾驶车辆时，则其夫人应坐在副驾驶座上。由主人驾车送友人夫妇回家时，友人之中的男士应坐在副驾驶座上，与主人相伴。多排座的轿车不论由何人驾驶，均以前排为上，以后排为下；以右为尊，以左为卑；并以距离前门的远近来安排具体座次的尊卑。

乘坐轿车应优先考虑安全问题。在轿车上，后排座比前排座安全。最不安全的座位应是前排右座，最安全的当推后排左座即驾驶座之后或后排中座。当专人驾驶时，副驾驶座一般也叫随员座，即随员、警卫、译员坐此座位；而当主人亲自开车时，之所以以副驾驶座为上座，既是为表示对主人的尊重，也是显示与之同舟共济。在正式场合乘坐轿车时，应请尊者、长者、女士、来宾就座于上座，这是给予对方的一种礼遇。同时，更应尊重来宾的意愿和选择，遵从"主随客便"，嘉宾坐在哪一个座位，哪一个座位就是上座。

2. 举止　与他人同乘轿车时,对个人的行为也应多加约束。上下轿车时应井然有序,相互礼让。在轿车上不要动作不雅,要讲卫生、注意安全。

3. 上下车顺序　如果条件允许,上下轿车的顺序是尊者、长者、女士和来宾先上车,后下车。当专职司机驾驶时,坐于前排者,大都应后上车,先下车,以便照顾坐于后排者。与其他人同坐于后排时,应请尊者、长者、女士和来宾从右侧车门先上车,自己再从车后绕到左侧门后上车;下车时应自己先从左侧下车,再从车后绕过来帮助对方。当主人驾驶时,如有可能均应后上车,先下车,以便照顾客人上下车。

上下轿车礼仪

4. 上下车仪态礼仪　女士上车时,应双腿并拢,背对车门,轻轻坐在座位上,然后再合并双脚一同收入车内,最后转向正前方。下车时,应首先转向车门,并将并拢的双脚移出车门,双脚着地后,再缓缓地移出身去。

三、就餐礼仪

（一）宴请礼仪

1. 宴请的准备工作　宴请通常都有明确的目的。一是为某人举行的宴请,如为某人接风、送行;二是为某件事而举行的宴请,如校庆等,也可是私事,如结婚、生子、乔迁等。宴请的准备工作包括确定宴请的目的、名义、对象、形式、时间和地点,发请柬及邀请客人。

（1）邀请:宴请的名义在公事宴请中很重要。不管是为某人还是某事举行的宴请,均须本着真诚友好的原则。如果是为某人举行的宴请一般以个人名义发起邀请。如果是为某事举行的宴请或较大规模的宴请应以单位的名义,较小范围的宴请以相关部门主管领导的名义邀请比较合适。为某人而举行的宴请,应考虑邀请什么人,通常不能邀请与主宾有矛盾的人出席。为某事而设的宴请,需考虑与此事有关的方方面面的人。公事邀请应考虑请哪方面的人、哪一级别、多少人。确定邀请范围后,草拟邀请名单,进一步确认被邀请人的姓名、职务、称呼和配偶。

（2）宴请的形式:一般来说,正式、隆重、人数不多的宴请以宴会的形式较合适。不太正式、人数较多的以冷餐会较为适合。比较简单但注重情趣的可选茶会或烧烤聚会。具有庆祝意义的可选酒会。

（3）宴请的时间:以主人、客人都觉得合适为好。为某人而举行的宴请,一般应征求主宾的意见。为某事举行的宴请,要选择一个最能达到理想效果的日子。如果邀请对象有外宾,应注意避免某些禁忌的日子。宴请的地点根据宴请的形式、人数及隆重的程度决定。正式的宴会选择在较高档的大饭店;酒会和自助餐会应选择较大的场地;而便宴通常选择在普通的小饭馆或家里。

正式的宴请应发请柬,既是礼貌,又可起到提醒客人备忘的作用。如果被邀请的对象是具有很高身份的人,还需单独发请柬,以表示诚意。请柬应提前1~2周发出,以便被邀请人安排。请柬的内容应包括宴请的形式、时间、地点、主人的姓名或单位名称。请柬发出后,应打电话给被邀请人,询问对方请柬是否收到并请对方到时一定出席。确认邀请是为了表示邀请的诚意,还可以落实出席的情况,以便安排和调整席位。

2. 订菜的礼仪　订菜时应考虑来宾的喜好和禁忌,不能以主人自己的喜好决定。如果邀请宗教界人士,应特别注意尊重对方的宗教禁忌。荤素搭配合理,菜肴品种多样化,但应注意量力而行,追求特色。菜肴的数量和花色应根据宴会的规格在预算标准内考虑。主菜若是肉类应搭配红酒,鱼类则搭配白酒。上菜之前,可上香槟、雪利酒等较淡的酒。

3. 座位的礼仪　一般的宴会,除自助餐、茶会及酒会外,主人必须安排客人的席次,不能以随便坐的方式,引起主客及其他客人的不满。如果宴会设在饭店或礼堂,圆桌2桌或2桌以上时,以背对饭厅或礼堂为正位,以右旁为大,左旁为小。如场地排有3桌,则以中间为大,右旁次之,左旁为小。桌席、席次的安排,以右为尊,左为卑。遵守社会伦理、长幼有序、师生有别。

(二) 赴宴礼仪

接到宴会邀请后,应尽早明确答复,以便主人妥善安排。如果临时因故无法出席,须第一时间通知对方,深表歉意并作必要的解释。应邀参加宴会,应按时出席,一般可按规定时间提前或延后不超过5分钟到达。抵达时,应主动向主人问好致意。进入餐厅时,男士应先开门,请女士进入。最得体的入座方式是从左侧入座。就餐时应举止得当,讲究礼节,使进餐气氛和谐友好。身体要端正,手肘不要放在桌面上,不可跷足,与餐桌的距离以便于使用餐具为佳。在正式宴会上,客人需待主人先拿起餐巾时,自己方可拿起餐巾。如果有事临时离座,应将餐巾折好放在餐桌上。主人祝酒致辞时,应停止一切活动,认真聆听。主人前来敬酒或相互间碰杯时,应目视对方,面带微笑,点头致意。宴请结束,应有礼貌地主动向主人握手道谢。参加正式宴会后的2~3天,也可向主人书面致谢。

(三) 西餐礼仪

西餐餐具主要是刀、叉、匙、盘、杯、碟等。餐具一般在就餐前都已摆好。放在每人面前的是食盘或汤盘,盘较大,左边放叉,右边放刀。刀叉的数目与菜的道数相当。使用刀叉的顺序是按上菜的顺序,由外至里排列。进餐时,不应手持刀叉比画着与人说话,刀叉尽量不要发出声音。使用刀叉的基本原则是右手持刀或汤匙,左手拿叉。刀叉的拿法是轻握尾端,食指按在柄上。汤匙则用握笔的方式拿即可。对体积较大

餐桌位次礼仪

的蔬菜,可用刀叉来折叠、分切。较软的食物可放在叉子平面上,用刀子整理一下。如果想放下刀叉略作休息,应把刀叉以"八"字形状摆在盘子中央。用餐结束,将刀叉摆在四点钟方向即可。

(四) 中餐礼仪

1. 宴请礼仪 一般的程序是主人折柬相邀,到期迎客于门外;客至,互致问候,引入客厅小坐,敬以茶点;导客入席,座位安排以右高左低,居中为尊,面门为上,观景为佳,临墙为好为宜;客人坐定,由主人敬酒让菜,客人以礼相谢;宴毕离席时向宴请方表示感谢。

2. 餐具使用礼仪 ① 筷子。筷子是中餐最主要的餐具。握筷姿势应规范,不要敲筷、扔筷、插筷、舞筷。需要使用其他餐具时,应先将筷子放下。与人交谈时,要暂时放下筷子,不能一边说话,一边像指挥棒似地舞动筷子。不要把筷子竖插在食物上面,因为这种插法多在祭奠死者时使用。② 勺子。用勺子取食物时,不宜过满,以免溢出弄脏餐桌或衣物。在舀取食物后,可以在原处"暂停"片刻,汤汁不会再往下流时,再移回来享用。暂时不用勺子时,应放在自己的碟子上,不要把勺子塞到嘴里,或者反复吮吸、舔食。③ 盘子。盘子在餐桌上一般要保持原位,稍小点的盘子就是碟子,食碟的主要作用是暂放从公用的菜盘中取来享用的菜肴。④ 餐巾。在中餐用餐前,会为每位用餐者上一块湿毛巾,它只能用来擦手。擦手后,应放回盘内,由服务员拿走。有时候,在正式宴会结束前,会再上一块湿毛巾,和前者不同的是,它只能用来擦嘴,不宜用于擦脸、抹汗。

3. 文明就餐礼仪 ① 用餐前后应洗手,入座后姿势端正,手肘不可放于邻座椅背上。② 先请客人及长者动筷,就餐要文雅,用餐时尽量不发出声音。不宜将碗端到嘴边喝汤。在就餐过程中不可大声谈笑或大声喧哗,防止说话唾沫四溅,污染菜肴,传播疾病。③ 提倡分餐制,合餐时要使用公筷、公勺。用餐取菜或给他人布菜时应使用公筷、公勺,防范"病从口入",公筷、公勺使用后应立即放回原处。④ 以"节约粮食"为荣,坚持按量取食,不留剩饭,做到餐餐光盘,防止出现浪费粮食的现象,养成节约的好习惯。

四、文化场所礼仪

(一) 名胜古迹

1. 观光礼仪 到名胜古迹参观旅游,最好预先对当地做些了解。要爱护旅游观光地区的公共建筑、公共设施和文物古迹、花草树木;严禁在各种建筑物上乱写、乱画、乱刻;更不能在公共场所随地吐痰、大小便、乱扔果皮纸屑和杂物等。

2. **拍照礼仪**　到名胜古迹游览，人们总喜欢拍几张照片留作美好纪念。拍照时，要先注意有没有关于拍照的规定事项，是否允许拍照。一般在边境口岸、机场、博物馆等地，都会有关于拍照的注意事项。这时要按照规定，让拍则拍，不让拍则不拍，不要偷拍、强拍。为古文物、古字画拍照，不要使用闪光灯，避免对文物造成损害。在公共场地拍照，不要破坏公物，如不要踏入草坪，不要攀折树枝，不要摘花薅草，不要攀登雕塑作品等。拍照时，还要顾及其他游人，不要争抢、妨碍别人及影响交通。需要别人帮忙拍照，或请行人稍避一下时，说话要有礼貌，拍完后要向对方道谢。

（二）影剧院

影剧院是人们享受艺术和娱乐的地方，也是重要的社交场所。到影剧院观看演出，应着装整洁。女士可化淡妆，喷香水，不宜浓妆艳抹。进影剧院最好能提前几分钟到场，对号入座。迟到了，可请服务员引导入座，行走时脚步要轻，姿势要低，不要在人行道上停留，以免影响他人。在陌生人面前经过时，男士和女士都应该面对舞台并且紧贴着前排座位的靠背走过去，注意不要让手提包等东西从前面观众的头上拖过去。看戏迟到时最好在幕间再入座，入座时身体要下俯，要向所经过的观众道歉。没有非常情况中途不要离场，必须离开时，要等幕间；离座时，要轻声地说"对不起""劳驾"等，压低姿势，轻步退场。演出将结束时，不要提前起立退场，这对演员十分不礼貌。散场时要慢慢依次退出，不要前挤后拥。场内不要吸烟、吃带皮带核的东西、随地吐痰、乱扔杂物、大声喧哗。坐在座位上时，身体不要左右摇晃，两腿不要抖动，更不要脱鞋子。观看演出，鼓掌喝彩一般在节目表演结束后进行。

（三）图书馆、阅览室

图书馆是人们借阅图书资料、查看报刊的学习场所，这种场合尤其应当注意文明礼貌。去图书馆，不能穿汗衫和拖鞋入内。要按次序进入，不可多占座位。检索卡片时，用力要轻缓，不要弄坏、弄丢或用笔在卡片上涂抹画线。去书架上找书，要轻取轻放，看完后放回原处。入座时移动椅子要轻挪轻放，不要发出声音。要爱护图书，不折叠、污损，不乱涂、乱画，更不能撕书页、"开天窗"。要注意保持图书馆、阅览室的安静和卫生，走动时脚步要轻，不能高声交谈，不要吃任何食物，不吸烟、不随地吐痰。

第四节　涉外礼仪

涉外礼仪是涉外交际礼仪的简称，是指人们在对外交往中用以维护自身形象，向交往对象表示尊敬与友好的约定俗成的习惯做法。其基本内容往往就是国际交往惯例，即参加国际交往时必须认真了解并遵守的常规通行的做法。

一、涉外礼仪基本原则

（一）信守时间原则

信守时间原则在国际交往中尤其重要。在国际交往中，信守时间、遵守约会是取信于人的一项基本要求。与他人商定的时间一旦约定，就必须予以遵守，不宜随便改动或取消。过早到与晚到，同样都是不正确的做法。万一失约，务必要向对方及早通报，解释缘由，并向对方道歉。绝不可以避而不谈，显得若无其事。

（二）不妨碍他人原则

不妨碍他人原则就是要求人们在公共场所进行活动时，务必要讲究公德，勿因自己的言行举止不够检点而影响或妨碍在场的其他人士。不可以忘乎所以而为所欲为。

（三）女士优先原则

女士优先原则的本意是要求每一位成年男子在社交场合里都要尽自己的一切可能来尊重妇女、帮助妇女、保护妇女。

（四）不得纠正原则

不得纠正的意思是要求在同外宾打交道的过程中，只要对方的所作所为不危及其生命安全，不违伦理道德，不触犯法律，不损害我方的国格、人格，在原则上都可以对之悉听尊便，而不必予以干涉和纠正。遵守不得纠正的原则是对外宾尊重的一个重要的体现。

（五）维护个人隐私原则

个人隐私泛指不想告知于人或不愿对外公开的个人信息。在许多国家，它受法律的保护。千万不要随意探寻对方的个人隐私，如年龄、收入、信仰等。

（六）以右为尊原则

所谓以右为尊，意即在涉外交往中，一旦涉及位置的排列，原则上都依照右尊左卑，右高左低的原则。右侧的位置在礼仪上总是比左侧的位置尊贵。

二、涉外迎送礼仪

迎客和送客是涉外交往和涉外工作的两个重要环节。在国际交往中,对外来访问的客人,常常视其身份、访问性质和目的及两国之间的关系等因素,安排相应的迎送活动。

(一)迎送的安排

迎送活动分两种:隆重迎送和一般迎送。隆重迎送主要适用于各国对外国国家元首、政府首脑的正式访问。此种情况往往都举行隆重的迎送仪式。一般迎送用于一般人员的访问,对一般代表团和人员的访问一般不举行迎送仪式。当然,对应邀前来的访问者,不管是官方人士、专业代表团,抑或是民间团体、知名人士,在他们抵达或离开时,均应安排相应的人员迎送。

(二)确定迎送规格

对来宾的迎送规格的选择,通常是依据来访者的身份、访问性质和目的,并适当考虑两国关系,同时要注意国际惯例。主要迎送人通常要同来宾的身份相当,主人的身份与客人的身份不能相差太大,以同客人对口、对等为宜,以示对客人的尊重。在特殊情况下,考虑到两国的外交关系或政治需要,可打破常规,安排较大的迎送场面,给予较高的礼遇,但要避免产生不必要的误会,以免造成厚此薄彼的印象。

(三)掌握抵达和离开的时间

为了顺利迎送客人,迎送人员必须准确掌握来宾乘坐交通工具的抵离时间。如有变化,应及时告知。由于天气变化等意外原因,飞机、火车、船舶可能不准时,迎接人员应在客人抵达之前到机场、车站或码头,不应出现让客人等候的现象。送行人员应在客人启程之前到达,如有送别仪式,应在仪式之前到达,并直到客人乘坐的交通工具看不见时再离开。

(四)献花

献花适用于礼遇较高的外宾。迎送普通的外宾,一般不需要献花。献花需用鲜花或由鲜花扎成的花束,花束要整洁鲜艳,忌用菊花、杜鹃花、石竹花等黄颜色花朵。向贵宾献花,通常由儿童或女青年在参加迎送的主要领导与客人握手之后,将花献上,并向来宾行礼。有的国家由女主人向女宾献花。

（五）相互介绍

客人与迎接人员见面时,应互相介绍。通常先将主人介绍给来宾,职位从高至低,可由礼宾交际工作人员、接待翻译或迎接人员中职位最高者介绍。有时也可作自我介绍。客人初来乍到,一般较为拘谨,作为主人应主动与客人寒暄。各国、各民族语言、风俗习惯各异,称呼与姓名均有不同。在社交场合,称呼和姓名是很有讲究的,如果弄错了,容易闹笑话,有的甚至会引起对方反感、误会。因此,一定要遵循称呼的礼节要求。在国际交往中,一般对成年男子不论婚否,均称先生,对已婚女子,习惯称夫人,未婚女子称小姐,不了解其婚姻状况的女子可称小姐或女士,对戴结婚戒指的年纪稍大的可称夫人。以夫人称呼妇女时,可以用其丈夫的姓,本人的名。如以女士称呼时,一般用妇女本人的姓名。有些称呼可冠以姓名、姓氏、职称、军衔等,如威廉·泰勒先生、校长先生、少校先生、戴维斯小姐、秘书小姐等。

（龚国梅　吴碧瑜）

实训一　日常交往礼仪

【实训目的】

1. 熟悉会面礼仪、通信礼仪、拜访与接待礼仪、馈赠礼仪的要领。
2. 社交活动中能正确运用社交基本礼仪,树立良好形象。

【实训准备】

1. 环境准备　模拟办公室,环境整洁、宽敞、明亮、安静。
2. 用物准备　办公桌、椅、电话、计算机、名片、精美小礼物。
3. 人员准备

（1）模拟办公室内工作人员:穿戴整洁、表情端庄、仪态大方,符合工作人员角色形象。

（2）模拟来访人员:穿戴整洁、表情端庄、仪态大方。

【实训方法】

1. 实训内容　会面礼仪、通信礼仪、拜访与接待礼仪。
2. 案例资源　张××正在伏案工作,听到敲门声,知道有客人到访。张××立即礼貌迎客,行握手礼;主宾相互自我介绍;交换名片;赠礼物;周到待客、送客。几分钟之后有电话铃响,张××迅速及时地接通电话,确认对方,得知是找办公室李主任的,结果李主任不在,于是询问对方是否需要留言,等对方结束电话。

3. 实训指导　　以小组为单位,组长负责制。组长安排角色,小组成员布置场景,准备用物。每个小组在充分准备和练习后,在全班进行展示。教师帮助指导、提出要求,并对每组情境展示进行综合评价。

4. 实训练习内容要求　　正确运用会面礼仪、通信礼仪、拜访与接待礼仪、馈赠礼仪,表情真诚,态度严谨。掌握日常社交基本礼仪,体现各种礼仪特点。实训练习设计合理、具体真实。

【效果评价】

1. 实训态度评价　　学生在实训过程中是否态度端正、严谨认真,是否按要求完成训练内容;着装是否规范整齐,仪表是否端庄大方。

2. 职业能力评价　　是否掌握基本社交礼仪,达到最佳交流效果。学生在情境练习中是否具有较强的自信心。

3. 创新意识评价　　内容的组织和运用是否有创意、有独立见解,多角色、多角度展示基本社交礼仪。在实训中是否善于观察、发现问题,是否具有评判性思维能力和机智灵活的应变能力。

4. 团队精神评价　　各小组成员是否能互相帮助、虚心好学、谦虚礼让、友好相处、精诚合作完成任务。

思考题

1. 社交礼仪的内涵是什么?
2. 日常社交礼仪应遵循的原则是什么?
3. 打电话时,要遵循哪些礼仪?
4. 介绍他人的程序及正确姿势是怎样的?
5. 在医院时,护士应遵守哪些上下楼梯和乘坐电梯的礼仪?

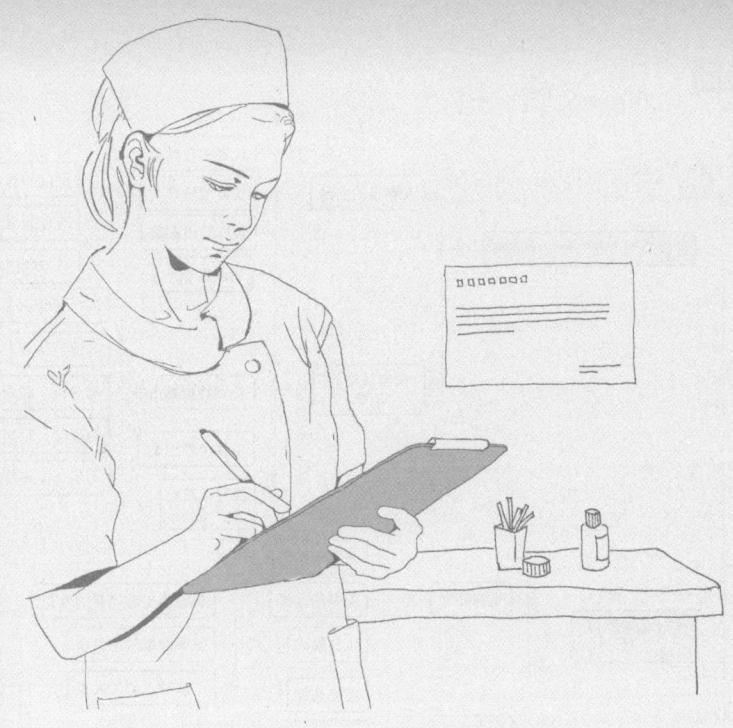

第三章　护士仪容礼仪

知识目标

1. 掌握护士仪容修饰的原则。

2. 掌握服饰的 TPO 原则。

3. 熟悉头发的清洁、养护与发型的选择。

4. 熟悉面部修饰与面部表情基本要求。

5. 熟悉服饰的功能及饰品的使用规则。

6. 了解仪容美的含义。

7. 了解不同场合对服装的选择和要求。

技能目标

1. 学会护士的职业发式和微笑方法。

2. 学会面部化妆。

素养目标

1. 能形成正确良好的审美情趣。

2. 能自觉遵守护理人员仪容礼仪要求,塑造良好的职业外在形象。

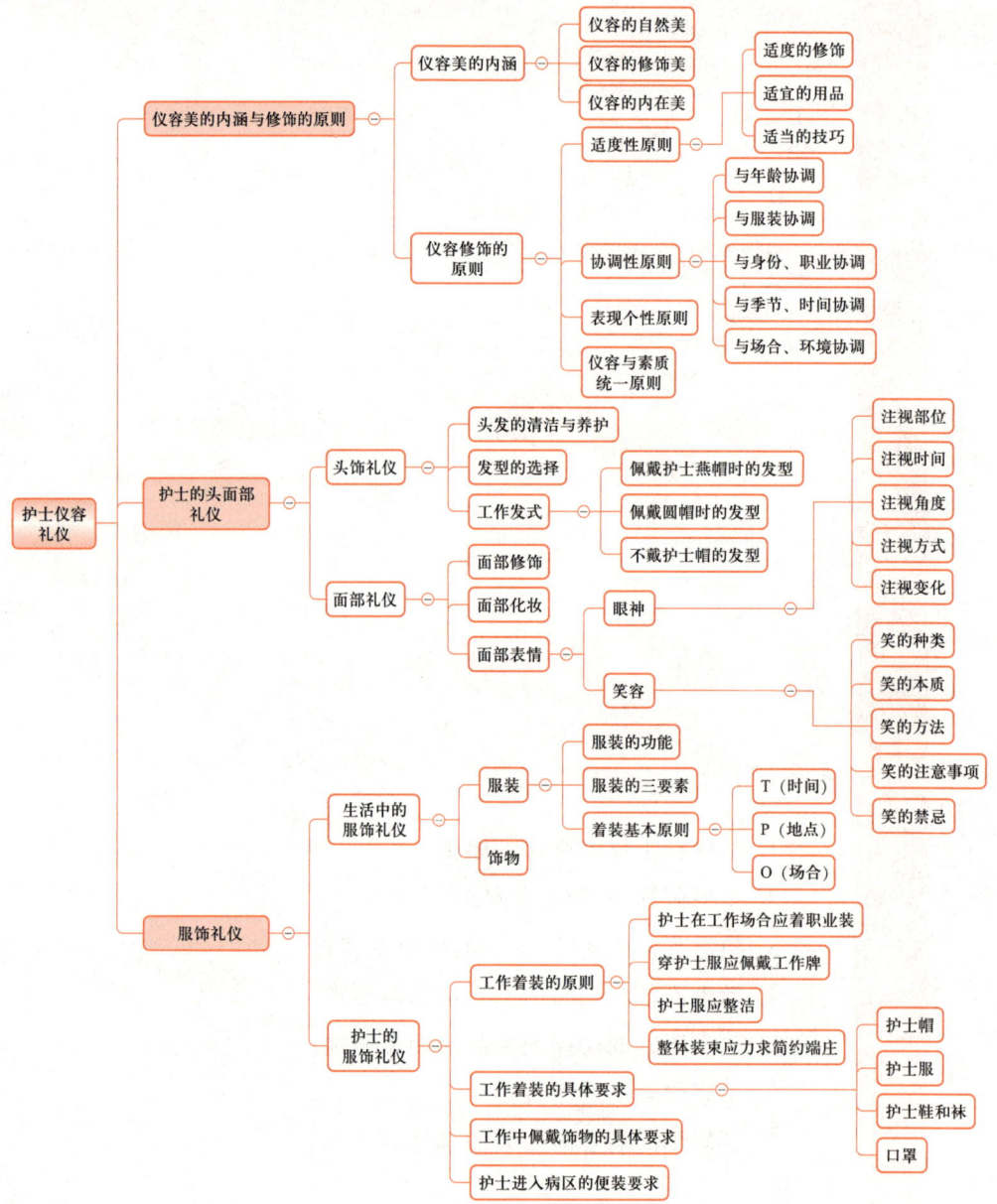

护士仪容礼仪

仪容美的内涵与修饰的原则
- 仪容美的内涵
  - 仪容的自然美
  - 仪容的修饰美
  - 仪容的内在美
- 仪容修饰的原则
  - 适度性原则
    - 适度的修饰
    - 适宜的用品
    - 适当的技巧
  - 协调性原则
    - 与年龄协调
    - 与服装协调
    - 与身份、职业协调
    - 与季节、时间协调
    - 与场合、环境协调
  - 表现个性原则
  - 仪容与素质统一原则

护士的头面部礼仪
- 头饰礼仪
  - 头发的清洁与养护
  - 发型的选择
  - 工作发式
    - 佩戴护士燕帽时的发型
    - 佩戴圆帽时的发型
    - 不戴护士帽的发型
- 面部礼仪
  - 面部修饰
  - 面部化妆
  - 面部表情
    - 眼神
      - 注视部位
      - 注视时间
      - 注视角度
      - 注视方式
      - 注视变化
    - 笑容
      - 笑的种类
      - 笑的本质
      - 笑的方法
      - 笑的注意事项
      - 笑的禁忌

服饰礼仪
- 生活中的服饰礼仪
  - 服装
    - 服装的功能
    - 服装的三要素
    - 着装基本原则
      - T（时间）
      - P（地点）
      - O（场合）
  - 饰物
- 护士的服饰礼仪
  - 工作着装的原则
    - 护士在工作场合应着职业装
    - 穿护士服应佩戴工作牌
    - 护士服应整洁
    - 整体装束应力求简约端庄
  - 工作着装的具体要求
    - 护士帽
    - 护士服
    - 护士鞋和袜
    - 口罩
  - 工作中佩戴饰物的具体要求
  - 护士进入病区的便装要求

仪容是指人的外貌或容貌。在人际交往过程中,交往双方彼此表达的第一信息,往往会引起对方的特别关注,影响着双方对各自交往对象的整体评价。护士良好的职业形象离不开仪容之美。仪容在护士整体形象中居于首要地位,能传达给患者最直接的信息,同时反映护士的精神面貌,是护患交往中的"第一印象"。因此,护理人员学好仪容礼仪基本知识,加强仪容礼仪训练和培养,对塑造良好的职业形象是十分重要的。

案例导入

　　小丽是护理专业的学生,今天是她走上实习工作岗位的第一天。为了给带教老师和病房的患者留下良好的第一印象,小丽早早地起床,精心打扮了一番,涂了眼影和大红色的唇膏、银色的指甲油,脚蹬高跟鞋,精神抖擞地去科室报到了。

　　问题引导:

　　1. 实习护士小丽的妆容有什么问题?

　　2. 作为一名护士,应该怎样进行仪容修饰才符合护士的职业形象?

问题解析及
案例启示

第一节　仪容美的内涵与修饰的原则

一、仪容美的内涵

　　礼仪对仪容的首要要求就是仪容美。仪容美主要包括仪容的自然美、仪容的修饰美和仪容的内在美。

　　1. 仪容的自然美　仪容的自然美是指仪容先天条件好,天生丽质,与个人遗传因素有关。尽管以貌取人不可取,但美丽的相貌无疑会令人赏心悦目,感觉愉快,乐意交往,这种仪容美是人们的普遍心愿。

　　2. 仪容的修饰美　仪容的修饰美是指依照礼仪规范与个人条件,对仪容进行必要、恰当的修饰,扬长避短,塑造出美好的个人形象,在人际交往中使自己更自信、自尊、自爱。这种仪容美是仪容礼仪学习与实践的重点。

　　3. 仪容的内在美　仪容的内在美是指个人通过勤奋学习、规范实践和努力修炼,提高了思想道德、文化艺术修养,培养出高雅气质和美好心灵有机结合的一种仪容美。这种仪容美是美的最高境界和个人修炼的主要目标。

　　实质上,真正意义上的仪容美,应当是上述 3 种美的相互渗透,有机融合,忽略其中任何一种美,都会影响仪容整体美。

二、仪容修饰的原则

俗话说:"三分容貌、七分装扮。"虽然美丽的容貌在人体美中占有一定的优势,但后天的修饰与培养是仪容的关键。仪容的修饰美是仪容礼仪关注的重点,进行仪容修饰时应遵循以下几个原则。

(一)适度性原则

护士由于职业的特殊性,要求仪容修饰时自然适度,把握分寸,追求雕而无痕的效果。

1. 适度的修饰　护士在修饰仪容时,要以自然为本,不要过分修饰,否则不仅不会带来美感,还会给人留下非常庸俗的印象,使患者产生不信任的感觉,甚至产生反感。

2. 适宜的用品　化妆用品的选择对皮肤的保养、化妆的效果都起着重要作用。应根据自己的实际情况合理地选择适合自己的化妆品。

3. 适当的技巧　修饰贵在"饰而无痕",既雕琢但看起来又似自然形成。因此,护士在修饰仪容时应掌握修饰的方法与技巧,使自己的容妆符合职业要求,以饱满的精神投入护理工作。

(二)协调性原则

协调性原则是指仪容修饰时应与自身整体及外在环境相和谐、相协调。与自身整体相协调指的是修饰仪容时与个体自身的年龄、身份、职业、服饰相协调。与外在环境相协调指的是修饰仪容时应与季节、场所、环境等相一致,从而体现整体和谐美。

1. 与年龄协调　不同的年龄在修饰时会有不同的标准,容貌修饰应符合该年龄段的特点。如在孩童时期应显示出天真活泼;在青春时期应彰显青春、可爱;在中年时期应体现成熟、稳健;在老年时期应展示端庄、健康。

2. 与服装协调　面容修饰应与服装、饰品相搭配,其目的是要达到一种整体协调的效果。所以应根据服装的颜色、类别、款式,配以相应的发型、不同颜色的化妆品,使容颜更加柔美秀丽。

3. 与身份、职业协调　修饰容妆要充分考虑自己的身份与职业,不同的身份、不同的职业有着各自不同的环境氛围,进行装扮时要使自己的容妆、发型更符合职业的需要,才能更好、更得体地展示自己的仪容美。

4. 与季节、时间协调　随着四季、昼夜的变化,温度、光线和气候也会发生变化,皮肤的修饰与保养应该作相应的调整,以使皮肤保持健康红润、有弹性、有光泽,使护士在任何时候都能展现健康、朝气的精神面貌。

5. 与场合、环境协调　根据个人所处的场所与环境来决定修饰的目的、手段和方法是化妆最基本的常识。不同场所与环境修饰的方法不同,如日常生活妆力求简约、自然、淡雅,富有朝气;参加社交舞会,要求高雅、秀丽;旅游妆则以简便为宜。

(三) 表现个性原则

每个人都有各自的特点,在修饰仪容时不能盲目追求时髦、时尚,却不适合自身。修饰的目的就是要对自我形象进行重新塑造,扬长避短,从外部形式上看既能显示内在气质和性格,又可表现个人魅力。因此,在修饰之前应很好地设计自身形象,把握好个人特点,充分体现个人的风格、特征和内在的气质,塑造适合个人特征的形象,展示个人魅力。

(四) 仪容与素质统一原则

仪容是一个人的外在形象。人际交往之初都是从仪容仪表印象开始,这种最初印象是表面的,它会随着人际间交往的进一步深入而发生变化。而素质是内在的、深层次的,是人在先天基础上通过个体的教育学习、实践锻炼和自我修养而获得的较稳定的心理特征,包括道德品质、业务能力、文化涵养、行为习惯等方面。只有把仪容修饰与素质素养结合起来,外在美与心灵美统一起来,才能获得更加完美的仪容效果。

第二节　护士的头面部礼仪

护理是一个助人的专业,对护士仪容有着特殊的职业要求:健康端庄的面容、整洁简约的发式、自然传神的表情、恰到好处的修饰及高尚的职业道德情操。这些能给患者亲切、信赖、安全的感受,同时可以获得患者的尊重、支持和配合。因此,护士保持良好的仪容是维护自身形象和护理职业形象的关键。

一、头饰礼仪

头发为人体之冠,在人际交往中健康、秀美、干净、清爽、整齐的头发,给人一种整洁、庄重、文雅、美观、大方的感觉。头饰礼仪主要包括头发的清洁与养护、发型的选择和工作发式。

(一) 头发的清洁与养护

1. 头发的清洁　梳洗是头发仪容修饰的一项基本措施,要做到勤理勤洗,使之洁净、无异味、无异物。

（1）梳理：经常梳理头发除了能理顺头发外，还能促进头部的血液循环和皮脂分泌，提高头发与头皮的生理机能。应选择不易伤及头发、头皮的头梳；梳理时用力适度，避免用力牵拉。长发打结要从发梢开始慢慢梳理；不宜当众梳发；脱落的头发、头屑不宜随手乱扔；定期修剪头发，使头发呈现一定的造型。

（2）洗发：洗发能清除头部皮屑和灰垢，保持头发和头皮清洁卫生，避免异味，促进血液循环，有利于头发的生长。洗发的次数与环境、季节、发质等有关。人的发质一般可分为干性、中性和油性 3 种。洗发次数的增减可用来调理发质；一般中性发质宜每周洗发 2 次，油性发质要比干性发质清洗的次数多。水温以 40~45℃ 为佳，水温过高会减少头发所需的油分，损伤发质。选用的洗发液除了适合自己的发质外，还应具有去污好、营养柔顺头发、刺激小、易于漂洗等优点。洗发方法：先将头发梳顺，再将搓揉于手心的洗发液涂于头发上，以指腹揉搓发根至发梢，然后以清水漂洗头发至无泡沫为止，最后施以护发素并将其冲洗干净，用干毛巾擦干。切忌用力揉擦，尽量不用电吹风吹干，最好令其自然晾干。

2. 头发的养护　头发是有生命的，健康、秀美的头发要靠平时的保养与护理。

（1）护发：适当使用护发乳和护发霜来补充营养、油分，防止秀发干燥失水；要避免烈日暴晒，高温会让头发干枯变黄，烈日下外出要戴遮阳帽或伞；要尽量减少染发、烫发，因为染发、烫发药水都会损伤头发使其失去光泽和弹性；海水中的盐、碱，游泳池里的漂白粉均对头发有损害，事先最好在头发上涂适量的发油，戴不透水的游泳帽，如沾染应及时冲洗干净。

（2）按摩：经常按摩头皮可以促进新陈代谢，增进头皮健康。按摩的方法：伸开十指，手呈弓形，沿发际由前额向头顶到脑后，再由两鬓向头顶作环形揉动。按摩时用力要均匀、柔和、轻巧，要使头皮在手指的揉动下自然地活动，若按摩得法，头皮会发热且有紧缩感。

（3）饮食：头发和人体一样，需要经常补充营养，才能保持美丽。平时多进食维生素、微量元素、蛋白质含量丰富的食物可以增强头发的光泽度，如绿色蔬菜、燕麦、芝麻、核桃、香菇、水果、鱼、蛋、肉、奶类食品等。大豆类食物能起到增加头发的光泽、弹力和润滑等作用，预防分叉或断裂；海带、海菜等含丰富的钾、钙、碘等，能促进脑神经细胞的新陈代谢，还可预防白发。

（二）发型的选择

发型对一个人的仪表有着重要影响，能反映出一个人的文化修养、社会地位和精神状况。发型的选择应根据自己的脸型、体型、年龄、职业及个人服饰等特点，做到扬长避短、和谐统一，梳理出适合自己的发型，以增强人体的整体美。

1. 发型与脸型的配合　恰当的发型设计能起到修饰脸型的作用。通常将人的脸型分为 8 类:鹅蛋脸、圆脸、方脸、长脸、三角脸、倒三角脸、菱形脸、大脸。

(1) 鹅蛋脸:是东方女性标准的脸形,可选任意发型。

(2) 圆脸:可将头顶部头发梳高,避免头发遮住额部,并可利用头发遮住两颊,使脸颊宽度减小,发线最好中分。

(3) 方脸:可将头发紧贴于头部,略盖住前额,头发披在两颊掩饰较宽的面部,发线侧分,并使发线向头顶延伸。

(4) 长脸:将刘海向下梳,遮住额头,尽量让两侧头发蓬松飘逸,增加量感,发线侧分。

(5) 三角脸:发型为波浪或卷发可增加头部头发的分量,发梢稍微遮住两腮,发线中分。

(6) 倒三角脸:可将头发往上梳,显得头部稍长,两侧尽量梳得蓬松。

(7) 菱形脸:可将额上部的头发拉宽,以蓬松大波浪增加量感,头发遮住颧骨,发线侧分,从眉上延伸向外。

(8) 大脸:可将头发自然伏贴遮住两颊,以减少脸宽。头发剪短,全部向后梳,不分发线。不可梳得过于蓬松,否则脸会显得更大。

2. 发型与体型的配合　人的体型有高矮、胖瘦之别,发型是体型的组成部分,发型的选择对体型有着直接的影响。

(1) 瘦高体型者:适合留长发型,卷曲波浪式的发型有一定的协调作用,不宜盘高发髻或将头发削剪得太短。

(2) 高大体型者:适合留简单的短发,可酌情选择直长发、长波浪、中长发、束发、盘发。

(3) 矮小体型者:适合精巧别致的短发型,盘高发型有拔高作用最合适。不适宜长发或蓬松的发型。

(4) 矮胖体型者:发型整体应呈向上的趋势,亮出颈部以增加一定身高,适合有层次的短发型。不宜留波浪、长直发等。

3. 发型与年龄、职业的配合　选择最适合自己的发型并非在于追随发式新潮,年龄、职业是选择发型的重要因素。

(1) 年龄:一般来说,少年应以自然美为主,不宜烫发、染发;青年发型可以多种多样;中年人宜选择整洁简单、大方文雅的发型;老年人适合整洁简单的短发,显得庄重、简洁。

(2) 职业:学生发型应轻松活泼、便于梳理;职业女性应梳理清秀典雅的发型,能体现持重、干练、成熟的特征;服务行业女青年适合梳理丰满、秀美的发型,给人以美丽、亲切、活泼的印象。

4. 发型与服饰的配合　发型与服饰协调,能给人以整体美的感觉。

（1）在庄重的场合穿礼服时,可将头发挽起,显得端庄高雅。

（2）穿西装时,因西装给人以端庄整洁的感觉,发型应端庄大方,忌过于蓬松。

（3）穿运动装时,可将头发束起,或自然披散,给人以活泼、潇洒的感觉。

（4）穿连衣裙时,如果连衣裙为 V 领,可将头发盘起;若为外露较多的连衣裙,可选束发或披肩发。

（5）穿宽大棉麻服装时,可将头发梳成发辫,适当加上一些头饰,使人产生乡间的质朴与都市的现代感完美结合的感觉。

（6）穿艳色丝绸服装时,可将头发盘起,用同色或接近颜色丝巾将头部包裹,会显得有异国情调且富有神秘色彩。

总之,只要善于动脑,就会使发型与服饰配合相得益彰。

（三）工作发式

护士工作发式除了遵循基本的头饰规则外,还应体现护士的职业特点。护士帽是护理职业的象征,所以护士的工作发式应与护士帽相协调,与护士角色相适应,符合护士职业要求。护士工作发式总体要求为:整洁、简练、明快、方便、自然。

1. 佩戴护士燕帽时的发型　要求护士工作时头发前不过眉,侧不过耳,后不过领。如果是长发不能披肩,要将长发盘起或戴网罩。短发也不要超过耳下 3 cm,否则要盘起来或用网罩。燕帽戴正戴稳,帽檐距发际线 4~5 cm,用白色或与燕帽同色发夹固定于帽后,不得显露于帽的正面(图 3-1~图 3-3)。

2. 佩戴圆帽时的发型　头发要全部包在帽子里,不露发际,前不遮眉,后不外露,帽缘要平整,帽缝向后,帽顶要饱满(图 3-4)。男护士无论在什么科室都不应剃光头,也不应留长发或小辫子。

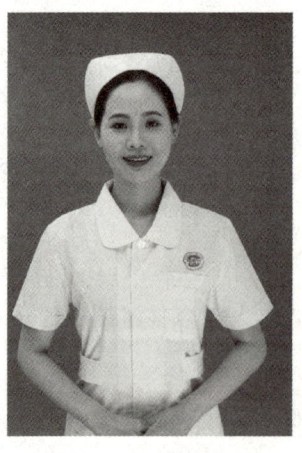

图 3-1　戴护士燕帽(正面)

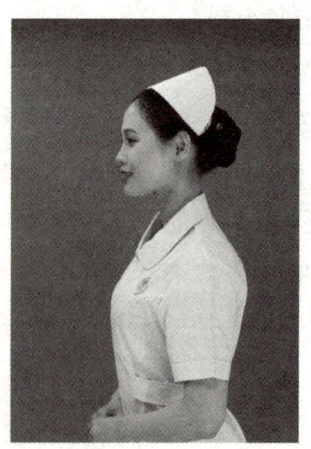

图 3-2　戴护士燕帽(侧面)

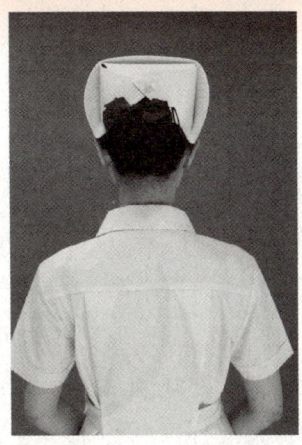
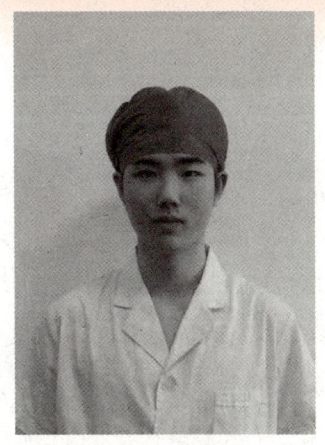

图 3-3　戴护士燕帽（背面）　　　　　图 3-4　戴圆帽

3. 不戴护士帽的发型　护士帽作为护士职业的象征,伴随着护理事业发展走过了近百年的历史。然而在实际护理工作中,佩戴燕尾帽却显露出诸多弊端,例如:在无菌操作中不能有效发挥避免污染的作用;清洗困难使其成为一种传播感染病菌的途径;在工作中也经常发生护士帽与输液架蹭碰或护士抢救中急行或奔跑时护士帽不慎脱落等问题;以及由于长期佩戴护士帽,还出现了护士职业性脱发等。日本、美国、德国的护士相继脱帽上岗,也正因为考虑到护士帽实用性并不大,国内一些医院也开始尝试取消佩戴护士帽。取消佩戴护士帽是时代发展的潮流,已逐渐成为国内外护士服发展的整体趋势。虽然不佩戴护士帽,但是医院对护士们的头饰仍有着严格要求。长发护士工作时需将头发盘成发髻,用统一发放的发饰或发网罩住,发网应与头发同色系,发饰以素雅、大方为主色调,避免佩戴鲜艳、夸张的头饰给患者带来不良刺激;短发的护士需要前不过眉,侧不过耳,后不过肩,整体形象要求清爽利落。

榜样的力量

没有秀发,仍然是最美的天使

新型冠状病毒感染暴发后,众多护理人员自愿请战投入抗疫一线。武汉大学人民医院东院区神经内科护士单霞也是其中一员。为减少穿防护服的时间与避免交叉感染,单霞剪掉了自己的长发。她表示:"头发没有了还可以再长,现在首要的问题是要在保护好自己的同时,尽量去救更多人。"

单霞的事迹充分体现了护理人员的敬业精神,还有更多无名护士也都在默默践行职业使命,把保障人民健康放在首位,为推动健康中国建设贡献自己的力量。

二、面部礼仪

面部礼仪包括护士的面部修饰、面部化妆和面部表情,在护理过程中有着举足轻重的地位。

（一）面部修饰

整洁、干净的面部仪容是护士职业最基本的礼仪要求。修饰面容，首先要使面容清洁。护士应养成良好的个人卫生习惯，特别重视眉、眼、耳、鼻、口、颈部等的卫生，因为这些部位居于面部的醒目位置，对人的整体形象产生重要影响。

1. 眉部　在面部修饰中，眉毛虽然不像眼睛一样引人注目，但它并非可有可无。平时要认真擦洗眉部，注意保持清洁，特别要防止眉部有灰尘、死皮或掉落的眉毛等异物。如果一个人眉型存在不足，无疑会影响其整体形象，所以护士应注意对眉部的修饰，但是一般不提倡文眉。

2. 眼部　眼睛是人际交往中被他人注视最多的部位，也是修饰面容时最重要之处。做到及时清除眼部分泌物，保持眼部清洁，注意眼病的预防和治疗；佩戴眼镜不仅要力争美观、舒适、方便、安全，而且还要注意随时保持眼镜的清洁；在工作场所或社交场所一般不戴太阳镜或者墨镜。

3. 耳部　进行面部清洁时，不要忽略对耳部特别是耳孔内的清洁，应及时除去耳部污垢和修剪外露耳毛。护士应注意不要在工作岗位上，尤其是接待患者时挖自己的耳朵，否则会给患者造成不雅之感。

4. 鼻部　鼻子对面部结构有很大的视觉影响。平时应注意保持鼻腔清洁，不要让异物堵塞鼻孔。护士要避免当众吸鼻子、擤鼻涕、挖鼻孔等。特殊情况下清理鼻涕应以手帕或纸巾辅助，并尽量避免发出过大声响。要及时对过长外露的鼻毛进行修剪。

5. 口部　保持口腔卫生，避免口腔异味是礼仪修养的基本要求。主要应做到认真刷牙和定期洁牙。每天应定时刷牙，保持牙齿的清洁及口腔无异味，做到"3个3"，即每天刷牙3次，每次刷3分钟，饭后3分钟刷牙；经常用爽口液、牙线、洗牙等方式保护牙齿；上班时间或有应酬之前，忌吃葱、蒜、韭菜等气味较重的食物，不吸烟、饮酒；在公众场合应避免从口中发出哈欠、喷嚏、吐痰等不雅声音；男士如无特殊宗教信仰和民族习惯，最好不要蓄须，应及时修剃；女士在天气干燥季节用一点浅色唇膏，会显得更加精神、自信。

6. 颈部　颈部属于面容的自然延伸部分，是人体比较容易显现一个人年龄的部位，平时要和脸部一样注意保养。经常保持颈部清洁，并加强颈部运动与营养按摩，防止皮肤过早老化而与面容产生较大反差。

（二）面部化妆

化妆是指采用化妆品按一定的方法、技巧对自己进行修饰、装扮，使其容貌变得更加靓丽的一种修饰方法。成功的化妆是展示良好职业形象的关键手段。根据护士的职业特点,护士工作妆应为淡妆,以体现自然柔和、得体大方的职业风貌,展示护士对工作的认真和爱岗敬业的精神,激发患者对美好的追求,树立战胜疾病和回归社会的信心。

1. 化妆的作用　化妆是人们心中对美的追求与渴望,随着社会交往的日益频繁,化妆越来越受到人们的广泛重视。其作用表现在以下 3 方面。

(1) 美化容貌:人们化妆的最直接目的是使容貌更加美丽。通过化妆可调整面部的色泽,改善皮肤的质感,还可以使五官更加生动传神,突出个性,表现活泼开朗、文静庄重等内在的性格特征。

(2) 增强自信:曾有人说,化妆是使人放弃自卑,与憔悴无缘的一味最好良药。化妆在为人们增添美感的同时,也为人们带来自爱自信,使人们更加光彩夺目。

(3) 弥补缺憾:化妆可通过运用色彩的明暗和色调的对比关系造成人的视觉差,从而达到遮掩容貌的瑕疵和弥补不足的目的。

2. 化妆的基本原则

(1) 美观靓丽:化妆的目的是使容貌更加美丽。因此,在化妆时要注意彰显自身优点、修饰和遮盖不足。切不可任意发挥,寻求新奇,结果适得其反。

(2) 自然真实:通常化妆既要求美化、生动、具有生命力,更要求真实、自然。化妆的最高境界是"自然而然",没有人工美化的痕迹,好似天生如此。

(3) 适宜得体:化妆要讲究个性。俗话说"千人千面",讲究个性就应做到"千人千妆",每个人都有各自的特点。同时还要考虑场合,如工作时可以施以简洁明快的淡妆;社交活动化妆可稍浓些等。

(4) 整体协调:高水平的化妆强调整体效果。所以在化妆时妆面的设计、用色应同发型、服装、服饰、职业等相协调,以获得和谐统一、整体感的效果。

3. 护士简易化妆技巧　护士工作妆的总体要求为端庄、简约、清新、素雅。护士化妆后应有一种"清水出芙蓉"的效果,体现护士高雅的气质。

化妆基本步骤为:洁肤、修眉、润肤、施粉底、定妆、画眉、画眼影、画眼线、涂腮红、画唇线、涂唇膏、涂睫毛膏、妆面检查。化妆程序可因人而异,按照自己习惯进行,最终只要达到自然朴实、素净雅致的效果即可。

(1) 洁面润肤:用洁面乳和温水洗净面部后擦干,再用化妆棉蘸化妆水轻轻拍打脸、颈部,最后涂上润肤霜来滋润、保护皮肤。使用化妆液要充足才可以使皮肤得到充分滋润。润肤霜要具有隔离作用,才能形成保护屏障。

洁面的方法:用温水清洁面部,将洁面乳分别置于面部 4 个部位(额头、鼻尖、两颊、下巴),用双手的环指、中指接触洁面乳,从额部开始螺旋式按揉面部各部位,动作应轻柔。然后用手撩温水洗净洁面乳,用柔软小毛巾擦干面部。

(2) 施粉底:粉底能调和肤色,遮盖瑕疵,使皮肤具有细腻的质感。选择与自己肤色接近的粉底霜或粉饼,拭擦时用点、按、压、拍的手法,由下向上,由内向外,均匀地涂在面部和颈部。然后定妆,用粉扑蘸蜜粉后轻轻拍按面部,要薄而均匀。主要是防止化妆脱落,并减少粉底的油光感。

（3）修眉、画眉:修眉是利用修眉工具将杂乱无序的眉毛去除,使眉毛线条清晰、整齐、流畅,为面部增加立体感。应根据年龄、性别、脸型、眉型来对眉毛进行修饰。画眉是用眉笔使眉色加深、眉型清晰。一般眉头不描画,眉峰应画得浓些,往眉尾渐淡。

标准眉毛一般是眉与眼的距离大约有一眼,眉头在鼻翼或内眼角的垂直沿线上,眉峰在眼珠正视前方时外缘向上的垂直延长线上,眉尾在鼻翼与外眼角的连线与眉相交处,眉头和眉尾的高度基本保持在同一水平上。

（4）眼部修饰:一是涂眼影,意在美化眼睛、强化面部立体感。眼影所用的色彩要与整体面部妆色、肤色协调统一。工作妆最好选用浅咖啡色眼影,用眼影棒将蘸选好的眼影色涂在上眼睑沿睫毛边缘,由眼尾往内眼角方向,颜色逐渐变浅。二是画眼线,眼线可提升眼神、渲染眼睛魅力。选用软芯防水眼线笔,沿睫毛根部从外眼角或内眼角开始画,下眼线长度为眼长的1/3或2/3,内眼角不能画。三是涂睫毛膏,先用睫毛夹卷睫毛上翘,上眼睑的睫毛用睫毛刷从根部向睫毛梢纵向涂,下眼睑的睫毛要横向涂。护士的工作妆可以不涂抹睫毛膏。

（5）晕染腮红:用胭脂刷蘸少量腮红在颧骨向四周晕开,中心颜色深,而四周逐渐变浅直至消失。一般情况,腮红高不过外眼角,低不过嘴角,长不过眼长的1/2垂直线。

（6）唇修饰:包括画唇线和涂唇膏。用唇线笔将上下唇线画出来,再用唇刷涂唇色。护士唇妆强调自然健康,口红以浅色、透明色、鲜艳度低的颜色为宜。要注意唇线与唇膏衔接自然。修饰时唇峰在鼻孔外缘的垂直线上,唇宽等于双侧瞳孔间距,下唇中心厚度是上唇中心厚度的2倍。

（7）妆面检查:化妆后要全面、仔细地检查妆面的整体效果。检查时可从近距离到远距离,整体到局部认真查看,如发现问题及时补上。

护士妆面应干净,富有立体感,不能有明显的化妆痕迹。总体让人感觉自然、柔和、亲切、健康。

4. 化妆的禁忌

（1）勿当众化妆:化妆应在上岗前做好,补妆时应在化妆间进行。若当众化妆,既有碍他人,也不尊重自己。

（2）勿过量使用芳香型化妆品:在工作岗位上使用过量芳香型化妆品,不但让人感觉有强烈表现欲而且影响他人嗅觉,易引起对方的反感与不快。

（3）勿借用他人化妆品:借用他人化妆品既不卫生,也不礼貌,故应避免。

（4）勿使妆面出现残缺:为避免妆面出现残缺,应及时检查、避人补妆,若放任不理会让人觉得懒散。

（5）及时卸妆：化妆品对皮肤都有一定程度的损害，临睡前要用洁面乳或卸妆液卸妆，用温水洗净，涂上晚霜保护皮肤。

（三）面部表情

面部表情是指人的面部神态。一般来说，人的思想、情感、反应主要通过面部表情反映出来，是一种无声的语言。美国心理学家总结过一个公式，感情的表达＝言语（7%）+声音（38%）+面部表情（55%），可见面部表情在人与人的沟通中占有相当重要的位置。护士面部表情应体现亲切、自然、沉稳，可给患者温暖、安全、信赖的感觉，也是护士容貌美的一个组成部分。

1. 眼神　眼神是人们眼睛总体活动的一种统称。眼睛是心灵之窗，是面部表情的核心。在人的各种感觉器官的信息总量中，眼睛独占70%。通过眼神可以表露出人的内心世界和情感。护士在工作中要注意灵活、得体地运用眼神，表达理解和爱心，同时也要通过与患者的交流了解其内心深处的情感，从而建立良好的护患关系。

人们在日常生活中借助眼神传递出的信息称为眼语，一般包括注视的部位、时间、角度、方式、变化等5个方面。

（1）注视部位：在人际交往中，目光所至之处就是注视的部位。护士在与患者交往中，其目光注视的部位往往与双方距离的远近及工作内容有关。注视他人的部位不同，表明自己的态度不同，也说明了双方关系不同。

① 关注型注视：注视部位为对方双眼，表示聚精会神地倾听对方的谈话。常用于非正式的交谈。但注视的时间不宜太长，以免双方难堪，在交流中应注意目光的转换。

② 公务型注视：注视部位为额部至双眼，表示严肃、认真，公事公办，常用于正规的公务活动。

③ 社交型注视：注视部位为双眼至唇部，表示友好、亲切、信赖，常用于各种社交场合。

④ 亲密型注视：注视部位为双眼至胸部，表示亲密、友善，适用于关系密切的亲人、恋人间的交往。

⑤ 远亲密型注视：注视部位为全身，表示亲近、友善。常用于双方相距较远的熟人，但不适用于普通的异性。护士往往有必要注视患者全身情况。

⑥ 随意型注视：注视任意部位，表示注意或敌意，常用于陌生人。

值得一提的是，护士由于临床护理工作需要，有时需要对患者身体的某一部位加以注视，如进行注射、导尿、灌肠等操作时，但不可无理由地注视对方的头顶、胸部、腹部、臀部、足部、大腿等部位，尤其对方是异性时会引起对方的反感。

目光礼仪

（2）注视时间:在人际交往过程中,注视对方的时间不同,代表的含义也不同。

① 表示友好:注视对方的时间约占全部相处时间的 1/3。

② 表示重视:注视对方的时间约占全部相处时间的 2/3。如听报告、护士为患者进行入院评估等。

③ 表示轻视:注视对方的时间不到全部相处时间的 1/3,表示瞧不起对方或没兴趣。如谈话时东张西望、心不在焉等。

④ 表示敌意或兴趣:注视对方时间超过全部相处时间的 2/3 以上,或目光始终盯在对方身上,偶尔离开,表示对对方发生了兴趣,或者表示对对方抱有敌意,或是为了寻衅滋事。

（3）注视角度:注视他人时,目光的角度是体现与交往对象亲疏远近的一个因素。护士在工作中,为了避免患者的误会,应注意在不同的工作场景下使用不同的注视角度。

① 正视:即注视他人时,身体与对方正面相对,表示尊重,一般适用于护士接待患者或家属。

② 平视:即注视他人时,视线呈水平状态,表示双方地位的平等,一般适用于普通场合与身份、地位平等的人进行交往。

③ 仰视:注视他人时,主动居于较低的位置,需要抬头向上注视对方,表示尊重、敬仰、期待,一般适用于晚辈对长辈的交流。

④ 俯视:注视他人时,需要低头向下俯瞰对方,一般适用于身居高处时,它可对晚辈表示宽容、怜爱,也可表示轻蔑、歧视。在一般交际场合应避免使用俯视,但护士在为卧床患者进行各项护理操作时常用俯视,应加以温和的目光、亲切的微笑,使患者倍感关心、爱护。

（4）注视方式:在社交场合中注视他人的方式多种多样。

① 直视:即直接注视交往对象,表示认真、尊重,适用于各种情况。若直视他人双眼,称对视,表明自己大方坦诚,关注对方。

② 凝视:即全神贯注地注视,是直视的一种特殊情况,表示专注、恭敬。

③ 盯视:即目不转睛长时间凝视对方某一部分,表示出神或挑衅,一般不宜多用。

④ 虚视:即目光不聚集于某处,眼神不集中,是相对凝视而言的一种直视,表示胆怯、疑虑、走神、疲乏或失意、无聊。

⑤ 扫视:即视线移来移去,上下左右反复打量,表示好奇、吃惊,不宜多用,尤其对异性应禁用。

⑥ 睨视:即斜着眼睛注视,多表示怀疑、轻视,一般应禁用。

⑦ 眯视:即眯着眼睛注视,多表示惊奇、看不清楚等。此种注视方式眼神不美

观,故不宜采用。

⑧ 环视:即有节奏地注视不同的人员或事物,多表示认真、重视,适用于同时与多人交往,表示自己一视同仁。

⑨ 他视:即与某人交往时不注视对方,反而望着别处,多表示胆怯、害羞、心虚、反感,不宜采用。

⑩ 无视:即在人际交往中闭上双眼不看对方,也叫闭视,表示疲惫、反感、没兴趣等,往往给人不太友好,甚至厌恶、拒绝的感觉。

（5）注视变化:在人际交往中,目光、视线、眼神都是在时刻变化着。

① 眼睑的开闭:人的内心情感变化会使眼睛周围的肌肉产生运动,使眼睑的开闭出现瞪眼、眯眼、闭眼等。瞪大双眼,表示愤怒、惊愕;睁圆双眼,表示疑惑、不满。眼睑眨动一般 5～8 次/分,若过快表示活跃、思索,过慢则表示轻蔑、厌恶。有时眨眼还有调皮或不解的意思。

② 瞳孔的变化:瞳孔的变化反映着人的内心世界。平时瞳孔变化不多,若突然变大,目光炯炯有神,表示惊奇、喜悦、感兴趣;如突然缩小,双目无神,表示伤感、厌恶、毫无兴趣。

③ 眼球的转动:若眼球反复转动,表示在动心思。若悄然挤动,则表示向人暗示。

④ 视线的交流:在人际交往中,视线交流常可表示几种特殊含义,有爱憎、补偿、威吓等,具体因人因事而异。与他人交流时,不进行视线交流不行,交流不当也不行。

2. 笑容　笑容是人们在笑的时候所呈现出的面部表情。通常表现为面部露出喜悦的表情,有时还会伴有口中发出的欢喜声音。从广义上讲,笑容是令人感觉愉快的,既悦己又悦人,是人际交往的友谊桥梁和润滑剂。笑容可以缩短人与人彼此之间的心理距离,打破交流障碍,利于深入沟通与交往,创造和谐、温馨的良好氛围。"笑一笑,十年少",说明适时的笑还可以修身养性。

在面部表情这一动态体语中,微笑是最重要的一种表情语言。微笑是美的象征,是礼貌的表示,是爱心的体现,也是护理工作岗位上的一种常规面容表情,微笑服务更是优质护理服务所不可缺少的重要内容。

（1）笑的种类:笑的种类很多,绝大多数都属于善意的,但极少数为失礼、失仪的。符合礼仪规范要求的笑容种类主要有以下 6 种。

① 含笑:是一种最浅的笑,不出声、不露齿,仅是面含笑意,表示接受对方、待人友善。适用范围较为广泛。

② 微笑:是一种含笑较深的笑。其特点是面部已有明显变化,唇部向上移动略呈弧形,但牙齿不外露。它是一种典型的自得其乐、充实满足、知心会意、表示友好的笑,蕴涵着从容、自信、友善和真诚,体现愉快、礼貌、鼓励和赞美。微笑在人际交往中为世界所有民族所认同,适用的范围最广。

微笑才是冶金术

一位冶金行业的老板去拜谒一位禅师,他想请禅师帮助自己的心灵解锁。

他说:"禅师,您好,我想问一下,我兢兢业业,吃苦耐劳,聘请最优秀的人才,拿出收入的一半给员工发工资,为什么我的事业还是做不大呢?"

听了老板的话,禅师也学着老板的腔调,眉头紧锁,一脸木然地把问题的皮球推给老板:"是啊,为什么呢?"

老板一脸痛苦状,哭笑不得地说:"禅师,都这时候了,您就别再捉弄我了。"

禅师两眼圆睁,一脸铁青,表情像僵滞的油彩一样说:"我捉弄你了吗?"

老板慌忙回答:"您还说没有,您看看您的表情,都拧巴成什么样子了,还说没有捉弄我啊?"

禅师爽朗大笑,然后从背后的书架上取出一面铜镜递给老板说:"我不是在捉弄你,我是在学你啊!"

老板对镜一照,旋即捶胸顿足,原来,禅师刚才的表情和自己现在的表情一模一样。

禅师开导道:"心头压着冰川的人,脸上始终敷着冰,任何人都会拒你于千里之外;然而,心里装着炉火的人,所有的块垒扔进来,也都会冶炼成明晃晃的真金!"老板恍然大悟,原来禅师是在批评自己待人处世的方式和风格啊!

老板回到公司以后,立即给自己的团队定了这样一条企业管理格言:"一个优秀的人,他的脸上始终在用微笑冶炼着金子!"

原来,微笑才是最高明的冶金术,冶炼出人们心灵的璀璨真金。

③ 轻笑:在笑的程度上较微笑为深。其特点是嘴巴微微张开,上齿显露在外,仍然不发出声响,表示欣喜、愉快。多用于会见亲友、向熟人打招呼或遇上喜事之时。

④ 浅笑:是轻笑的一种特殊形式。与轻笑不同的是,浅笑表现为笑时捂嘴,下唇大多被含于牙齿之中。多见于年轻女性表示害羞之时。

⑤ 大笑:是一种较轻笑程度更深的笑。其特点是面容变化十分明显,嘴巴张大呈弧形,上、下齿均暴露在外,笑声不断,但肢体动作不多。多见于开心、尽情欢乐或万分高兴之时。

⑥ 狂笑:是一种最高、最深的笑。其特点是面部变化大,嘴巴张开,牙齿全部露出,上、下齿分开,笑声连绵不断,肢体动作很大,往往可出现笑得前仰后合、手舞足蹈、上气不接下气。多见于极度高兴、纵情大笑之时。

(2)笑的本质:在所有的笑容中,微笑是最自然大方、最真诚友善、最令人愉悦的笑。护士的微笑不仅是一种外化的形象,也是内心情感的写照,会给患者带来温暖和生命的希望,对患者的身心康复起到举足轻重的作用。微笑展示以下心态和素养。

① 心境良好:微笑是一种情绪体现,只有心境平和、心情愉快、善待人生、乐观面世的人才会真诚地微笑。

② 充满自信:只有不卑不亢、充满自信的人才会在人际交往中为他人真正接受,而面带微笑说明对个人的能力和魅力确信无疑。

③ 真诚友善:以微笑待人,反映自己心地善良,坦坦荡荡,待人友善,而绝非虚情假意,敷衍了事。

④ 乐于敬业:在工作岗位上用微笑待人,说明自己热爱本职工作,恪尽职守,踏实勤奋,乐于敬业。

(3)笑的方法:笑的共性是面露喜悦之色,表情轻松愉快。笑的个性是眉部、唇部、齿部、声音彼此之间的运作与配合。具体做法:额部肌肉收缩,使眉位提高,眉头舒展自然,眉毛略上扬弯曲成弯月形,双眼略睁大,两面颊上的笑肌收缩,并稍微提升拉高,使面部肌肤看上去出现笑意,唇形稍微弯曲,嘴角稍上提,唇闭合,不露齿,并自觉地控制发声系统,不发出笑声。

(4)笑的注意事项:护士笑时要注意以下几点。

① 自然真诚:真正的微笑应当渗透着情感,体现着内心深处的真、善、美,是内心活动的自然流露。护士应真正把患者当成自己的亲人,从内心深处给予他们关心和同情。同时,具有对护理专业的爱和高度的职业责任感,在工作中才能真正表现出"职业微笑"。此外,护士要学会克制不良情绪,救死扶伤这一神圣职责要求护理人员必须像一名优秀的演员一样,只要走上舞台,就要调整好情绪,忘掉一切烦恼,进入自己所扮演的角色,微笑着面对患者,积极满足其身心需要,让自己更加真诚,更有魅力。

② 表现和谐:笑是人们的眉、眼、鼻、口、齿及面部肌肉和声音所进行的协调运动。必须做到4个结合:笑与口眼相结合——做到口到、眼到,笑眼传神,微笑才能扣人心弦;笑与神情、气质相结合——做到情绪饱满,神采奕奕;笑与语言相结合——做到声情并茂,微笑服务方能发挥出应有的特殊功能;笑与仪表、举止相结合——做到仪表端庄、举止适度,以姿助笑,以笑促姿,就能形成完整的、统一的、和谐的美。

③ 把握适度:笑时要讲究适时、有度。注意微笑服务所处的场合、时间和对象。如在郑重场合微笑,常被误认为不严肃;在别人呻吟、悲伤时微笑,会被误认为幸灾乐祸;对办错事的人微笑,可能被当作嘲讽等。同时笑时也要讲究精神饱满,气质优雅。

(5)笑的禁忌:主要包括以下几点。

① 假笑:指虚假,皮笑肉不笑。

② 冷笑:含有怒意、讽刺、不满、无可奈何、不以为然等意思的笑。

③ 怪笑：笑得奇怪，令人毛骨悚然，一般含有恐吓、嘲讽之意。

④ 媚笑：是有意讨好别人的笑，并非发自内心，而是具有一定的功利性目的。

⑤ 怯笑：是一种害羞或怯场的笑。笑时常以手遮掩口，不敢与他人的视线交流，甚至还会面红耳赤，语无伦次。

⑥ 窃笑：是一种偷笑，多表示洋洋得意，幸灾乐祸或看他人的笑话。

⑦ 狞笑：是一种面部凶恶的笑，多用于表示愤怒、惊恐或吓唬他人。

第三节　服饰礼仪

服饰是文明社会的产物，包括服装和饰品。现代服饰并非单纯意义上的遮羞布，人们给它注入了思想。在不同时期、不同地点、不同场合有不同的服饰，不同的人服饰观念也不同，服饰成了一种礼仪符号，使得人们在交往中相互尊重、友好相处。

一、生活中的服饰礼仪

（一）服装

1. 服装的功能　服装是对人们所穿着的衣服的总称。古人常说"人靠衣装马靠鞍"，其含义不外乎说明服装对人的重要性。着装直接、明显地以静态语言的方式传达出一个人内在文化素质和审美情趣的高低与雅俗，以及其身份地位、经济实力等信息。在人际交往中，服装被视为人体的第二肌肤，有着广泛的实用性、装饰性、角色功能和表达功能。

（1）实用功能：服装最初就是为御寒和遮羞而产生的，因此，其首要功能就是御寒遮羞。从古至今，无论服装如何发展，实用的功能总是最基本的。

（2）装饰功能：著名美学专家马克斯·德索在评价服装时认为，在气候和温度达不到必须穿衣服的时候，衣服就像装饰品那样被穿戴着，即服装具有极强的装饰美化人体的作用。在现代，服装制作和工艺的提高，服装织物色彩的增多，以及服装面料种类的不断开发，使人们能够充分利用服装达到美化人体的目的，如借直线条使人产生延伸感，借横线条使人产生扩张感，借紧束的衣饰使身体的某些部位挺起和突出，借宽松的款式使身体的某些部位后收或不显，借深色产生收缩感，借浅色产生膨胀感，借皱褶产生收紧或丰满感，借单色产生拔高感，借杂色产生分散感等。总之，服装款式、色彩、工艺、质料、饰物的变化，使人产生一种视觉差，从而达到美化人体、强化美感和掩饰不足的美学效果。

（3）角色功能：随着社会发展，服装在社会生活中的作用越来越大，已成为区别人们职业、身份、地位的标志之一。由于社会生产和生活的需要，一些特殊行业和职业常以特殊标记的服装表明着装人的社会角色，如军服、警服、飞行服、太空服等各类工作制服，以及与服装配套的各种徽、章、标记等。此外，服装在一定场合和一定历史条件下，其颜色、款式、质地、饰物等则是着装人身份、地位的象征。如在国际交往中，在通常情况下，西装颜色越深越重，着装人的身份、地位就越高。

（4）表达功能：服装的款式、质地、颜色在社会交往中常以静态无声的形式表现出着装人的思想观念、经济状况、社会背景及个性特征。在一般情况下，服装是人们思想观念的外化，思想观念的保守或开化、新潮或陈腐，都可以从服装的款式、色彩等方面表现出来。另外，越高档的服装，款式越考究，制作工艺越精良，质地越好。

此外，服装款式、色彩的不同搭配常常反映出着装人的不同情绪和不同情感。换言之，人们可以借助服装表达自己的情绪和情感。一般说来，情绪兴奋和情感美好时，服装的款式往往新颖，服装的颜色往往鲜亮；反之，则款式正规甚至古板，颜色暗淡。

2. 服装的三要素

（1）服装的色彩：色彩是服装留给人们记忆最深的印象之一，而且在很大程度上往往也是服装穿着成败的关键所在。在服装的三大要素中，色彩对他人的刺激最快速、最强烈、最深刻，所以，被称为"服装的第一可视物"。人们在穿着服装时，在色彩的选择上往往既要考虑个性、爱好、季节，又要兼顾他人的观感和所处的场合。

（2）服装的质地：在服装大世界里，服装的面料五花八门，日新月异，优质、高档的面料大多具有穿着舒适、吸汗透气、悬垂挺括、视觉高贵、触觉柔美等几个方面的特点，常见的服装面料的特性及其优缺点如下。

① 棉布：是各类棉纺织品的总称。它多用来制作时装、休闲装、内衣和衬衫。它的优点是轻松保暖，柔和贴身，吸湿性、透气性甚佳。它的缺点则是易缩、易皱，外观上不大挺括美观，在穿着时必须时常熨烫。

② 麻布：是以大麻、亚麻、芝麻、黄麻、剑麻等各种麻类植物纤维制成的一种布料。一般被用来制作休闲装、工作装，目前也多以其制作普通的夏装。它的优点是吸湿、导热，透气性甚佳。它的缺点则是穿着不甚舒适，外观较为粗糙、硬挺。

③ 丝绸：是以蚕丝为原料纺织而成的各种丝织物的统称。与棉布一样，它的品种很多，特性各异。它可被用来制作各种服装，尤其适合用来制作女士服装。它的优点是轻薄、合身、柔软、滑爽、透气，色彩绚丽，富有光泽，高贵典雅，穿着舒适。它的缺点则是易生皱褶、容易吸身、不够结实、褪色较快。

④ 呢绒：又叫毛料，它是各类羊毛、羊绒织物的泛称。它通常适用于制作礼服、西装、大衣等正规、高档的服装。它的优点是防皱耐磨，手感柔软，高雅挺括，富有弹性，保暖性强。它的缺点主要是洗涤较为困难，不大适用于制作夏装。

⑤ 皮革:是经过鞣制而成的动物毛皮面料。它多用于制作时装、冬装。皮革又可以分为两类:一是革皮,即经过去毛处理的皮革;二是裘皮,即处理过的连皮带毛的皮革。它的优点是轻盈保暖,雍容华贵。它的缺点则是价格昂贵,贮藏、护理方面要求较高,故不易普及。

⑥ 化纤:是化学纤维的简称,它是利用高分子化合物为原料制作而成的纤维纺织品,通常分为人工纤维与合成纤维两大类。它们共同的优点是色彩鲜艳、质地柔软、悬垂挺括、滑爽舒适。它们的缺点则是耐磨性、耐热性、吸湿性、透气性较差,遇热容易变形,容易产生静电。它虽可以用作各类服装,但总体档次不高,难登大雅之堂。

⑦ 混纺:是将天然纤维与化学纤维按照一定的比例,混合纺织而成的织物,可用来制作各种服装。其优点是既吸收了棉、麻、丝、毛与化纤各自的优点,又尽可能地避免了它们各自的缺点,而且价格上相对较为低廉。

(3) 服装的款式:服装的款式指的是它的种类、式样与造型。它不仅与着装者的性别、年龄、体型、职业、爱好有关,而且受制于文化、习俗、道德、宗教与流行趋势。在社交场合,选择服装有时对款式方面的要求更高。这是因为在服装三要素中,有关款式方面的礼仪规范最详尽、最具体、最严格。根据礼仪规范选择服装的款式,最重要的是要使之合乎身份,维护形象,并且对交往对象不失敬意。

3. 着装基本原则 服装的穿着要考虑时间(time)、地点(place)和场合(occasion),这一原则简称为着装的 TPO 原则。具体含义分述如下。

(1) T(时间):既指出席或参加某一活动的具体时间,如某日某时,同时也指出席或参加某一活动的一定时间跨度的时间,如某个季节、某几天等。显而易见,在不同的时间里,着装的类别、式样、造型应因此而有所变化,如冬天要穿保暖、御寒的冬装;夏天要穿透气、吸汗、凉爽的夏装。白天穿的衣服需要面对他人,应当合身、严谨;晚上穿的衣服不为外人所见,应当宽大、舒适、随意等。

(2) P(地点):既指某个国家或地区或某一地点的地理位置,也指某个国家、地区或地点的国民性情,即在着装上是保守还是开放,如中西方及经济发达和相对落后地区的国民着装习惯和风俗就不同。置身在室内或室外,驻足于闹市或乡村,停留在国内或国外,身处于单位或家中,在这些不同的地点,着装的款式理当有所不同,如穿泳装出现在海滨、浴场是人们司空见惯的;但若是穿着它去上班、逛街,则令人啼笑皆非。

(3) O(场合):既指出席或参加某一活动的具体场合,也指出席人或参加人在某一场合中所扮演的角色。不同的场合,不同的角色,其着装应有所不同。注意区分自己所处的具体场合,并且依照礼仪规范和惯例,在不同的场合选择不同款式的服装。

在交际应酬中人们往往面临这样 3 种场合,即公务、社交、休闲。在这 3 类不同的场合,着装的款式应各有不同。公务场合、社交场合属于正式场合,总体要求是正规、讲究;休闲场合则属于非正式场合,总体要求是随意、自便。

(二) 饰物

饰物是指人们在着装的同时所选用、佩戴的装饰性物品,起着辅助、烘托、陪衬、美化的作用。饰物可以使用,也可以不使用。但从审美的角度来看,它与着装、化妆一道被列为人们用以装饰、美化自身的 3 大方法之一。在社交场合,饰物尤为引人注目,并发挥着一定的交际功能。这主要体现在两个方面:第一,它是一种无声的语言,可借以表达使用者的知识、阅历、教养和审美品位;第二,它是一种有意的暗示,可借以了解使用者的地位、身份、财富和婚恋现状。这两种功能,特别是第二种功能,是普通服装所难以替代的。但在现代,饰物的这种财富象征意义,已为饰物的装饰意义所取代,因而饰物的质地也已显得不那么重要,即人们佩戴饰物主要是为装饰美化自己。因此,美观、实用、配套就成为人们选择饰物的基本指导思想。而且在经济条件尚有限的情况下,这种选择更能体现一个人的文化素养、审美情趣和生活格调。

1. 饰物的种类　从广义上讲,与服装同时使用发挥装饰作用的所有物品,如首饰、手表、领带、手帕、帽子、手套、包袋、眼镜、钢笔、鞋子、袜子等,都可称作饰物。其中最重要者当推首饰,此外还有手表、领带等。

2. 首饰使用的规则　首饰,以往是指戴在头上的装饰品,现在则泛指各类没有任何实际用途的饰物。在较为正规的场合使用首饰,通常应当恪守如下 8 条规则。

(1) 数量规则。戴首饰时,数量上要以少为佳。在必要时,可以一件首饰也不必佩戴。若有意同时佩戴多种首饰,则在总量上不应当超过 3 种。除耳环、手镯外,戴的同类首饰最好不要超过一件,新娘可以例外。

(2) 色彩规则。戴首饰时,色彩上要力求同色。若同时佩戴两件或两件以上首饰,应使其色彩一致;戴镶嵌首饰时,应使其主色调保持一致。

(3) 质地规则。戴首饰时,质地上要争取同质。若同时佩戴两件或两件以上首饰,应使其质地相同。戴镶嵌首饰时,应使其被镶嵌物质地一致,托架也应力求一致。另外还须注意,高档饰物,尤其是珠宝首饰,多适用于隆重的社交场合,不适合在工作或休闲时佩戴。

(4) 身份规则。佩戴的首饰要符合自身身份。选戴首饰时,不仅要照顾个人爱好,更应当使之符合本人身份,要与自己的性别、年龄、职业、工作环境保持大体一致,而不宜使之相差甚远。

(5) 体型规则。要根据自身的形体特点,选择能够给自己形体增添美感而避免露短的首饰。

(6) 季节规则。佩戴的首饰应与季节相吻合。一般而言,季节不同,所戴首饰也应不同。金色、深色首饰适合冷季佩戴,银色、艳色首饰则适合暖季佩戴。

饰品礼仪

（7）搭配规则。佩戴的首饰要与服装协调。佩戴的首饰应视为服装整体中的一个部分，要同时兼顾穿着服装的质地、色彩、款式，并努力使之相互般配。

（8）习俗规则。戴首饰时，要遵守习俗。不同的地区、不同的民族，佩戴首饰的习惯多有不同。对此一方面是要了解其不同，另一方面是要尊重别人的习惯。

3. 常用首饰的佩戴方法　首饰的种类很多，按其所使用的部位而论，有头饰、颈饰、胸饰、手饰、足饰之分。在具体品种上，则有戒指、项链、挂件、耳环、手镯、手链、脚链、胸针、领针、领带、皮带等。在佩戴方法上，除必须遵守以上 8 条使用规则之外，不同品种的首饰往往还有许多不同的要求。

（1）戒指。又叫指环，它佩戴在手指上，男女老少皆宜。戴戒指时，一般讲究戴在左手手指上，除新娘可戴两枚外，一般只戴一枚。戴两枚戒指时，可戴在一只手两个相邻的手指上，也可以戴在两只手对应的手指上。拇指通常不戴戒指，一个手指不应戴多枚戒指。戴薄纱手套时如戴戒指，应戴于纱内，只有新娘不受此限制。戒指的粗细宜与手指的粗细成正比。表示已婚的结婚戒指，一般戴在左手环指（又称无名指）上。从造型上讲，老年人戴的戒指应古朴庄重，年轻人戴的戒指则应小巧玲珑，注重艺术化。

（2）项链和挂件。

① 项链：是戴于颈部的环形首饰，男女均可使用，但男士所戴的项链一般不应外露。所戴的项链通常不应多于一条，但可将一条长项链折成数圈佩戴。项链的粗细应与颈部粗细成正比。从长度上区分，项链可分为 4 种。其一，是短项链，长约 40 cm，适合搭配低领上装；其二，是中长项链，长约 50 cm，可广泛使用；其三，是长项链，长约 60 cm，适合女士使用于社交场合；其四，是特长项链，长 70 cm 以上，适合女士在隆重的社交场合佩戴。

② 挂件：又叫项链坠，多与项链同时配套使用。其形状、大小各异，常见的有文字、动物、鸡心、锁片、元宝、花篮、十字、像盒、镶宝、吉祥图案、艺术造型等。选择挂件时，要优先考虑它是否与项链般配，要力求两者在整体上协调一致。另外，在正式场合不要选用过分怪异或令人误解的图形、文字的挂件，也不要同时使用两个或两个以上的挂件。

（3）耳饰：可分为耳环、耳链、耳钉、耳坠等。在一般情况下，它仅为女性所用，并且讲究成对使用，即每只耳朵上均佩戴一只，不宜在一只耳朵上同时戴多只耳环。在国外，男子也有戴耳环的，但习惯做法是左耳上戴一只，右耳不戴；双耳都戴会被视为同性恋者。佩戴耳环应兼顾脸型。不要选择与脸型形状相似的耳环，以防同型相斥，使脸型方面的短处被强调、夸大。若无特殊要求，不要同时戴链形耳环、项链与胸针，三者皆集中于一处，显得过分张扬，且繁杂凌乱。

（4）手镯：即佩戴于手腕上的环状饰物。手镯可以只戴一只，也可以同时戴上两只。戴一只时,通常应戴于左手;戴两只时,可一只手戴一个,也可以都戴在左手;同时戴三只手镯的情况比较罕见。男性一般不戴手镯。

(5)手链:是一种佩戴在手腕上的链状饰物。一般情况下,手链与手镯不同时佩戴,只戴一条在左手。手链或手镯都不与手表戴于同一只手上。与手镯不同的是,男女均可佩戴手链。

(6)脚链:即佩戴于脚踝部位的链状饰物。多为青年姑娘所喜爱,主要适用于非正式场合。脚链一般只戴一条,戴在哪一只脚踝上都可以。若戴脚链时穿丝袜,则应将脚链戴在袜子外面,以便使其更为醒目。

(7)胸针:即别在胸前的饰物,多为女士所用,其图案以花卉为多,故又称胸花。别胸针的部位多有讲究,穿西装时,应别在左侧领上;穿无领上衣时,则应别在左侧胸前;发型偏左时,胸针应当偏右;发型偏右时,胸针应当偏左。其具体高度应在从上往下数的第一粒和第二粒纽扣之间。

(8)领针:即专用于别在西式上装左侧之上的饰物。严格讲,它是胸针的一个分支,但男女皆可选用。佩戴领针数量以一枚为限,而且不宜与胸针、纪念章、奖章、企业徽记等同时使用。在正式场合,不要佩戴有广告作用的领针。不要将其别在诸如右侧衣领、帽子、书包、围巾、裙摆、腰带、裤襻、裤腰、裤管等不恰当的位置上。

(9)领带:通常男士穿制式西装即西服套装时必须要打领带。领带的质地以丝质最佳,图案应该尽量小,圆点、斜条纹、小方格、净面等都可以。领带的颜色应该不超过3种。除非是穿制服,原则上不要使用领带夹。领带的长度以领带尖不触及腰带为宜,宽度以西装衣领的宽度为参照。领带要系得平整,无皱褶,松紧适度。领带出现皱褶、污渍后应当及时更换,出现脱丝而无法弥补时应不再使用。

(10)皮带:皮带兼具实用性和装饰性,男女皆可使用,但男士使用更为普遍。男士在正式场合中,皮带应选择低调的棕色或百搭黑色,深色西服搭配黑色皮带,浅色西服搭配棕色皮带,避免高饱和度的颜色。同时要尽量与皮鞋的颜色一致,保持外部形象和谐。皮带扣的图案尽量选择庄重简洁的款式,显得成熟、有修养。有较大图案的皮带扣,不适合隆重的场合。不要在皮带上携挂过多的物品。皮带的宽度最好为3~4 cm,太窄会失去阳刚之气,太宽比较适合休闲。腰围较大的男士选择接近4 cm宽的腰带会更加协调。长度比腰围长15~20 cm为合适。系好后的皮带,尾端应介于第一和第二裤襻之间。

二、护士的服饰礼仪

护理不仅仅是一门科学,还是一门艺术。护理独特的艺术美是通过护士的形象来表现的。护士的思想品格、精神面貌、性格特征、仪表举止、言语服饰都能引发患者的情感活动,对患者的治疗、康复会起到一定的作用。因此,护士的着装不仅应体现护士的职业特点,还应体现出护士着装的礼仪。

(一) 工作着装的原则

1. 护士在工作场合应着职业装　护士在工作岗位上应穿着护士服。护士服不仅是护士工作的需要,同时体现护士职业的特征。护士服的设计应充分考虑护士所从事的职业和身份,适合护士的工作环境,同时与护士的工作职能相适应。护士上班在岗必须穿着护士服,这是护理工作的基本要求。护士在工作以外的非上班场合不应穿护士服,以示护士的严谨、认真。护士身着醒目的护士服,一方面是对服务对象的尊重,另一方面便于服务对象辨认,同时也使护士有一种职业的自豪感、责任感和可信度,是敬业、乐业精神在服装上的具体表现。

2. 穿护士服应佩戴工作牌　护士身着护士服时应同时佩戴表明其姓名、职称、职务的工作牌,可促进护士更积极、主动地为患者服务,认真约束自己的言行,同时也便于患者辨认、询问、监督。所以,每一位护士应抱着对自己职业的神圣感、责任感和自豪感去工作,自觉地把工作牌端正地佩戴在左胸上方。护士不应把工作牌反面佩戴或戴后塞于口袋内,工作牌损坏或模糊不清应及时更换。

3. 护士服应整洁　护士服的清洁和整齐代表着护士的尊严和责任,显示护士职业的特殊品质。护士服应清洁整齐,经常换洗,保持平整,无污渍、墨渍、油污和血迹,忌脏、忌皱、忌破和忌乱。对于护士服的面料,应选择平挺、透气、不透明、易清洗和易消毒的面料。对于容易产生皱褶的护士服,应当挂好或叠好,切勿随手乱扔,洗涤后的护士服要熨烫或上浆。

4. 整体装束应力求简约端庄　护士服的样式应以简洁、美观,穿着得体,操作活动自如为原则。护士服应统一规范,体现护士严格的纪律和严谨的工作作风。护士不宜佩戴首饰、留长指甲、涂指甲油、戴墨镜,以免影响工作,使患者产生不良印象。护士的整体着装应简洁、明快、朴素、自然,给人以端庄、高雅的感觉。

(二) 工作着装的具体要求

1. 护士帽　护士帽是护士职业的象征,凝集了护士全部的信念和骄傲,是一种职业的荣誉,更是一份职业的责任感。护士帽有两种:燕帽和圆帽。燕帽要戴正戴稳,距发际线 4~5 cm,用白色发夹固定于帽后,发夹不得显露于帽的正面。戴圆帽时,要求头发全部遮在帽子里面,不露发际,前不遮眉,后不外露头发,不戴头饰,缝封要放在后面,边缘要平整。

2. 护士服　护士服是护士工作的专用服装,是区别于其他医疗服务人员的重要标志,它代表着护士的形象,是白衣天使的象征。护士服大多是连衣裙式,色彩以白

色居多,给人以纯洁、轻盈、活泼和勤快的感觉。根据不同季节的不同需要,选择不同质地、不同样式的护士服。当季节更迭,护士应及时更换护士装,不宜冬装夏用或夏装冬用。夏装以不透为原则。根据不同科室的不同需要,护士服的色彩和样式可有所不同。如小儿科病房的护士可选择粉红色护士服,显得温馨、活泼;急诊、ICU 的护士可选择蓝色的护士服,显得宁静、淡雅。护士服样式应简洁、美观、大方,穿着合体,大小长短适宜,穿着舒适、方便,操作灵活自如;整洁,无污迹;袖长至腕部为宜,腰带平整,腰部宽松,衣扣扣齐,内衣不外露(图 3-5)。

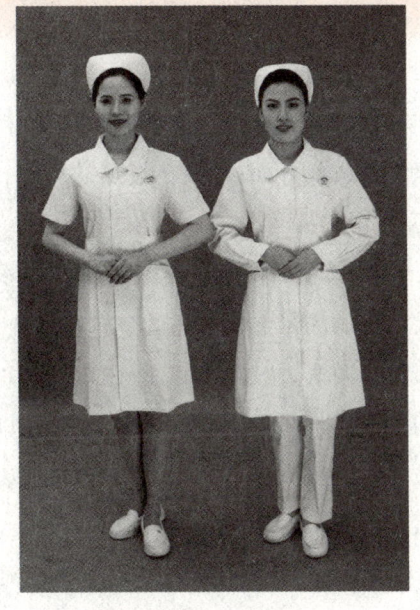

图 3-5 护士着装规范

知识链接

护士服的演变

护士服源于公元 9 世纪。护理工作曾由献身于宗教事业的妇女承担,她们穿统一服装,且佩戴面罩,现今的护士帽由此演变而来,它象征"谦虚服务人类"。真正的护士服始于南丁格尔时代,即 19 世纪 60 年代。南丁格尔首创护士服装时,要求以"清洁、整齐并利于清洗"为原则。20 世纪初,护士服陆续在我国出现。护士服为传统的白色,但社会习俗不推崇白色。20 世纪 20 年代后,陈规陋习逐步破除。护士服样式以庄重、严肃为主,既体现美观、大方、清洁、合体,又显示护士的重要地位和沉稳平和的气质。护士学生服为蓝色,毕业护士服为白色。护士除佩戴中华护理学会特别的别针外,一律不许佩戴首饰。1928 年,第 9 届全国护士代表大会时,林斯馨女士首先提出统一全国护士服的建议,标准为简单、易洗、雅观、舒适、庄重,使护士工作更为便捷。20 世纪 30 年代后期,毕业护士穿着素雅大方的护士服,护士学生穿白领白袖头蓝色衣服、白裙、白色鞋袜,戴白色燕尾帽,衣裙下摆一律离地 25 cm,穿半高跟网眼帆布鞋。1948 年,中华护理学会规定,护士必须穿白色服装及戴白帽,护生着蓝白两色服装,护理员不得戴帽,不可穿蓝白两色服装。

现代社会,随着护理事业的迅速发展,护士服也逐渐向更符合现代审美和更方便护理工作的方向发展。长裙式的护士服逐渐被穿着更舒适、更便于灵活工作的分体式护士服替代了。同时护士服的颜色也不再局限于白色,而是有了粉色、绿色等更多的选择。一般而言,儿科、产科护士为避免孩子的恐惧心理,让患者感到温馨,常常着粉色护士服;而急诊科、手术室护士,为避免长时间看到鲜血产生焦虑情绪,往往着绿色护士服。

3. 护士鞋和袜　护士鞋要求样式简洁、软底、平跟或浅坡跟,穿着舒适,能防滑;颜色以白色或乳白色为主,干净整洁,与整体装束协调;不宜穿高跟鞋或走路时有声响的鞋。护士袜应以肤色或浅色为佳,袜口不宜露在裙摆或裤脚的外面;即便在炎热的夏季,护士也应着丝袜,不可光脚穿鞋。

4. 口罩　护士在护理工作中应根据自己脸型大小及工作的场景选择合适的口罩。护士戴口罩应端正,系带系于两耳,松紧适度,遮住口鼻,注意不可露出鼻孔(图3-6)。口罩应保持清洁美观,如口罩暂时不用,应放于护士服胸前口袋中或装于干净塑料袋中放在护士服下方口袋内。

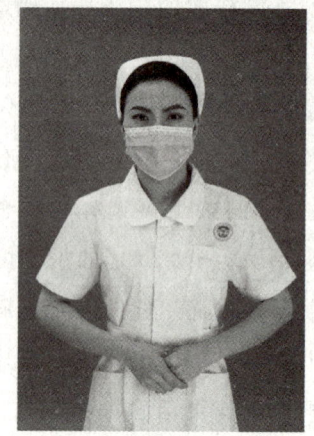

图3-6　戴口罩

(三)工作中佩戴饰物的具体要求

护士在工作岗位时有很多首饰是禁止佩戴的,如戒指、手镯、手链、脚链、耳环等(如果确实想戴的话,只能戴简单的耳钉),固定护士帽的夹子应该以白色为主,可以戴短的且款式简单的项链。为了工作的方便,护士可以佩戴手表。

总之,护士在护理工作中,应以美好的服饰礼仪展现良好的护士职业形象,使患者面对护士时有美的感受和共鸣,给患者以鼓舞和力量,促使患者积极配合护理工作,为完成各项护理任务打下良好的基础。

(四)护士进入病区的便装要求

护士进入病区的便装应与工作环境相符,以秀雅大方、清淡含蓄为主色调,体现护士的美丽端庄和稳重大方。到病区上班,不穿过分暴露不雅观的时装,如露脐装、吊带装、超短裙、迷你裤,不穿带响声的硬底鞋、拖鞋出入病区。男护士不穿背心、短裤到病区。忌光脚穿鞋,男护士也要着薄袜。

(陈细曲　李明芳)

实训二　眼神训练

【实训目的】

通过反复的眼神训练,使眼睛灵活有神,并根据礼仪规范学会注视。

【实训准备】

1. 环境准备　环境整洁、宽敞、明亮、安静。

2. 用物准备　每人一面镜子。

【实训方法】

1. 实训内容　眼睛的灵活训练、注视训练。

2. 案例资源　与公务型注视、关注型注视、社交型注视、近亲型注视、远亲型注视、随意型注视相关案例。

3. 实训指导　以2人为一组，每个人先自行练习，然后在小组内相互练习。教师指导帮助、提出要求，并进行综合评价。

4. 实训方法　学生对着镜子进行训练，先要放松眼部周围的肌肉，表情保持自然状态，正视镜中自己的眼睛。

（1）眼睛灵活训练：① 先深吸一口气，平视镜中的自己，眼睛略睁大，观察自己的眼神。同时学会观察别人的眼神。② 眉毛向上扬，伸展眼圈周围的肌肉，确定目光是否有神，同时配合面部表情。③ 目光集中由面到点，反复练习，让眼睛变得更明亮、更有神。④ 眼珠定向和绕环转，眼球在眼眶里从正前方开始，由上、右、下、左各做顺时针转动；再做逆时针转动。每个角度都要定住。反复练习可以提高眼睛的灵活性。

（2）注视训练：① 注视双眼，表示聚精会神地重视对方。② 注视额部至双眼，表示严肃、认真，公事公办。③ 注视双眼至唇部，表示友好、亲切、信赖。④ 注视双眼至胸部，表示亲近、友善。⑤ 注视全身，表示亲近、友善，适用于双方相距较远的熟人。⑥ 随意瞥视，表示注意或敌意。

【效果评价】

1. 实训态度评价　学生在实训过程中是否态度端正、严谨认真，是否按要求完成训练内容；着装是否规范整齐，仪表是否端庄大方。

2. 职业能力评价　是否能借助眼神较准确地传递信息。学生在情境练习中是否始终严肃认真、规范实训、具有较好的自控力。

3. 创新意识评价　在实训中能否善于研究科学的训练方法。

4. 团队精神评价　各小组成员是否能互相帮助、虚心好学、谦虚礼让、友好相处、精诚合作完成任务。

实训三　微笑训练

微笑的训练

【实训目的】

按照仪容规范要求,反复进行微笑训练,学会微笑。

【实训准备】

1. 环境准备　环境整洁、宽敞、明亮、安静。
2. 用物准备　每人一面镜子。

【实训方法】

1. 实训内容　微笑训练。

2. 实训指导　以2人为一组,每个人先自行练习,然后2人面对面站立,相视微笑练习,并进行评价。

3. 实训方法　对着镜子进行训练,先要放松面部肌肉,表情保持自然状态,正视镜中自己的面容。

（1）"e"字微笑练习法:心想高兴的事,对着镜子发英文字母"e"音,使笑肌抬升,鼓起双颊嘴角两端,做出微笑的口型,维持该状态。

（2）咬筷子练习法:对着镜子用门牙轻轻地咬住木筷子,把嘴角对准木筷子,两嘴角翘起,连接嘴唇两端的线与木筷子在同一水平线上,保持这种状态10秒后,轻轻拔出筷子,维持原状态。

【效果评价】

1. 实训态度评价　学生在实训过程中是否态度端正、严谨认真,是否按要求完成训练内容;着装是否规范整齐,仪表是否端庄大方。

2. 职业能力评价　是否能借助微笑较准确地传递信息。学生在情境练习中是否始终严肃认真、规范实训、具有较好的自控力。

3. 创新意识评价　在实训中能否善于创新科学有效的训练方法。

4. 团队精神评价　各小组成员是否能互相帮助、虚心好学、谦虚礼让、友好相处、精诚合作完成任务。

实训四　面部简单化妆实训

【实训目的】

按照化妆原则进行面部简单化妆练习,熟悉简单化妆步骤与方法。

【实训准备】

1. 环境准备　环境整洁、宽敞、明亮、安静。
2. 用物准备　润肤水、乳液、面霜、粉底、眼线笔、眉笔、腮红、唇膏、每人一面镜子。注意化妆品色彩的选用与个人肤色相适宜。

【实训方法】

1. 实训内容　面部简单化妆。
2. 实训指导　以3人为一组进行练习,并相互评价。
3. 实训方法　化妆基本步骤:洁肤、修眉、润肤、施粉底、定妆、画眉、画眼影、画眼线、涂腮红、画唇线、涂唇膏、涂睫毛膏、妆面检查。

【效果评价】

1. 实训态度评价　在实训过程中是否态度端正、严谨认真,是否按要求完成训练内容。
2. 职业能力评价　是否能掌握面部简单化妆的步骤,做到端庄、简约、清新、素雅。学生在练习中是否始终严肃认真、规范实训。
3. 创新意识评价　在实训中能否善于创新科学有效的训练方法。
4. 团队精神评价　各小组成员是否能互相帮助、虚心好学、谦虚礼让、友好相处、精诚合作完成任务。

思考题

1. 仪容美的含义包括哪些?
2. 仪容修饰应遵循哪些原则?
3. 护士在工作中应如何进行仪容修饰?
4. 化妆的基本步骤有哪些?
5. 试述护士工作时着装的具体要求。

在线测试

思考题

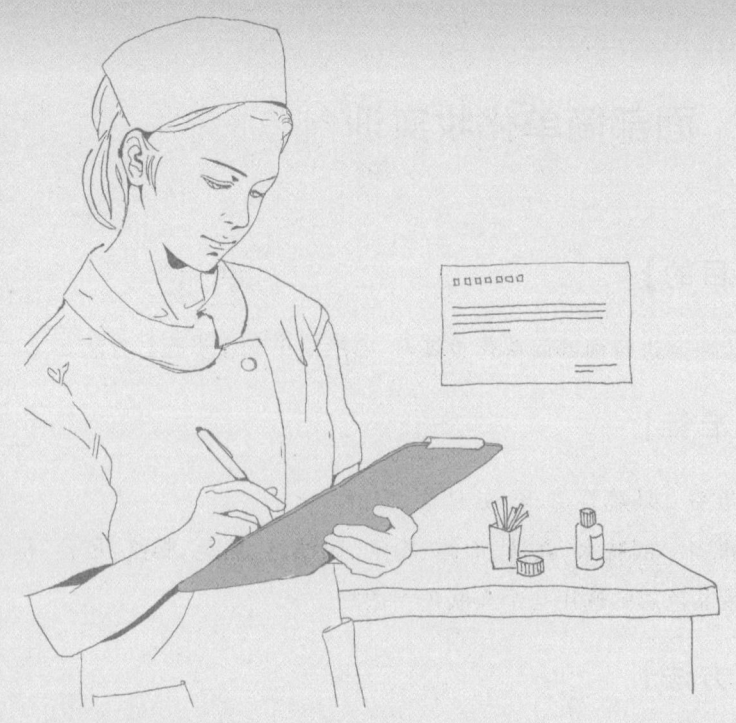

第四章　护士仪态礼仪

知识目标

1. 掌握护士仪态的基本要求。
2. 熟悉仪态的概念、基本要求及功能。

技能目标

1. 掌握基本站姿和各种常见站姿。
2. 掌握基本坐姿、入座和离座的要求及各种常见的坐姿。
3. 掌握基本行姿。
4. 掌握各种常见的蹲姿。
5. 掌握各种常见的手姿。
6. 掌握护理工作中的仪态礼仪。

素养目标

1. 能形成正确良好的审美情趣。
2. 能自觉遵守护理人员仪态礼仪要求，塑造优雅的职业仪态。

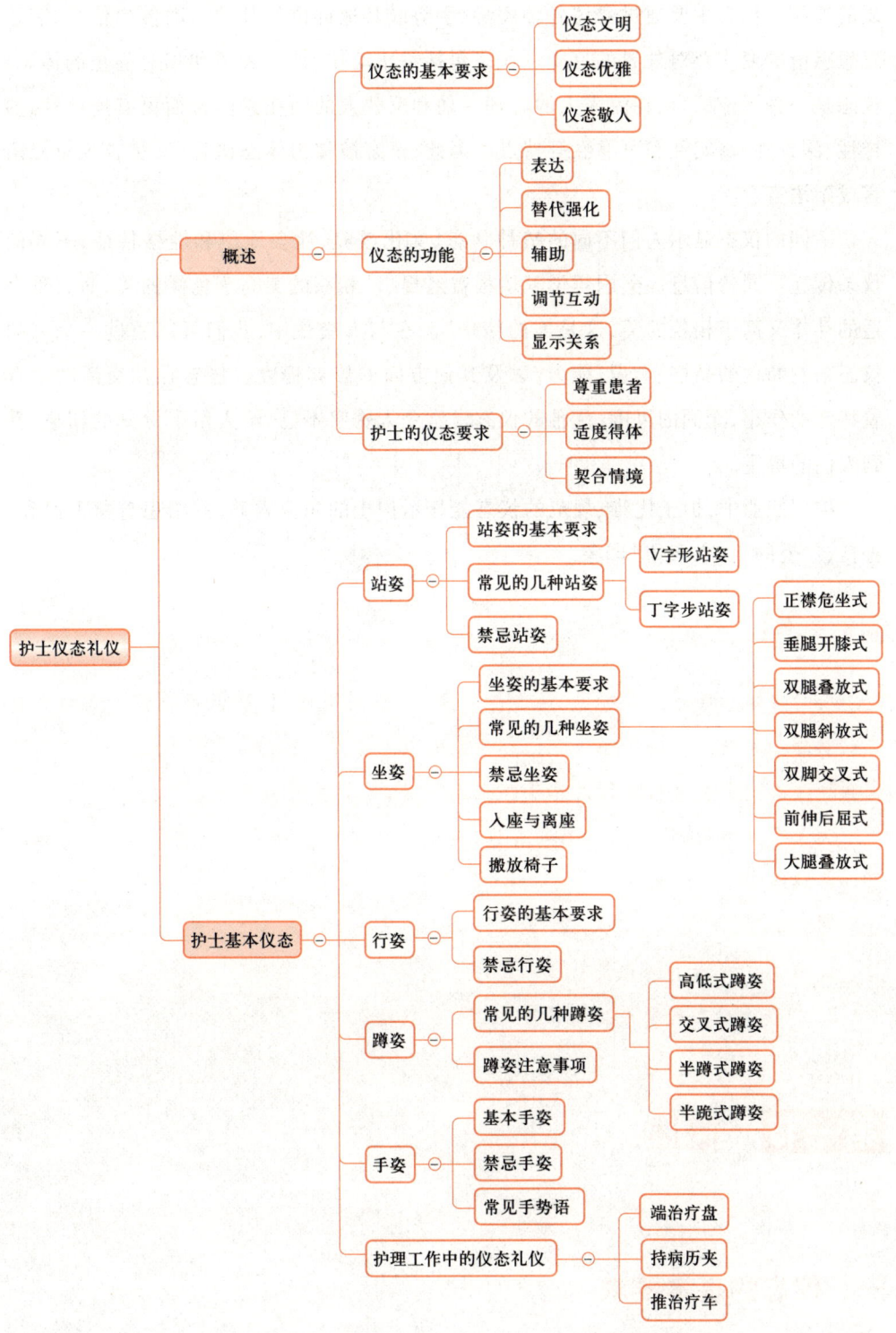

护士仪态礼仪

概述
- 仪态的基本要求
  - 仪态文明
  - 仪态优雅
  - 仪态敬人
- 仪态的功能
  - 表达
  - 替代强化
  - 辅助
  - 调节互动
  - 显示关系
- 护士的仪态要求
  - 尊重患者
  - 适度得体
  - 契合情境

护士基本仪态
- 站姿
  - 站姿的基本要求
  - 常见的几种站姿
    - V字形站姿
    - 丁字步站姿
  - 禁忌站姿
- 坐姿
  - 坐姿的基本要求
  - 常见的几种坐姿
    - 正襟危坐式
    - 垂腿开膝式
    - 双腿叠放式
    - 双腿斜放式
    - 双脚交叉式
    - 前伸后屈式
    - 大腿叠放式
  - 禁忌坐姿
  - 入座与离座
  - 搬放椅子
- 行姿
  - 行姿的基本要求
  - 禁忌行姿
- 蹲姿
  - 常见的几种蹲姿
    - 高低式蹲姿
    - 交叉式蹲姿
    - 半蹲式蹲姿
    - 半跪式蹲姿
  - 蹲姿注意事项
- 手姿
  - 基本手姿
  - 禁忌手姿
  - 常见手势语
- 护理工作中的仪态礼仪
  - 端治疗盘
  - 持病历夹
  - 推治疗车

仪态是指人们在日常活动或交往过程中所表现出的各种姿势和风度,也称举止、仪姿、姿态、体态。姿势是身体表现出的各种样子,风度是个人品德、情操、素养等气质的外显。仪态主要通过身体各种姿势、手势或其他部位的某种活动传递信息,表达思想感情的变化及对外界的反应。仪态包括举止动作、神态表情和相对静止的体态。仪态是一种无声语言,在流露人的心理活动和反映人的内在素养方面更有连续性、多样性、深刻性、真实性和可靠性等特点。因此,仪态被称为体态语言,又被誉为第二语言或副语言。

不同的仪态显示人们不同的精神状态、文化教养、社会地位和性格特征,不同的仪态传递不同的信息。美国哲学家培根曾经提出"相貌的美高于色泽的美,而秀雅合适的动作又高于相貌的美,这是美的精华"。在与人交往中,我们可以通过一个人的仪态来判断他的品格、学识、能力,以及其他方面的修养程度。仪态在社交活动中有着特殊的作用,潇洒的风度、优雅的仪态常常令人赞叹不已,给人留下深刻的印象,受到人们的尊重。

护理职业中,护士优雅、规范的仪态能显示护士的职业素养,并给患者留下温和、善良、仁爱的"白衣天使"印象。

案例导入

实习生洋洋第一天来实习,穿上护士服,戴着燕尾帽,打扮得很得体。老师夸她说:"真像个训练有素的护士。今天你只能看老师操作,明白吗?"洋洋点点头,就高高兴兴地跟着老师去为患者做治疗了。来到病房,她先是靠着病床,双手抱胸站着,站了一会儿有点累了,她就坐到患者床边,观察老师操作。可能是坐得不舒服了,她跷着二郎腿继续注视着老师的一举一动,态度非常认真。

问题引导:

1. 洋洋的举止有问题吗?

2. 护理人员在病房里应该保持什么样的仪态?

第一节 概述

一、仪态的基本要求

仪态包括所有的行为举止,即站姿、行姿、坐姿、蹲姿、手势等。仪态的美丑往往体现出一个人是高雅还是粗俗,是严谨还是轻浮。因此,在人际交往中,人们的仪态要符合文明、优雅和敬人的要求。

（一）仪态文明

要求仪态自然、大方，高雅得体，并表现自己良好的文化修养。

（二）仪态优雅

要求仪态规范庄重、得体适度、大方美观、不卑不亢、赏心悦目，具有良好的风度。

（三）仪态敬人

要求仪态体现礼让他人，对他人有礼貌、尊重和友善，避免失敬于人。

二、仪态的功能

（一）表达

有研究发现，人类思想感情的表达有 45% 来自有声语言，55% 来自体态语言，体态语言能表达有声语言所不能表达的情感，比有声语言更简洁生动。因此，仪态在沟通中的首要作用是表达情感，是真实情感的直接表露。它可以表达口语难以表达的信息，使双方免于受窘。如眉头紧锁、坐立不安、双手搓动、来回走动等通常反映紧张、焦虑的心情。

（二）替代强化

在人际交往中，仪态传递出的信息有时可以替代有声语言，直接与对方交流、沟通。同时，体态语言可以对有声语言起到信息强化的作用，对言辞的内容加以强调，从而使自己的意图得到更充分和完善的表达。

（三）辅助

语言沟通有时有词不达意或词意难尽的感觉，体态语言可以辅助口语，使人"言行一致"，对思想表达更全面、丰富、清楚、深刻。

（四）调节互动

体态语言能协调和调控双方的言语交流状态。在人际交往中可以通过调节动作如点头、摇头、注视、皱眉、降低声音、靠近、远离等体态来传递信息，达到某种暗示效果，使对方能有意识并积极作出反应，以此来调节双方的互动。如倾听时，微微点头表示接纳、认同对方的看法,同时也表示请对方继续说下去。

(五) 显示关系

体态语言能够反映人的形象,同时也显示双方人际关系的状态及其他社会联结关系。如握手表示双方建立了良好的人际关系,而拥抱则是更亲密关系的建立。

三、护士的仪态要求

护士被人们誉为"天使"。护士在护理实践中应保持端庄的坐姿、优美的站姿、轻盈的步态,举止端庄稳重、自然得体、优美大方、彬彬有礼。护士的仪态对患者的影响是不容忽视的,如举止端庄可获得患者的信任和尊重;善用体态语言,态度热情则可使患者产生亲切感和温暖感。在操作中护士应做到动作轻柔、节奏明快,严格规范自己的各项操作行为,使患者产生信任感。

(一) 尊重患者

护士要受到患者的尊重,首先要对患者体现尊重,即把患者放在平等的位置上,维护患者的尊严,使处于疾病状态下的患者能保持心理平衡,不会因为患病而受到歧视。护士尊重患者的人格,就是尊重其个性心理,尊重患者作为社会成员应有的尊严,即使是精神病患者也应该受到同样的尊重。

(二) 适度得体

护士的仪态常常直接影响患者对护士的信赖和对护理治疗的信心,在护患交往中,护士的仪态应适度、得体,如护士的姿态要落落大方,笑容要适度自然,举止要礼貌热情,并体现出专业性的特点。适度得体的仪态可以创造一个友善、亲切、健康向上的人文环境,能使患者在心理上得以平衡和稳定,同时对患者的身心健康起到非医药所能及的作用。

(三) 契合情境

体态语言在不同的情境中能发挥不同的作用。因此,在护理实践中,护士应根据患者的情绪状态、个性特点,恰到好处地运用仪态礼仪,在不同的情境下,自然、合理地运用体态语言,达到契合情境,强化信息沟通,使自己的仪态语言被对方理解和接纳的目的。

第二节　护士基本仪态

行为举止在礼仪中也是人类的一种无声语言,被称作体态语言。平日人们所推崇的潇洒风度,其实是一个人行为举止的具体体现,是训练有素、优雅的举止。优雅的举止可以展现人类所特有的形体之美。行为举止礼仪包括站、坐、行、蹲的姿势及手姿等。

一、站姿

站姿又称为立姿、站相,是人在站立时所呈现的姿态,是人的最基本姿势,通常它是一种静态美,是培养优美仪态的起点,是发展不同质感动态美的起点和基础。人们常说站要有站相,并形容女子站姿美为"亭亭玉立",男子站姿美为"立如松",可见正确的站姿确实能给人以庄重大方、精力充沛、蓬勃向上的印象。

(一)站姿的基本要求

站姿的基本要求是头端、肩平、胸挺、腹收、身正、腿直。由于性别方面的差异,男女基本站姿的要求不尽相同。对男士的要求是稳健,对女士的要求则是优美。

1. 女士站姿　女士在站立时,应当挺胸、收颌,目视前方,双手自然下垂于身体两侧或叠放、相握于腹部,双脚与双腿并拢(图4-1、图4-2)。

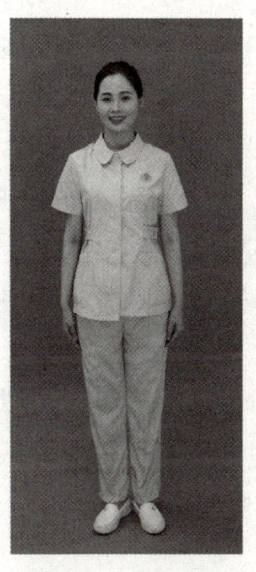
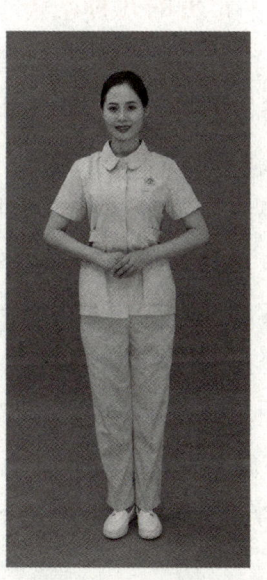

图4-1　女士站姿　　　　　　　　　图4-2　女士站姿
（双手垂放）　　　　　　　　　　（双手叠放腹前）

站姿的要领

站姿的训练
方法

第二节　护士基本仪态

2. 男士站姿 男士在站立时,双臂可自然下垂伸直,双手贴放于大腿两侧;也可双臂自然下垂,将右手握住左手腕部上方自然贴于腹部(图 4-3),或背在身后贴于臀部(图 4-4)。

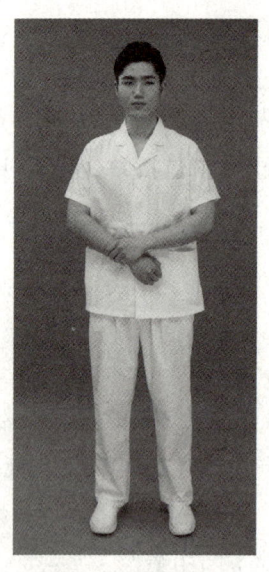 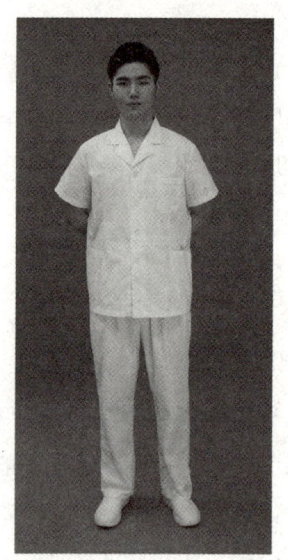

图 4-3 男士站姿　　　　　　图 4-4 男士站姿
（双手置于腹前）　　　　　　（双手置于身后）

如果站立过久,可以双脚轮流后退一步,身体的重心轮流落在一只脚上,但上身仍需挺直。双脚不可距离太远,双腿不可叉开过大,变换不可过于频繁,膝部不可出现弯曲。

(二) 常见的几种站姿

1. V 字形站姿 这是在隆重、热烈或庄严的场合下采用的一种大方庄重的姿势,要求站姿符合规范,一丝不苟,即使感到很累,也一刻不能松懈。双脚呈 V 字形(两脚尖张开的距离约为一拳)。脚后跟和膝部靠紧,脚尖平齐向前。右手握住左手,两虎口相贴,两拇指下压,藏于手掌中,双手垂放在腹前脐上 3 cm(图 4-5)或脐下 3 cm(图 4-6)。站立时要保持身体挺直,收腹提臀,肩膀要平,下颌微收。

2. 丁字步站姿 在小八字步基础上移动右脚(或左脚)跟至另一脚内侧凹部,两脚互相垂直呈丁字步(图 4-7)。

此外,等车或等人时间较长时,两足的位置可一前一后,但叉开不能过大,保持45°,重心放在后脚上,肌肉自然放松,这种站姿同样自然优美。总之,不论采用哪种站姿,上半身一定要保持挺直,下颌微收,挺胸沉肩,收腹提臀。

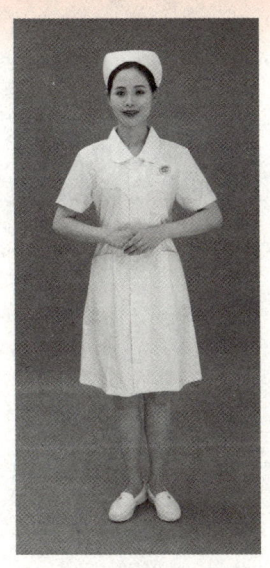
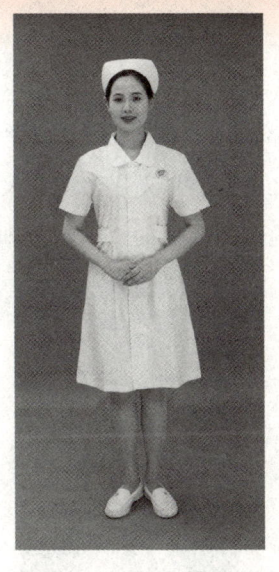
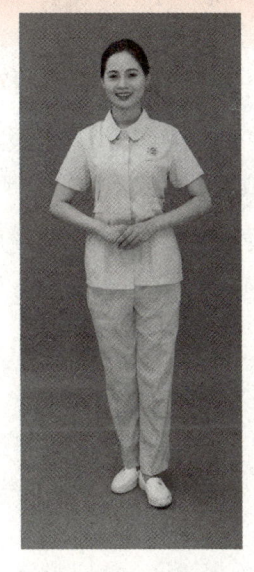

图 4-5　女性 V 字形站姿　　　图 4-6　女性 V 字形站姿　　　图 4-7　丁字步站姿
（脐上 1 寸）　　　　　　　　（脐下 1 寸）　　　　　　　　（八位肩）

（三）禁忌站姿

1. 全身不够端正　站立时歪头、斜肩、含胸、挺腹、弓背、曲臂、撅臀、屈膝。古人关于"立如松"的要求，就是强调站立时身体要端正，故应力戒上述姿态。

2. 双腿叉开过大　站立过久时，可采用稍息的姿势，双腿可以适当叉开。但从美观与文明礼仪方面考虑，在他人面前双腿切勿叉开过大，女士尤应谨记。此外，双腿交叉（即别腿）亦不美观。

3. 手脚随意活动　站立时，双脚应当安稳规矩，不可肆意乱动。如不应用脚乱点乱划，踢来踢去，蹦蹦跳跳；用脚勾东西、蹭痒痒；脱下鞋子"解放"脚；脚后跟踩在鞋帮上，或是半脱不脱，一半在鞋里一半在鞋外。此外，站立时双手下意识地做些小动作，如玩弄衣服、医疗器械（如听诊器），咬手指甲等亦是有失庄重之举。

4. 其他　站久了，若条件许可，可坐下休息，但不应站没站样，全身松散。不要在站立时随意扶、拉、倚、靠、趴、踩、蹬、跨，显得无精打采，自由散漫。

二、坐姿

坐姿即人在就座之后所呈现出的姿势。从总体讲，它是一种静态的姿势，相对于站来讲，是一种放松。但坐也不可过于随便，特别是在办公室及其他公共场合，坐姿一定要端正安稳，表现出安详、庄重、优雅的风度。在社交应酬中，坐姿也是人们采用最多的姿势之一。

（一）坐姿的基本要求

正确坐姿是上身挺直,头部端正,目视前方;双手掌心向下,放在身前的桌面上,或者男性双手分别放于两腿之上,女性双手叠放于大腿之上。坐下之后不应坐满座位,不可身靠座位的靠背,大约占据座位的 2/3 位置即可(图 4-8)。

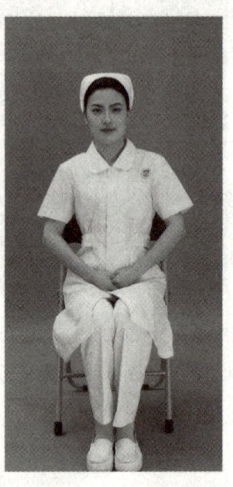

图 4-8　坐姿

（二）常见的几种坐姿

1. 正襟危坐式　又称最基本的坐姿,适用于最正规的场合。要求:上身与大腿、大腿与小腿皆成直角,小腿垂直于地面,双脚并拢(图 4-9)。

2. 垂腿开膝式　多为男性所使用,也较为正规。要求:上身与大腿、大腿与小腿皆成直角,小腿垂直于地面。双膝分开,但不得超过肩宽(图 4-10)。

3. 双腿叠放式　适合穿短裙子的女士采用(或处于身份地位高的场合)。造型极为优雅,有一种大方高贵之感。要求:将双腿完全地一上一下交叠在一起,交叠后的两腿之间没有任何缝隙,犹如一条直线。双腿斜放于左右一侧,斜放后的腿部与地面呈 45°夹角,叠放在上的脚尖垂向地面(图 4-11)。

4. 双腿斜放式　适用于穿裙子的女性在较低处就座时使用。要求:双膝先并拢,然后双脚向左或向右斜放,力求使斜放后的腿部与地面呈 45°夹角(图 4-12)。

5. 双脚交叉式　适用于各种场合,男女皆可选用。要求:双膝先并拢,然后双脚在踝部交叉。交叉后的双脚可以内收,也可以斜放,但不宜向前方直伸出去(图 4-13)。

6. 前伸后屈式　是女性适用的一种优美的坐姿。要求:大腿并拢之后,向前伸出一条腿,并将另一条腿屈后,两脚脚掌着地,双脚前后要保持在同一条直线上(图 4-14)。

7. 大腿叠放式　多适合男性在非正式场合采用。要求:两条腿在大腿部分叠放在一起。叠放之后位于下方的一条腿垂直于地面,脚掌着地。位于上方的另一条腿的小腿则向内收,同时脚尖向下(图 4-15)。

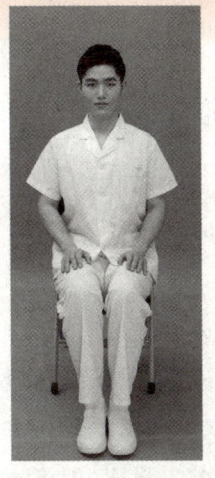
图 4-9　正襟危坐式

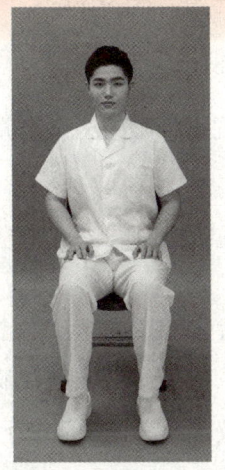
图 4-10　垂腿开膝式

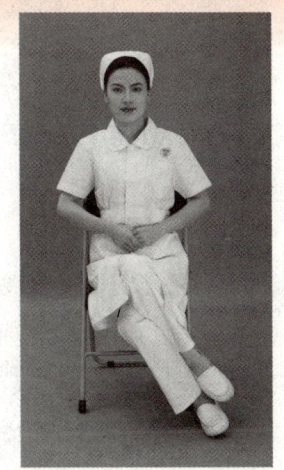
图 4-11　双腿叠放式

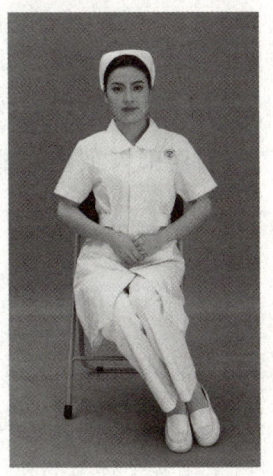
图 4-12　双腿斜放式

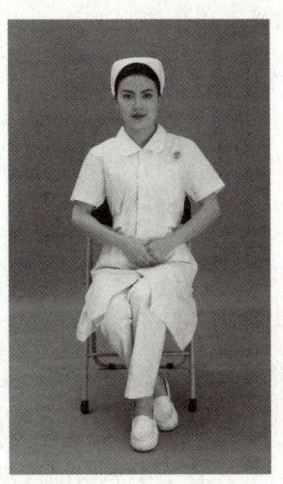
图 4-13　双脚交叉式

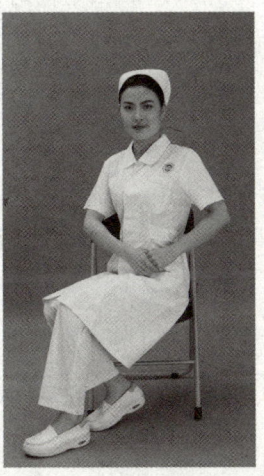
图 4-14　前伸后屈式

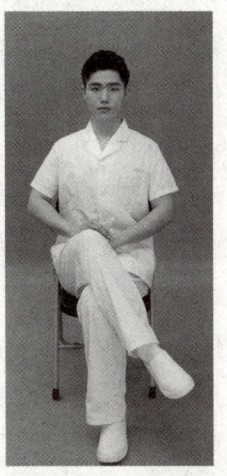
图 4-15　大腿叠放式

(三) 禁忌坐姿

为了保持"坐有坐姿",随时体现出良好的礼仪修养素质,坐定时应注意防止不良行为出现。

(1) 坐定之后不应仰头靠在座位背上,或是低头注视地面。左顾右盼、闭目养神、摇头晃脑亦不符合礼仪要求。

(2) 坐定之后上身不应前倾、后仰、歪向一侧,或是趴向前方、两侧。

(3) 坐定之后不应以双手端臂、抱于脑后或抱住膝盖,不应以手扶腿、摸脚。应尽量减少不必要的动作,如摸、碰、敲、打,或将肘部撑于桌面,双手夹在大腿中间。

(4) 坐定之后双腿切勿分开过大。不要在尊长面前高跷"4"字形腿(即将一条小腿交叉叠放于另一条大腿之上)。不要将两腿伸直开来,也不要抖动不止。不要躺在座位上,或把腿架在高处。

(5) 坐定之后切勿将脚抬得过高,以脚尖指向他人,或使对方看到鞋底。不要在坐下后脱鞋子、袜子,或是将脚架在桌面上、勾住桌腿,翘到自己或他人的座位上。不要以脚踩踏其他物体。双脚不要摆成外八字形,更不要两脚脚跟着地,脚尖朝上,摇动不止。

(四) 入座与离座

虽然坐定后的姿势是坐姿的关键,但入座与离座的过程也同样重要。入座即走向座位直到坐下的整个过程,它是坐姿的前奏,也是其重要组成部分。离座即起身离开座位的过程。在社交中要明确入座与离座的礼仪,掌握各个环节的礼仪规范。

1. 入座顺序　若与他人一起入座,则落座时一定要讲究先后顺序,礼让尊长。其合乎礼仪的顺序有两种:一是尊长优先,即请尊长首先入座。二是同时就座,它适用于平辈人与亲友同事之间。无论如何,抢先就座都是失态的表现。

2. 入座方位　不论是从正面、侧面还是背面走向座位,通常都讲究从左侧走向并从左侧离开座位,简称为"左进左出",在正式场合一定要遵守。

3. 落座无声　入座时切勿争抢。在就座的整个过程中,不管是移动座位、下落身体、还是调整坐姿,都不应发出嘈杂的声音。不慌不忙、悄无声息本身就体现出一种教养。

4. 入座得体　就座时应转身背对座位。如距其较远,可以右脚后移半步,待腿部接触座位边缘后,再轻轻坐下。着裙装的女士入座,通常应先用手拢平裙摆,随后坐下。

5. 离座谨慎　离座亦应注意礼仪序列,悄悄起身,由左侧离席。不要突然跳起,惊吓他人。也应注意不弄出声响,或把身边东西碰翻掉地。

座位礼仪

第四章　护士仪态礼仪

（五）搬放椅子

椅子是病房中床单位的备物之一,在进行床铺整理或某些治疗操作时,如需要移动,搬放时要做到动作轻巧、节力、姿势优美。

搬放椅子的方法:人侧立于椅子后面,腰背挺直,双脚前后分开,双腿屈曲,一手将椅背夹于手臂与身体之间,握稳背撑,起身前行;另一手自然扶持椅背上端(图4-16),拿起或放下时要保持轻巧,控制好力度(图4-17)。

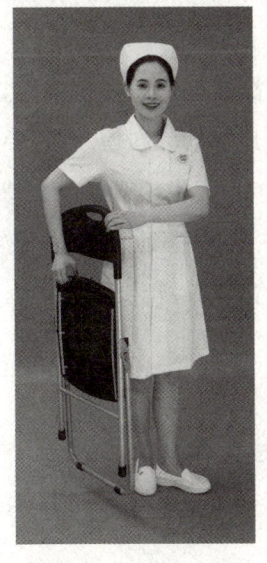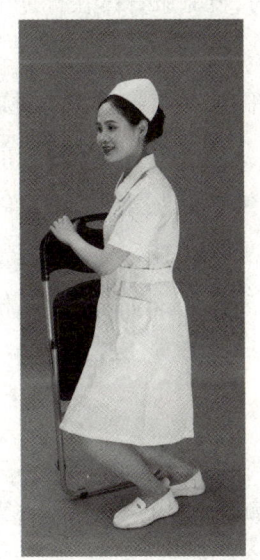

图4-16　搬椅子　　　　　　　　　图4-17　放椅子

三、行姿

行姿亦称走姿,是人在行走的过程中所形成的姿势。它始终处于动态之中,体现着人的动态之美和精神风貌。从总体上讲,行姿属于人的全身性活动,但其重点在行进的脚步上。因此,行姿也称为步态。对行姿的总体要求是:轻松、矫健、优美、匀速,做到不慌不忙,稳健大方。

（一）行姿的基本要求

行走之时,应以正确的立姿为基础,并且要全面、充分地兼顾以下6个方面。

1. 全身伸直,昂首挺胸　在行走时,要面朝前方,双眼平视,头部端正,胸部挺起,背、腰、腿部都要避免弯曲,使全身看上去形成一条直线。

2. 起步前倾,重心在前　起步行走时,身体应稍向前倾,重心应落在反复交替移动的前脚的脚掌之上。如此,身体就会随之向前移动。值得注意的是,当前脚落地、

后脚离地时,膝盖一定要伸直,踏下脚时再稍微松弛,并即刻使重心前移,这样走动时步态优美。

3. 脚尖前伸,步幅适中　在行进时,向前伸出的脚应保持脚尖向前,不要向内或向外(即外八字或内八字步)。同时还应保证步幅大小适中。步幅是行进中一步之间的长度。正常的步幅应为一脚之长,即行走时前脚脚跟与后脚脚尖二者相距为一脚长。

4. 直线行进,自始至终　在行进时,双脚两侧行走的轨迹大体上应呈现为一条直线。与此同时,要克服身体在行进中的左摇右摆,并使身体始终都保持以直线的形态进行移动。

5. 双肩平稳,两臂摆动　行进时,双肩、双臂都不可过于僵硬呆板。双肩应当平稳,力戒摇晃。两臂则应自然地一前一后、有节奏地摆动。在摆动时,手要协调配合,掌心向内,自然弯曲。摆动的幅度以 30° 左右为佳,不要横摆或同向摆动。

6. 全身协调,匀速行进　在行走时,大体上在某一阶段中速度要均匀,要有节奏感。另外,全身各个部位的举止要相互协调、配合,表现得轻松、自然。

(二) 禁忌行姿

在行进中要做到"行有行态",应注意以下禁忌事项。

1. 瞻前顾后　在行走时,不应左顾右盼,尤其是不应反复回过头来注视身后。另外还应避免身体过分摇晃。

2. 声响过大　行走时应步态轻稳,如用力过猛、声响过大,不仅会妨碍或惊吓他人,还常给人留下粗鲁、没教养的印象。

3. 八字步态　在行走时,若两脚脚尖向内侧伸构成内八字步,或向外侧伸构成外八字步都很不雅观。

4. 体不正直　在行走时,应当避免颈部前伸,歪头斜肩,耸肩夹臂,甩动手腕,挺腹含胸,扭腰翘臀。

四、蹲姿

蹲姿是人在处于静态时的一种特殊体位,多用于拾捡物品,帮助别人或照顾自己时。

(一) 常见的几种蹲姿

1. 高低式蹲姿　男性在选用这一方式时往往更为方便,女士也可选用这种蹲姿。具体要求:下蹲时,双腿不并排在一起,而是左脚在前,右脚稍后;左脚应完全着地,小

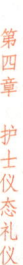

腿基本上垂直于地面;右脚则应脚掌着地,脚跟提起。此刻右膝低于左膝,右膝内侧可靠于左小腿的内侧,形成左膝高右膝低的姿态;臀部向下,基本上用右腿支撑身体(图4-18)。

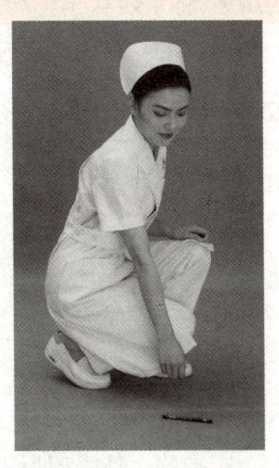

蹲姿的要领

蹲姿的训练方法

91

2. 交叉式蹲姿 交叉式蹲姿通常适用于女性,尤其是穿短裙的人员,它的特点是造型优美典雅。特征是蹲下后双腿交叉在一起。具体要求:下蹲时,右脚在前,左脚在后,右小腿垂直于地面,全脚着地;右腿在上,左腿在下,二者交叉重叠;左膝由后下方伸向右侧,左脚跟抬起,并且脚掌着地;两脚前后靠近,合力支撑身体;上身略向前倾,臀部朝下。

图4-18 高低式蹲姿

3. 半蹲式蹲姿 一般是在行走时临时采用。它的正式程度不及前两种蹲姿,但在需要应急时也采用。基本特征是身体半立半蹲。具体要求:在下蹲时,上身稍许弯下,但不要和下肢构成直角或锐角;臀部务必向下,而不是撅起;双膝略为弯曲,角度一般为钝角;身体的重心应放在一条腿上;两腿之间不要分开过大。

4. 半跪式蹲姿 半跪式蹲姿又叫作单跪式蹲姿。它也是一种非正式蹲姿,多用在下蹲时间较长,或为了用力方便时。双腿一蹲一跪。具体要求:在下蹲后,改为一腿单膝点地,臀部坐在脚跟上,以脚尖着地;另外一条腿应当全脚着地,小腿垂直于地面;双膝应同时向外,双腿应尽力靠拢。

(二) 蹲姿注意事项

1. 不要突然下蹲 下蹲的时候,速度不可过快。尤其在行进中需要下蹲时,要特别注意这一点。

2. 不要离人太近 在下蹲时,应和身边的人保持一定距离。和他人同时下蹲时,更不能忽略双方的距离,以防彼此"迎头相撞"或发生其他误会。

3. 不要方位失当 在他人身边下蹲时,最好是和他人侧身相向。正面他人,或者背对他人下蹲,通常都是不礼貌的。

4. 不要毫无遮掩 在大庭广众下,尤其是身着裙装的女士,一定要避免下身毫无遮掩的情况,特别是要防止大腿叉开。

5. 不要蹲在凳子或椅子上 有些人有蹲在凳子或椅子上的生活习惯,但是在公共场合这么做的话,是不能被接受的。

总之,下蹲时一定不要有弯腰、臀部向后撅起的动作。切忌两脚叉开,两腿展开平衡下蹲,以及下蹲时露出内衣裤等不雅的动作,以免影响姿态美。因此,当要捡起落在地上的东西或拿取低处物品的时候,首先走到要捡或拿的东西旁边,再使用正确的蹲姿,将东西拿起。

五、手姿

(一) 基本手姿

1. 垂放 垂放是最基本的手姿。双手相握于腹前,或双手自然下垂于身体两侧。多用于站立之时。

2. 背手 双臂伸到身后,双手相握,同时昂首挺胸,多用于站立、行走时,既可显示权威,又可镇定自己。

3. 持物 持物即用手拿东西。其做法多样,既可用一只手,也可用双手。但最关键的是,拿东西时应动作自然,五指并拢,用力均匀。不应跷起环指与小指,以免显得成心作态。

4. 鼓掌 鼓掌是用以表示欢迎、祝贺、支持的一种手势,多用于会议、演出、比赛或迎候嘉宾。其做法是以右手掌心向下,有节奏地拍击掌心向上的左掌。必要时,应起身站立。但不允许"鼓倒掌",因其表示反对、拒绝、讽刺、驱赶之意。

5. 夸奖 夸奖用以表扬他人。其做法是伸出右手,跷起拇指,指尖向上,指腹面向被称道者。但在交谈时,不应将右手拇指竖起来反向指向其他人,因为这意味着自大或藐视。也不宜自指鼻尖,因其有自高自大、不可一世之意。

6. 指示 这是用以引导来宾、指示方向的手姿,即以右手或左手抬至一定高度,五指并拢,掌心斜向上,以其肘部为轴,朝向目标伸出手臂(图4-19)。

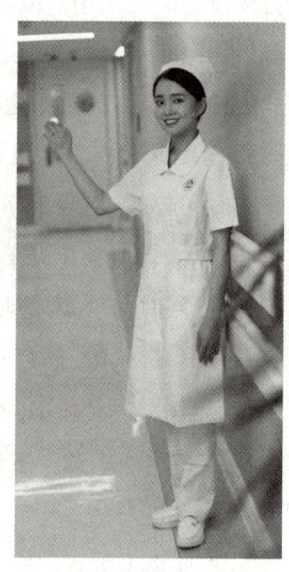

图4-19 指示

(二) 禁忌手姿

1. 易于误解的手姿 易被他人误解的手姿有两种:一是个人习惯,但不通用,不为他人理解的手姿;二是因为文化背景不同,被赋予了不同含义的手姿。比如,伸起右臂,右手掌心向前,拇指与食指合成圆圈,其余手指伸直这一手姿,在英、美国家表示"OK",在拉丁美洲则表示下流,不了解的人就容易产生误会。

2. 不卫生的手姿 在他人面前搔头皮、掏耳朵、擦眼睛的分泌物、抠鼻孔、剔牙齿、抓痒痒、摸脚丫等手姿,均极不卫生,也非常不礼貌,自然是不当之举。

3. 不稳重、失敬于人的手姿　双手乱动、乱摸、乱扶、乱放，或是折衣角、咬指甲、抬胳膊、抱大腿、拢脑袋等手姿，均属于不稳重的手姿，在他人面前，尤其是正式场合，面对尊者和长者时，更是应当禁止。

掌心向下挥动手臂，勾动食指或除拇指外的其他四指招呼别人，用手指指点他人都是失敬于人的手姿。指点他人有指斥、教训之意，尤为失礼，应禁止。

（三）常见手势语

1. 握手　几乎全球都以握手为欢迎对方的表示方式（图4-20）。北美人在见面握手相互致意时要紧紧地有力地握一下，但中东人和许多东方人在握手时则多是轻轻握一下，因为在他们的文化里，紧紧握手意味着挑衅。

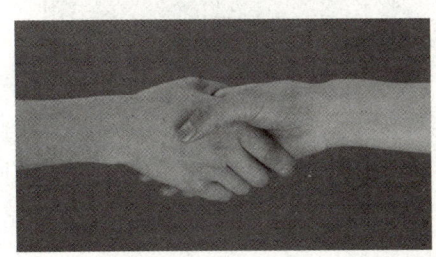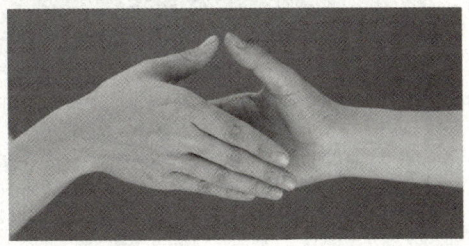

图 4-20　握手

2. 挥手　其含义主要是向人打招呼或是告别，但由于地区和习惯的差异，虽然表达的是同样的意义，但挥手的方式方法也有不同，如北美人不论是向人打招呼还是告别，或者是要引起相距较远的人的注意，他们都是举臂，张开手，来回摆动。而在欧洲大多数地方，这个动作表示"不"。欧洲人在打招呼时，习惯于举臂，手在腕部上下挥动，好像篮球运动员运球的动作。意大利人和希腊人用的手势又完全不同，他们举手，仅手指向内勾动。

3. 召唤　在美国要召唤别人以引起对方的注意时，最普通的手势是举手并竖起食指到头部的高度，或者更高一些，另外有一种召唤人的手势是伸出食指（手掌朝着自己的脸），将该指向内屈伸。这个手势在澳大利亚和印度尼西亚等地，只用来召唤动物而不用于人，如用来召唤人则是一种很不礼貌的手势。在欧洲各地，要表示"到这儿来"的手势是举臂，手掌向下，然后将手指做搔痒状。

4. "V"字形手势　食指和中指分开成"V"字形，这几乎在全球都可被理解为示意"胜利"或者"和平"（图4-21）。然而，在英国，如果你伸出食指和中指形成"V"字形，手掌和手指向着自己的脸，这就是侮辱人了。因此，在示意此手势时应当保持手掌向外的正确姿势。

5. "OK"手势　北美人经常热情地炫示这个手势：拇指和食指构成环形，其他三指伸直，表示"OK"，即赞扬和允许等意思（图4-21）。然而，在法国南部、希腊、撒丁岛等地,其意恰好相反,这个手势表示"劣等品""零"或"毫无价值"。在希腊等地,这一手势还表示一句无声而恶毒的脏话。在日本,它的意思是"钱",好像是在构成一枚硬币的样子。在巴西、俄罗斯和德国,这象征人体上非常隐蔽的孔。因此,在这些国家切记不要用这个"OK"的手势。

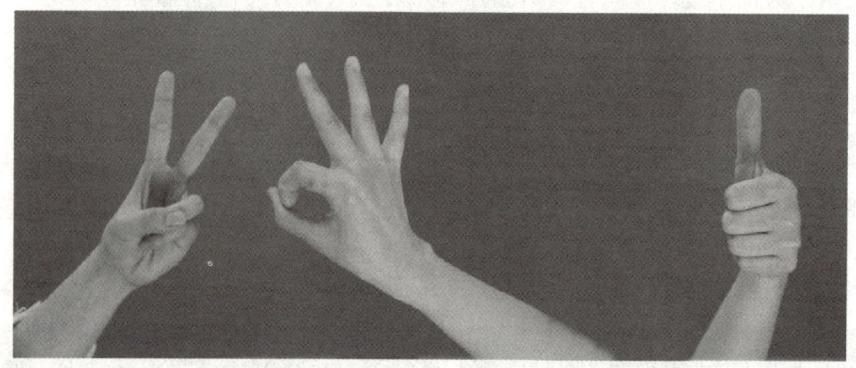

图4-21 手姿

6. 竖大拇指　这个手势在许多国家非常普遍地被用来表示无声的支持和赞同,"干得好"或者"棒极了"及其他多种赞扬的语意(图4-21)。在某些地区,这个手势却具有完全不同的意义。在澳大利亚,如果竖起大拇指上下摆动,这等于在侮辱人。北美人可用竖起大拇指表示要求搭便车。在尼日利亚等地,这个手势却被认为是非常粗鲁下流的。在日本和德国,竖起大拇指是用来计数:在日本表示"5",在德国则表示"1"。

7. 其他手势　用手呈杯状,做饮水动作,这是表达"我渴了"。两手合掌,把头倚在一侧手背上,紧闭双眼,做入睡状,表示"我很疲倦"。用手拍拍胃部,表示"我吃饱了"。用手在胃部画圈表示"我饿了"。两手相搓既可以表示"我很冷""很好""这里很安逸舒适",也可以表达迫切期望、精神振奋、跃跃欲试等。

六、护理工作中的仪态礼仪

（一）端治疗盘

端治疗盘:在站姿或行姿的基础上,双手托盘底两侧边缘的中部,肘关节呈90°自然贴近躯干(图4-22、图4-23)。盘内缘不可触及护士服。取放、行进平稳。开门时不能用脚踢门,而应该用肩部将门轻轻推开。

（二）持病历夹

持医疗文件是在站姿或行姿的基础上,用手掌握住病历夹边缘中部,放在前臂内

端治疗盘

持病历夹

侧,持物手臂靠近腰部或左手握住病历夹右缘上段,夹在肘关节与腰部之间,病历前缘略上翘,右手自然下垂或摆动(图 4-24、图 4-25)。

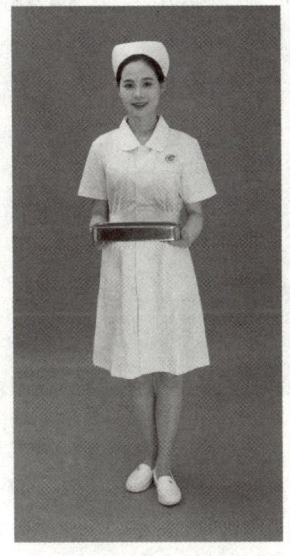

图 4-22　端治疗盘(正面)

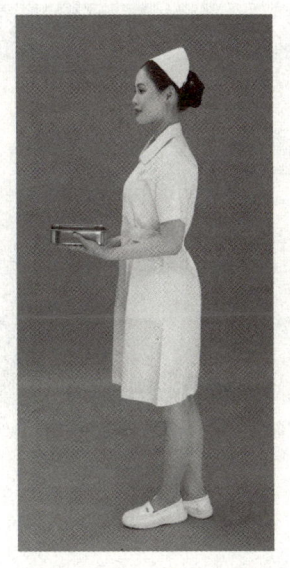

图 4-23　端治疗盘(侧面)

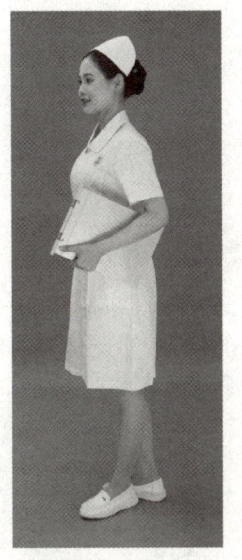

图 4-24　持病历夹

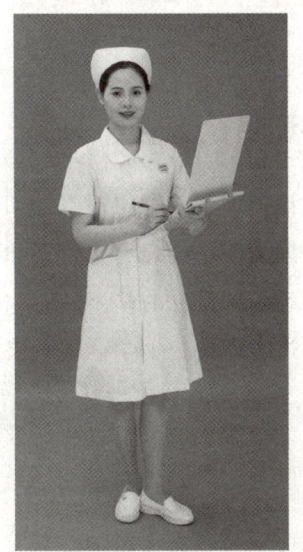

图 4-25　看病历

(三) 推治疗车

　　推治疗车时护士位于车后,双手扶把,把稳方向,双臂均匀用力,重心集中于前臂,抬头,挺胸直背,躯干略向前倾,行进、停放平稳。入室前需停车,用手轻推开门后,方能推车入室,不可用车撞开门,入室后应先关上门,再推车至病床旁(图 4-26、图 4-27)。护士在护理实践中应用或保持各种基本体态时,应根据力学原理,注意节力。

推治疗车

第二节　护士基本仪态

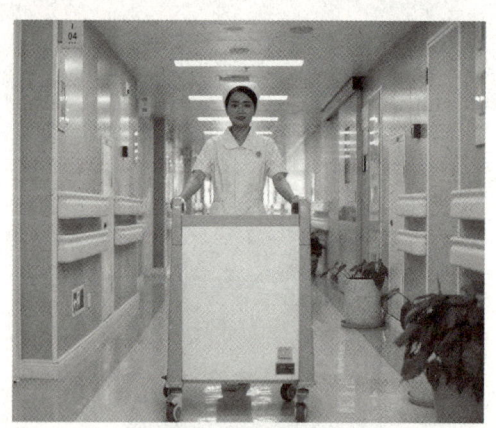

图 4-26 推治疗车(正面)

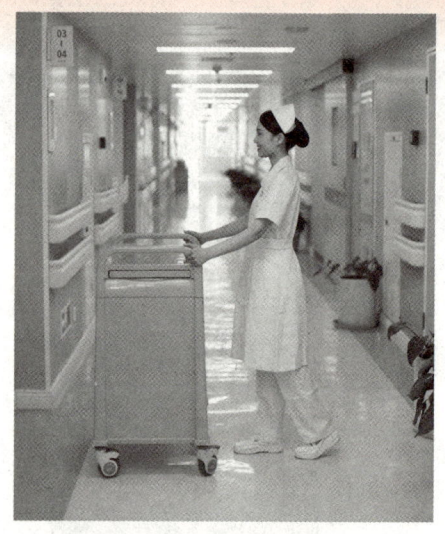

图 4-27 推治疗车(侧面)

（李　嘉　谢宝缘）

实训五　护士仪态礼仪

【实训目的】

1. 掌握护理工作中的仪态及训练方法。

2. 掌握基本站姿、坐姿、行姿和蹲姿。

3. 熟悉各种常见的站姿、坐姿和蹲姿。

4. 通过实训让护生学会基本仪态及护理工作中的仪态,塑造优美的体态,培养优雅的举止,具备良好的仪态礼仪,显示职业素养。

【实训准备】

1. 环境准备　形体训练室。

2. 用物准备

（1）落地镜、音响、电脑、投影仪。

（2）椅子、治疗盘、治疗车、病历夹。

3. 学生准备　穿护士服、戴燕帽、穿护士鞋。

【实训方法】

（一）站姿实训

1. 实训内容　示范基本站姿。以教师示范或播放教学录像、课件等形式,详细教授基本站姿和常见的规范站姿的动作要领和注意事项。

2. 实训指导　学生 6~8 人一组，按照基本站姿和常见规范站姿的要求，针对基本要领反复训练。学生通过镜前训练和互相观察、点评，纠正不良站姿。训练时播放背景音乐，让护生体会护士的仪态美，并增加训练的趣味性，减轻疲劳感。最后，以小组为单位进行训练效果的展示，由师生共同完成评价。

3. 实训步骤

（1）训练规范性

① 基本站姿训练：让学生在镜前按照基本站姿的要求对镜站立，针对要点反复训练，并检查自己的站姿及整体形象。训练要点：保持正确体态，使身体正直、重心平稳，能自然地改变站立姿势；正确把握下颌微收的幅度，使之与颈部约呈 45°；注意挺胸、收腹、立腰、提臀，达到挺拔的效果；训练正确的脚位，注意两脚的位置及其间距；训练手部位置与手部姿势，整体和谐一致。

② 各种规范站姿训练：学生对镜训练，根据教师的要求变换各种规范站姿：V 字形站姿、丁字步站姿。反复训练直至熟练掌握，发现问题及时纠正。

（2）训练持久性：耐力是保证站姿的标准和体态优美的关键和基础，训练持久性能使护生适应临床工作较长时间站立的需要。要求护生按照基本站姿的要求，从站立 3~5 分钟开始，逐步延长时间。

（3）强化训练：通过以下方法强化训练学生的规范性、稳定性和持久性。

① 顶书训练：护生站立时，将书本放在头顶上，目光平视，面带微笑（图 4-28）。为了保持书本不掉落，头部与身体就要保持平衡，颈部也会自然挺直，下颌内收。这种方法可以矫正低头、仰头、歪头、缩脖、伸脖、晃头及左顾右盼的不良姿态。

② 夹纸训练：护生按基本站姿站立，同时将一张纸夹于两膝之间。为使纸不掉落，双膝必须并拢，双大腿内侧肌肉收缩。这种方法可锻炼腿部肌肉、美化腿部线条。

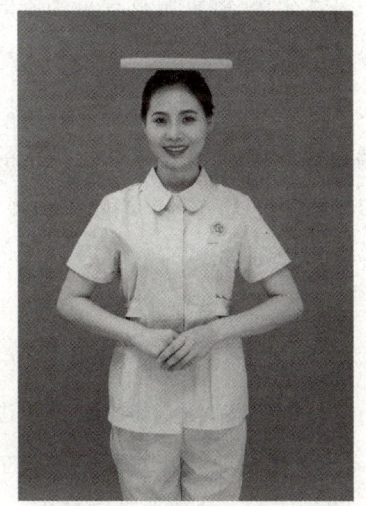

图 4-28　顶书训练

③ 背靠墙训练或背靠背训练：背靠墙训练时，要求护生 9 个点贴墙站立，即枕部、肩胛骨、臀部、小腿及足跟与墙壁紧密接触（图 4-29）；背靠背训练时，护生 2 人一组，背靠背站立，两人的枕部、肩胛骨、臀部、小腿及足跟紧贴（图 4-30）。这种方法可以使枕部、肩胛骨、臀部、小腿及足跟在同一个侧面，以纠正不良的站姿。

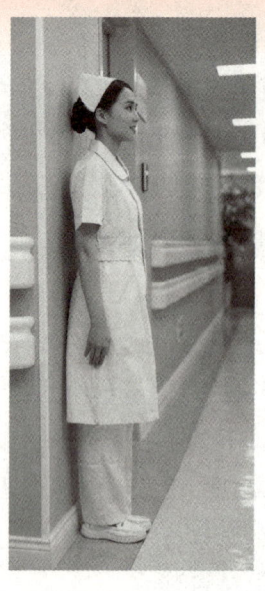

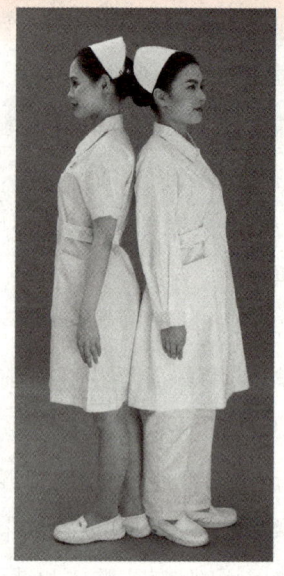

图 4-29　背靠墙训练　　　　　　　　图 4-30　背靠背训练

（二）坐姿实训

1. 实训内容　示范基本坐姿。教师以示范或播放教学录像、课件等形式,详细教授基本坐姿、各种常见规范坐姿的动作要领和注意事项。

2. 实训指导　学生6~8人一组,按照基本坐姿和各种常见规范坐姿的要求,针对基本要领反复训练。学生通过镜前训练和互相观察、点评,纠正不良坐姿。训练时播放背景音乐,让护生体会护士的仪态美,并增加训练的趣味性,减轻枯燥感。最后,以小组为单位进行训练效果的展示,由师生共同完成评价。

3. 实训步骤

（1）训练就座仪态

① 从座位前方就座:从座位正前方走向座位,在离座位约半步之遥停下,转身,右脚后退半步,使右腿轻碰椅子边缘,再轻盈平稳就座,动作优雅,落座无声。

② 从座位侧方就座:按照"左进左出"的原则,在座位左侧站立,左腿向前迈出一步,右腿跟上,随即向右侧迈出一步,使自己位于座位的正前方,左腿跟上,最后右腿后退半步,轻盈落座。

（2）训练坐定仪态:坐定后保持上身挺直,学生对镜训练,根据教师的要求变换各种规范坐姿,包括正襟危坐式、垂腿开膝式、双腿叠放式、双腿斜放式、双脚交叉式、双脚内收式、前伸后屈式、大腿叠放式。反复训练直至熟练掌握,发现问题及时纠正。

（3）训练离座仪态:离座时,右腿先后退半步,然后上身直立站起,右脚收回,与左脚并拢,再从入座的左侧离开。

（4）训练持久性:根据个人喜好选择适合自己的规范坐姿,并逐渐延长坐的时间,一般选择正坐位,若时间过长,可改为侧坐位,但应避免不停更换坐姿。

(5)强化训练

① 夹纸训练:护生按基本坐姿就座,两腿之间夹一张白纸,保持白纸不掉落,并尽可能延长夹纸时间。以此训练坐姿的规范性、稳定性和持久性。

② 训练上身直立:就座和离座时,因为体位的突然改变,身体重心易产生不稳,身体出现前倾或左右摇晃现象。通过反复示教和训练,使护生在站起或坐下时保持上身直立。护生就座后,头顶书本,让书本保持不掉落,以此让护生保持上身端正挺拔。

(三)行姿实训

1. 实训内容　示范基本行姿。教师以示范或播放教学录像、课件等形式,详细教授基本行姿的动作要领和注意事项。

2. 实训指导　学生6~8人一组,按照基本行姿的要求,针对基本要领反复训练。学生通过镜前训练和互相观察、点评,纠正不良行姿。在行走过程中较难观察行进中的姿态,可以对其行走的姿势进行录像,让其观看自己的走姿,进而纠正不良姿势。训练时播放背景音乐,让护生随着音乐节奏行走。最后,还可以以小组为单位进行训练效果的展示,由师生共同完成评价。

3. 实训步骤

(1)保持正确的仪态:护生面朝前方站立,头正颈直,目不斜视,挺胸收腹,背腰挺拔。

(2)调整好重心:迈步时身体稍前倾,迈出的脚应以脚跟着地,重心移至前脚,前脚落地后脚离地时,膝盖要伸直,踏下脚时再稍放松,并使重心立刻前移,身体随之前移。

(3)训练行进路线:在地面上画出一条直线,让护生沿着直线练习行走,在行进中注意避免身体左右摇晃。

(4)训练步幅:护生沿地面直线行进,步幅以一脚距离为宜,脚要直线平行,防止出现"外八字""内八字",其次还要注意避免脚步过大、过小。抬脚、落脚时注意高度适宜,轻盈无声,不可声响过重或蹑手蹑脚。

(5)训练肩臂摆动:护生行进时,肩放松,两臂靠近身体,手掌掌心向内,有节奏地前后自然摆动。注意纠正肩部歪斜,手臂摆动幅度过大等,手臂的摆动应与双腿行走相协调。

(6)强化训练

① 顶书行走:护生行走时,头顶书本,双手叉腰,做到行走过程中书本不掉落,以此保持头身挺直;也可两臂侧平举,两手各放一本书练习,以纠正不良行姿。

② 训练协调性:行走过程中配上节奏感分明的音乐,使护生在行走时能掌握节

奏,合上节拍,协调行进速度,手臂摆动对称,全身动作协调。

(四)蹲姿实训

1. 实训内容 示范基本蹲姿。教师以示范或播放教学录像、课件等形式,详细教授基本蹲姿的动作要领和注意事项。

2. 实训指导 学生6~8人一组,按照基本蹲姿的要求,针对基本要领反复训练。学生通过镜前训练和互相观察、点评,纠正不良蹲姿。训练时播放背景音乐,让护生体会护士的仪态美,并增加训练的趣味性,减轻枯燥感。最后,以小组为单位进行训练效果的展示,由师生共同完成评价。

3. 实训步骤

(1)训练常用蹲姿:以站姿为基础,上身直立,右脚向后稍退半步,用手捋顺裙摆,两腿靠紧蹲下,分别形成高低式蹲姿、交叉式蹲姿、半蹲式蹲姿和半跪式蹲姿。反复训练直至熟练掌握,发现问题及时纠正。

(2)训练蹲姿拾物:在地面上放一物品,护生走向物品,视物品在右前方或右侧,后移右脚半步,用手捋顺裙摆,蹲下。左手放于左膝上或裙口处,衣领较低时,可用左手护住领口。蹲下时,注意挺胸收腹,降低重心,用右手拾物(见图4-18)。站起时,右腿向前半步回归原位,继续行走。

(3)训练裙装蹲姿:穿着裙装时,应侧身,先用手捋平裙摆,再下蹲,并立即用另一手在前护住裙口,蹲下时应保持上半身直立。

(五)护理工作中的仪态实训

1. 实训内容 示范护理工作中的仪态。教师以示范或播放教学录像、课件等形式,详细教授端治疗盘、持病历夹和推治疗车的动作要领和注意事项。

2. 实训指导 学生6~8人一组,按照端治疗盘、持病历夹和推治疗车的要求,针对基本要领反复训练。学生通过镜前训练和互相观察、点评,纠正不良仪态。训练时播放背景音乐,让护生体会护士的仪态美,并增加训练的趣味性,减轻枯燥感。最后,以小组为单位进行训练效果的展示,由师生共同完成评价。

3. 实训步骤

(1)训练端治疗盘:在站姿或行姿的基础上,上臂紧贴躯干,双肘靠在两侧腋中线上,肘关节呈90°,双手四指和手掌托住两侧盘底,四指自然分开,拇指置于治疗盘两侧边缘,持盘与腰平齐,盘内缘距躯干2~3cm。反复训练直至熟练掌握,发现问题及时纠正。

(2)训练持病历夹

① 训练站立或行走时持病历夹:在站姿或行姿的基础上,左手手掌握住病历夹

右缘中部,放在前臂内侧,左手臂贴近躯干,病历夹正面向内,右手自然下垂或摆动(见图4-24);或左手握住病历夹右缘上段,夹在肘关节与腰部之间。

② 训练站立书写或阅读时持病历夹:左手握住病历夹上缘的外1/3处,左前臂托住病历夹放在左侧胸前,上臂靠近躯干,手臂略向外展,右手翻阅或记录(见图4-25)。

(3) 训练推治疗车:护生位于车后,双手扶住车缘两侧把手,双臂均匀用力,重心集中于前臂,把稳方向,身体略向前倾,抬头挺胸,直背收腹,步伐轻盈,匀速前进(见图4-26,图4-27)。

【效果评价】

1. 实训态度评价　护生在实训过程中是否态度端正、严谨认真,是否按要求完成训练内容,着装是否规范整齐,仪表是否端庄大方。

2. 职业能力评价　训练过程中,护生是否掌握各基本仪态和护理工作中仪态的训练要领,站姿、坐姿、行姿、蹲姿是否符合标准,是否能规范端治疗盘、持病历夹和推治疗车。

3. 创新意识评价　内容的组织和运用是否有创意,在实训中是否善于观察、发现问题,是否具有评判性思维能力和机智灵活的应变能力。

4. 团队精神评价　各小组成员是否互相帮助、虚心好学、谦虚礼让、友好相处、精诚合作完成任务,通过实训学生是否从中感受到集体力量的强大,集思广益参与情境设计,参与角色扮演,鼓励后进生共同学习进步。

思考题

1. 什么是仪态?仪态的基本要求是什么?

2. 为什么要注重护士的仪态?护士的仪态要求是什么?

3. 站姿、坐姿、行姿的基本要求有哪些?如何避免不良的站姿、坐姿和行姿?

4. 常见的蹲姿有哪些?如何运用?

5. 护理工作中,护士的仪态有哪几种?

在线测试

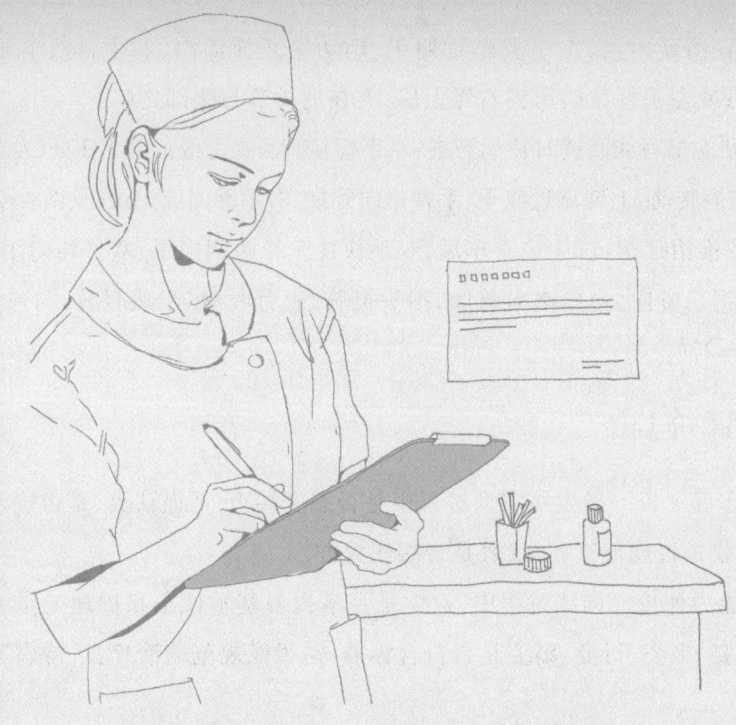

第五章　护理工作礼仪

知识目标

1. 掌握护理工作交往中的言谈礼仪。

2. 掌握岗位护理工作礼仪规范及操作礼仪规范。

3. 熟悉门诊、急诊护理工作礼仪的基本要求。

4. 熟悉与同事间的交往礼仪。

5. 熟悉护理工作的交接班礼仪。

技能目标

1. 能在实际工作中应用护理礼仪。

2. 能灵活运用礼貌用语进行日常的护理工作。

3. 能应用礼仪规范与同事进行良好的交往。

素养目标

1. 具有良好的沟通交流能力及团队合作精神。

2. 践行工匠精神,形成"以人为本,以患为尊"的职业理念。

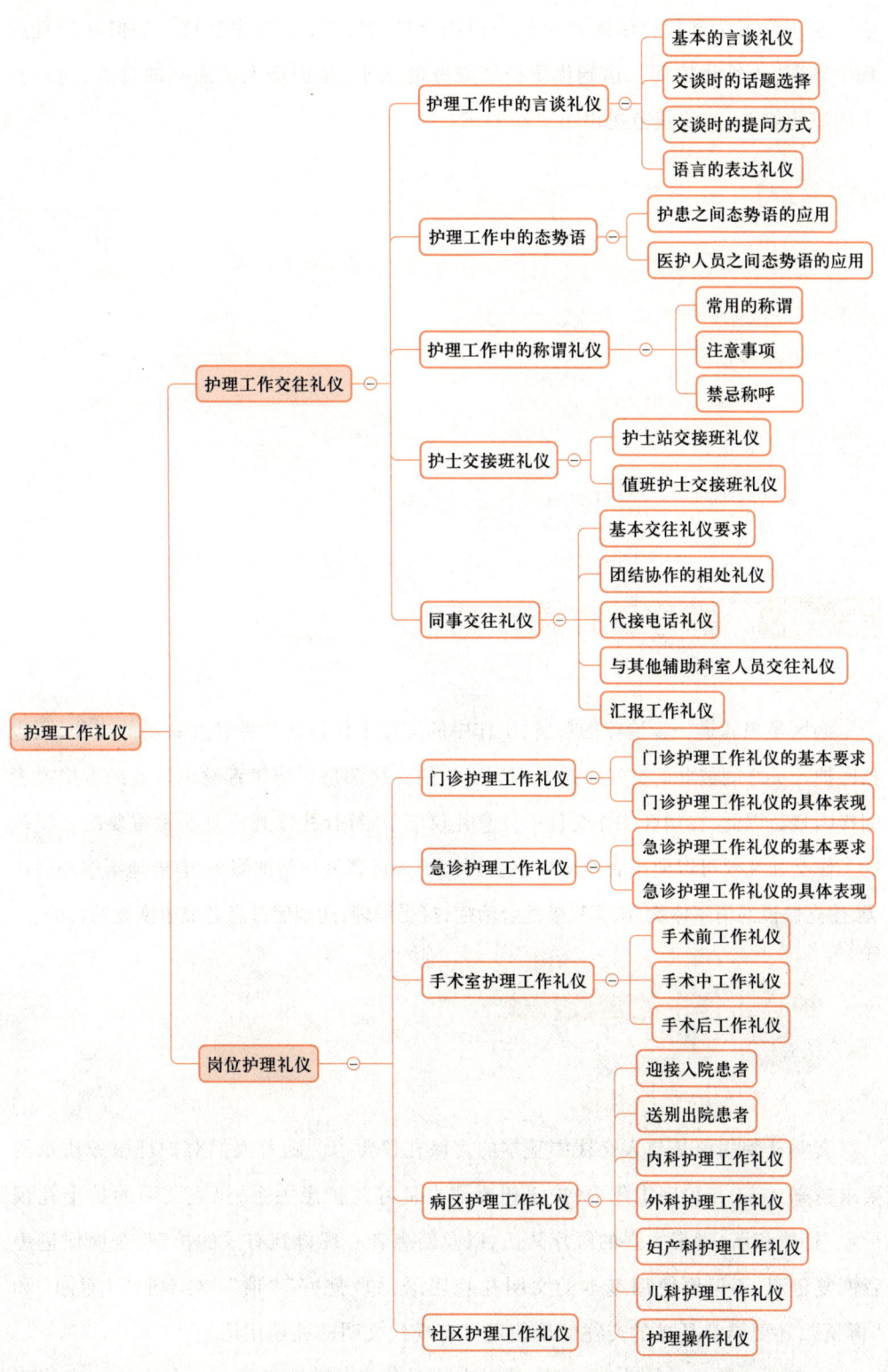

护理工作礼仪
- 护理工作交往礼仪
  - 护理工作中的言谈礼仪
    - 基本的言谈礼仪
    - 交谈时的话题选择
    - 交谈时的提问方式
    - 语言的表达礼仪
  - 护理工作中的态势语
    - 护患之间态势语的应用
    - 医护人员之间态势语的应用
  - 护理工作中的称谓礼仪
    - 常用的称谓
    - 注意事项
    - 禁忌称呼
  - 护士交接班礼仪
    - 护士站交接班礼仪
    - 值班护士交接班礼仪
  - 同事交往礼仪
    - 基本交往礼仪要求
    - 团结协作的相处礼仪
    - 代接电话礼仪
    - 与其他辅助科室人员交往礼仪
    - 汇报工作礼仪
- 岗位护理礼仪
  - 门诊护理工作礼仪
    - 门诊护理工作礼仪的基本要求
    - 门诊护理工作礼仪的具体表现
  - 急诊护理工作礼仪
    - 急诊护理工作礼仪的基本要求
    - 急诊护理工作礼仪的具体表现
  - 手术室护理工作礼仪
    - 手术前工作礼仪
    - 手术中工作礼仪
    - 手术后工作礼仪
  - 病区护理工作礼仪
    - 迎接入院患者
    - 送别出院患者
    - 内科护理工作礼仪
    - 外科护理工作礼仪
    - 妇产科护理工作礼仪
    - 儿科护理工作礼仪
    - 护理操作礼仪
  - 社区护理工作礼仪

护理工作礼仪是护士在专业活动中思想、语言和行为的外在表现。随着新的医学模式的诞生,现代护理学的实践和理论由"以疾病为中心"转变为"以患者为中心",护理学成为现代科学体系中的一门综合性、独立性的应用学科。如何在护理过程中体现"人性化护理",达到优质护理服务的水平,是护理人员面临的挑战,也对护士的职业修养、礼仪规范提出了更高要求。

案例导入

患者李女士,50 岁。因糖尿病入院治疗,住院后听同室病友说,这个病治不好,要终生用药,还可能会失明,李女士为此焦虑不安。

问题引导:

1. 作为李女士的责任护士,应如何为李女士进行健康宣教,以缓解李女士的焦虑心理?

2. 请阐述为患者进行健康宣教时的礼仪规范。

第一节 护理工作交往礼仪

病区是患者进一步治疗的场所,工作中的交往不仅包括与患者及家属的交往,还包括医护人员之间彼此的交往。这些病区工作的交往都是影响患者健康恢复的直接或者间接因素。因此,在病区工作交往中注意礼仪细节、符合礼仪规范是非常重要的。规范的工作交往礼仪可以使患者及家属感受到医护人员真诚热情的服务,有效地缓解心理压力,建立愉悦的情感体验,从而积极配合治疗,接受护理,达到促进患者健康恢复的目的。

一、护理工作中的言谈礼仪

(一)基本的言谈礼仪

文明礼貌用语是与人交往中基本的言谈礼仪要求。随着人们对护理服务质量的要求越来越高,在护理工作中,护士想要建立良好的护患关系,树立文明的护士礼仪形象,打造和谐、凝聚力强的医疗队伍,以及使患者心理得到有效的护理,全面促进患者恢复健康,不但要使用基本的文明礼貌用语,如"您好""请""对不起""谢谢"和"再见",还要结合具体的交往情境使用具有现代文明的礼貌用语。

1. 敬语 敬语又称为"敬辞",是对交往对象表示尊敬的词语。与人交往中能否沟通顺畅,关键取决于交往中的言谈礼仪,而敬语是构成言谈礼仪重要的基本组成部

分。使用敬语要掌握以下几种语言表达方式。

（1）问候敬语：无论在工作场合还是在正式的社会交往场合，人与人见面时要以合乎礼仪的问候方式进行问候，以表示尊重。一般分为日常问候敬语和特殊场合的问候敬语。

日常问候敬语可用"您好""您早""上午好""下午好""晚上好"等现代文明的时效性的问好。特殊场合的问候敬语可以结合当时的社交情境，如"很高兴有这样的机会让我们结识""初次见面，还请多多关照""久违了，最近可好""出去散步吗""今天天气不错"等日常社交场合中的问候敬语。

护理工作场合的问候敬语要围绕着健康、体谅患者感受等方面的内容，如"您好，有什么需要帮助的吗""今天身体感觉好些没有""今天您的气色看上去很不错""昨晚睡得好吗""感觉怎么样""手术刀口还疼吗"等关心健康、关注病情方面的问候敬语。

同事之间的问候敬语也不可忽视。尊重同事、尊重上级领导是个人礼仪修养的体现，是营造技术好、服务好、安全和谐的医疗环境的关键因素。要求不过于繁杂，不随意，但是一定要符合礼仪规范，创建一种和谐、文明、管理严格的企业文化氛围，给患者建立一种专业感和信任感。如"上午好，张医生""下午好，护士长""有什么需要帮助的吗""谢谢您的提醒，我马上处理"等友好、严谨、专业的工作式问候敬语。在特殊紧急场合则可以忽略常规的问候敬语，如急诊大抢救的情况下，对于同事和上级领导的问候仅仅以一个点头、眼神的交流即可。而在繁忙的护理工作中，同事之间的问候也许只是一个微笑，虽然简单却很温暖。

知识链接

问候的心理效应

1. 问候展示修养 走出家门时，跟家人说一声"再见"，爸爸妈妈会觉得你懂事了；遇上老师问一声"老师好"，老师会觉得你有礼貌；操作失误时，对患者说一声"对不起"，大家会觉得你很有修养。

2. 问候代表关爱 同学间彼此的一声问候，让同学心中充满阳光和温暖；对患者的一声问候，让人觉得安慰，"早日康复"是最好的祝福。

（2）安慰敬语：在住院期间，如果患者及家属遇到麻烦，或者患者接受护理治疗操作感到疼痛时，及时给予恰当、温暖的安慰性语言，会给患者及家属极大的安慰和尊重，同时更能帮助患者树立战胜疾病的信心，如"您请稍后，不要着急""问题很快就会解决的，您一定要保持冷静""请相信，我们一定会全力以赴""您的病情很稳定，相信一定会好起来""请不要着急，病情正在好转中""您配合得很好，相信您很快就会恢复健康""请节哀，保重身体"等。

同事之间的安慰敬语简单明了,如"李护士,需要我帮忙吗""王医生,有什么事吗""张护士,需要配合吗"等。这样能避免患者对医护人员的专业形象产生怀疑或不信任感,让同事感受到关心和力量。

(3)应答敬语:面对患者及家属随时的询问,护理人员要礼貌回答、详细解释,最基本也要做到及时应答。工作中礼貌的应答敬语,如"您好,有什么事情吗""好的,马上为您处理""好的,我看一下""哦,应该没有问题""请稍等,我马上通知医生"等。

同事之间的应答敬语更要及时、简洁、明确,如"好的,张医生,我明白""护士长,这个没问题,我马上处理""哦,我明白了""好的,请放心"等。

(4)请托式征询敬语:要建立良好的护患关系,请托式征询敬语的使用非常关键。其实,对患者及家属表达尊重就是获得对方对自己的尊重。常用的敬语如"请各位配合一下,排队就诊可以吗""请到诊室外接打电话,可以吗""您不介意的话,我可以……吗""您还有什么事吗""劳驾各位家属在病区外等候"等。

同事之间的尊重互助更多地体现在日常的言语中,请托式征询敬语是重要的一种沟通方式,在医护之间有微妙的影响作用,能营造一种和谐、愉悦、尊重、高效率的工作氛围,如"张医生,麻烦您看一下这份化验单可以吗""韩主任,有个急诊患者需要您马上去会诊""李护士,能否帮我把那份病历递过来"等。

(5)赞美和祝贺敬语:适当的赞美和祝贺敬语是世界上最美好的语言。特别是在临床护理工作中,适当的赞美和祝贺敬语往往会使护患关系更加融洽,起到微妙的润滑和促进作用,从而得到患者的配合,增强患者恢复健康的信心。

对年龄小的患儿,可以赞美他的勇敢、漂亮、帅气、讲礼貌、懂事理等,如"你可真是一个勇敢的孩子,扎针都没哭"等。对中青年患者,可以赞美他的工作、事业、家乡、民族、国家及他曾经就读过的学校等。对老年患者,可以赞美他的儿女孝顺、精神状态好、气色好转、坚强开朗、明事理、教育有方等,如"您今天配合得很好,忍受了最痛苦的治疗环节,相信病情马上就会好转的"等。

赞美敬语需要注意两点:一是赞美要真实、具体,不夸大,不捏造事实;二是赞美时态度要坦诚,有真情实感。同样,同事之间的赞美也不可缺少。但是,切记要在避开患者的场合,或者避开紧急抢救的工作场合,体现医疗工作的严谨和医院管理的规范,增加患者对医护人员的信任。总之,赞美敬语要遵循适时、适情、适景、坦诚、有真情实感的原则,达到雪中送炭的效果。

适时的祝贺敬语能让患者及家属感受到更多的安慰和信任,更加坚定患者战胜疾病的信心。因此,适时的祝贺敬语不可缺少。如手术顺利结束后,各项重要检查结果明确时,创伤性和危险性较大的护理操作顺利进行后,康复训练有效果时,患者渡过疾病的痛苦难关时,患者病情痊愈出院时等,要及时恰当地给予祝贺敬语,拉近护患之间的情感距离,这也是护理践行礼仪服务的细节。

同样,同事之间的祝贺敬语也要适时、恰当、真诚,以增强团队和谐,如一则短信、一封邮件、一张贺卡,话语虽少,但是能传递真情,增进同事间的情感,达到相互鼓励、相互学习、相互进步的目的,是人与人交往中懂礼、守礼的根本意义。

(6)欢迎和致谢敬语:在护理工作中迎接新患者入院时,及时的欢迎致谢敬语是不可忽略的细节,如"欢迎您来我们医院就诊""谢谢您对我们医院的信任"等;患者配合护理操作完毕要及时致谢,如"谢谢您的配合";操作失误得到患者宽容时要致谢,如"感谢您的理解""十分感激您的包容和帮助";在得到患者的帮助时,即使只是帮忙递送一件物品,或者每一件小事上的配合,都要及时致谢,如"谢谢您的帮忙"或者一句简单的"谢谢"等。

同事间的相处礼仪在日常烦琐的工作中显得淡化,但是并不代表同事之间不需要礼仪。人和人之间,不要以为"熟不拘礼",其实所谓的礼,就是要合乎道理,合乎伦理。《礼记》中记载"五伦"是指"父子有亲,君臣有义,夫妻有别,长幼有序,朋友有信"。家庭中父母子女之礼,夫妻之礼,上下级和长幼尊卑之礼,朋友之间的相处之礼,都是做人应有的基本礼仪,都能给人心意上的尊重,都是人与人之间必不可少的交流。如在交代诊疗护理事项和要求时,彼此之间说一声"谢谢!××护士(医生)",这会让同事之间彼此感到很温暖、被信任和被尊重。

(7)告别敬语:与患者及家属的告别敬语要注意言谈礼仪细节,以患者恢复健康、出院后的康复指导为主要内容,如"祝您早日康复""出院后记得按时服药,定期复诊""有什么事情请随时致电给我们""祝您一路平安"等。同事之间最常见的告别敬语则体现在下班后的一句"再见""您慢走""路上小心"等,让同事每天都在愉悦、相互关心的氛围中工作,这是个人礼仪修养内涵的表现。

基本礼貌敬语在使用时一定要保持微笑,微笑着与人交流,才会使语言的情境更生动,更能传达敬语中的一份尊重和温暖。

2. 谦语　谦语也称谦辞、谦让语,是表示谦虚恭敬、自谦的语言。在医院特殊的服务环境中,医护人员之间的相处和配合需要谦语的使用,护患之间更需要谦语的调剂。因为相对于患者来讲,作为专业技术人员的护士在心理上往往有一种优越感。为融洽护患关系,提高护理服务质量,在为患者进行护理服务的过程中,要注意尊重患者的感受,向患者使用谦虚恭敬的语言,这是不可忽视的一个服务礼仪细节。常用的谦语主要包括致歉语和谦词。

(1)致歉语:致歉,不是语言上一句简单的"对不起"就能让人感觉到真诚,而要结合具体的护理工作情境,使用致歉语才能表达真诚之意,让患者感受到一种真情,从而愿意接受。如"对不起,让您久等了""请原谅,我的失误给您带来了痛苦""打扰您休息了,对不起""很抱歉,让您担心了"等。交谈中,不随意打断对方的话,确实需要打断时,要致歉并使用征询的语气,如"对不起,能打断一下吗""不好意思,刚刚您说的我没听清楚""对不起,我想打断一下,可以吗"等。以上符合礼仪规范的含蓄、婉转、善解人意的措辞,会使谈话进行得非常愉快、融洽。

(2)谦词:谦词是表达谦虚的用语,使患者感受到护理人员的谦虚和尊重感。如"对不起,请行个方便",请人批评说"请指教",求人解难说"恳请",请人帮助说"劳驾""拜托"等。

3. 雅语 雅语是各种文雅的话语,表示敬辞的语言。雅语的使用既是对患者的尊重,又是个人素质和修养的表现,体现护士的文明服务和高雅风度。

(1)生活中的雅语:主要用于替代俗语或者忌讳性语言,如把有身体残疾称为"行动不便",把眼睛失明的患者称为"盲人",把"厕所"称为"洗手间",表达不满说成"遗憾"等。

(2)医学中的雅语:在与患者交往中,要注意医学雅语的使用,树立良好的专业护理人员的职业形象。同时,避免造成患者的尴尬或者沟通障碍。如手术后观察患者是否"排气",不要说成"放屁";需要排空膀胱时,要说"排尿",不要说成"撒尿";需要患者暴露臀大肌注射部位时,要说"臀部",不要说成"屁股";在与患者强调医生的"医嘱"时,不要让患者误听为"遗嘱"的字音;多处"肋骨骨折"不要说成"肋巴折了"或是"排骨断了"等。

4. 禁忌用语

(1)禁忌的语气:命令式语气和质问式语气是护理工作中与患者交往的禁忌语气。不论是同事之间还是护患之间,都会让人有一种被驱使、被审讯、被训斥的感觉,让人感到不受尊重。一旦患者对护士服务产生了抵触心理和不合作的态度,便破坏了护患之间的和谐气氛,不利于良好护患关系的建立。

(2)禁忌的语言:不文明的语言和挖苦讥讽的语言是护患相处交往中的禁忌语言。如讲粗话、方言、土语、恶语及故意挖苦、讥讽对方是最不礼貌的语言,也是有失职业修养的表现,应予以杜绝。另外,在无外宾在场的情况下,要慎用外语,否则会显得与人格格不入,或者有卖弄彰显之嫌。

(二)交谈时的话题选择

与患者交谈时,话题的选择是否合乎时宜,既是能否取得良好交谈效果的关键因素,又能体现出对患者的尊重与否。交谈时应注意选择话题的礼仪细节,要根据不同的患者情况、不同的环境和不同的健康问题来选择恰当的话题。

1. 恰当的话题 对于患者这个特殊的群体来说,并不是所有的话题都值得谈,恰当的话题利于护患之间的顺利沟通,从而获得大量的临床护理资料,建立良好的护患关系。

(1)健康方面的话题:如介绍其他患者治疗康复的效果,比较成功的临床案例,帮助患者树立治疗疾病的信心和希望。

（2）轻松愉悦的话题：如天气、饮食、旅游和生活等方面的内容，让患者感觉到轻松愉悦，缓解消极情绪，释放心理压力。

（3）擅长、有兴趣的话题：如患者的爱好、特长、孩子或者从事的工作等话题，激发患者谈话的兴趣和情感的表达。

2. 禁忌的话题　要想与患者建立一个愉悦的谈话氛围和取得较好的谈话效果，在交谈中就要注意避免一些不合时宜的话题，否则不但达不到交谈的目的和效果，失礼于对方，有时甚至会伤害到对方的尊严和触碰到对方的心理承受底线，给患者精神上和心理上造成双重打击，从而影响患者健康的恢复。交谈中应避免以下禁忌话题。

（1）非议他人的话题：在交谈中有人习惯把他人之事当作话题，说人是非是一种有失个人修养的行为表现，也不利于团队的和谐，对患者更是一种不尊重的表现。

（2）涉及个人隐私的话题：隐私是不希望他人了解之事，包括个人的年龄、工资收入、婚恋情况、家庭状况、健康状况和个人感情经历等。这些涉及个人隐私的话题，不宜作为交谈话题，特别是初次交往，更要注意这一礼仪细节。

（3）捉弄他人的话题：与患者交谈中，要时刻注意护士的专业形象，不可为了活跃气氛，不合时宜地随意开对方的玩笑，让对方出丑等。这些捉弄他人的话题破坏了双方关系，不利于良好护士形象的树立。

（4）其他话题：如令人伤感、不愉快的话题，违背社会伦理道德事件的话题，思想反动、违法乱纪之类的反感话题，应予以避免。如果无心谈到了此类灾祸、惨案、疾病、挫折等事件的话题时，要立即转移话题，必要时要向对方道歉，以免失礼于对方。

同事之间的交谈除了要禁忌以上话题，更要注意不在工作岗位上，不在工作的时间里，不当患者面随意谈论任何与诊疗护理工作无关的话题，注意这些礼仪细节是树立医护人员专业形象，体现个人良好素质修养，取得患者信任的重要因素。

（三）交谈时的提问方式

恰当的提问方式是引导双方谈话顺利进行的关键。护患之间恰当的提问方式既可以让护士获得更多的临床资料信息，又可以让患者有一种"畅所欲言"的倾诉感。提问方式包括开放式问题和闭合式问题。如果交谈时间允许，非常提倡开放式问题的提问方式。因为这样可以获得更多的临床资料，特别是对接待新入病区的患者，一句"你哪儿疼"这样闭合式的问题，患者回答的只有木讷、机械的唯一答案。而"您感觉身体怎么不舒服了"这样的开放式问题，会让患者有被尊重感，从而将身体不适的过程、发展和现状的情况进行详细的说明。

提 问 类 型

类型	含义	优点	缺点
开放式提问	所提问问题的回答没有范围的限制,回答者可根据自己的观点自由回答,提问者可从中获取全面的、真实的信息	提问者可获得更多、更真实的资料	需要较长时间
闭合式提问	将问题限定在特定的范围内,患者回答问题的选择性小,通过"是""否""有""无"等即可回答	提问者可准确地获得所需的信息	被提问者不能进行自主思考和解释

(四)语言的表达礼仪

在病区护理工作中,医护患之间的语言表达礼仪很重要,这既是建立融洽的医护患关系的重要环节,更是医疗护理安全的根本保证。其中,护士的语言表达礼仪主要包括3个方面:一是语音准确,吐词清晰;二是语速适度,内容简明;三是态度谦和,言语谨慎。

1. 语音准确,吐词清晰　护士与患者交谈时要注意发音准确,不误读字,不读白字,以表示对患者的尊重。如有读不准的名字,可以主动询问患者,以得到准确的核对,这样做有利于患者对护士信任感的建立。吐词清晰便于医护之间及护患之间随时快速、准确地核对语言信息,如在各项护理操作前的姓名核对,便于患者准确地听清楚而进行核实。急诊抢救中,便于快速复述口头医嘱、准确核对并执行,避免医疗护理差错的发生。

2. 语速适度,内容简明　护士说话时的语速不宜过快或过慢,便于医护患之间能恰当、及时地明确语意,特别是对医疗护理内容的交代事项,要求内容简明,既能帮助患者理解记忆,又能提高护理工作效率,保证病区护理工作的顺畅完成。

3. 态度谦和,言语谨慎　态度谦和体现在与人交谈时,注意文明礼貌、平等待人。同时言语要谨慎,不说大话、空话、欺诈话,不故作玄虚,不与人争辩,不否定他人,要处处礼让对方。

二、护理工作中的态势语

态势语也称体语,是通过表情、眼神、举止行为、交往中的空间距离等符合礼仪规范的细节来表达思想感情、传递信息的一种重要的辅助交流工具,如微笑、目视对方、适当点头并简单应答等态势语。据心理学研究分析,一个人的态势语所表达的信息和情感要比有声语言更有说服力和感染力,因为态势语看起来更真实、更直观。因此,符合护理礼仪规范要求的态势语有利于护士与服务对象情感信息的传递。态势语可以发生在任何交往过程中的任何时刻,在护理工作交往中经常会遇到的态势语应用有以下几方面。

(一) 护患之间态势语的应用

1. 与患者及家属见面时,一个微笑的表情、一个点头礼或者随声一句简单的问好。

2. 与患者及家属交谈时,眼神注视着对方眼到口的三角区,再适当地点头,身体前倾,不后仰,随时给予认同,不随便打断对方的表述(见图5-1)。

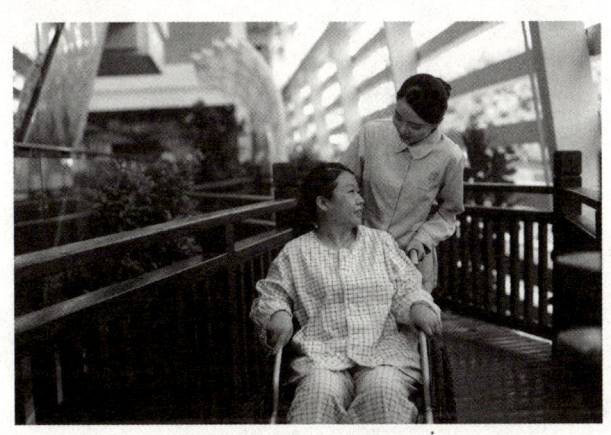

图 5-1　护士与患者交流

3. 为患者拿放物品时,用双手表示尊重,轻拿轻放,表示态度友好。

4. 请患者熟悉相关护理文件需要签字时,要用手或笔指示所阅读的文字及签字所在位置。

5. 为患者及家属指示方向或方位时,掌心朝上,表示尊重。

6. 患者及家属询问时,一定要暂时放下手中的工作,眼睛看着对方应答,不能一边忙着,一边应答,不抬头面对询问者,也不关注对方。

7. 与患者及家属进行语言交流时,注意身体姿势的方向,一定是面朝对方,包括双脚站立的方向也要面对交谈者,这是一种耐心的表现。

8. 为患者轻轻盖上被子。

9. 轻轻抚摸患者的额头。

10. 护理操作后协助患者整理衣物,如测血压后整理衣袖。

11. 和患者及家属一同出入门口时,应遵守行路礼仪。

触摸的作用

触摸有利于儿童的生长发育：触摸对儿童的生长发育、智力发育及良好的性格形成具有明显的刺激作用。

触摸有利于人际关系的改善：在人际交往过程中，沟通双方的触摸程度可以反映出沟通双方在情感上的接纳程度。

触摸有益于信息传递：触摸可以表达，有时可以代替有声语言传递各种信息，如对虚弱者的体贴、对脆弱者的鼓励、对失落者的理解、对失意者的同情等。

在护理工作中触摸有诸多应用，如体格检查时，通过触摸腹部了解患者是否有压痛、反跳痛等；护士触摸产妇的腹部或握住产妇的手，会给产妇带来安慰；触摸可以减轻因焦虑、紧张而引起的疼痛，还可缓解心律不齐。

（二）医护人员之间态势语的应用

1. 为同事递上一杯水、递送病历等物品，要双手递送，轻拿轻放。

2. 对于同事的招呼声和询问声及时应答，面带微笑。

3. 杜绝在交谈中跷腿晃动、东张西望、随意看表、摆弄手里的笔或者专注自己的事，否则会显得漫不经心，不在乎对方的感受。

4. 交谈时双手不抱臂，肘不搭桌，不用手指指人，不摆弄衣角，不摆弄物品等。

三、护理工作中的称谓礼仪

称谓是与人交往中沟通的第一个桥梁。符合礼仪规范的称呼既是尊重对方，显示护士自身礼仪修养，也是建立和谐融洽关系的重要因素之一。无论是同事之间，还是在与患者的交往中，称谓礼仪都要求遵循礼貌、尊重、适度的原则。但是，由于护理工作的特殊性，要求对患者进行姓名核对时必须是姓名全称。所以，在护理工作中，根据礼仪规范的要求，应先核对患者姓名全称，然后再根据患者的年龄、性别、职业或职务等进行合适的称谓。

（一）常用的称谓

1. 通称　国内通用的称呼有"同志""先生""女士""小姐""同学"等，应用时要注意符合护理查对制度，然后再给予合适的称谓。例如："请问是303床张玉权吗？您好，张先生，现在要为您抽血化验……"

2. **职业、职衔称**　可以根据患者明确的职业或者职衔进行称谓,即姓氏加上职业或者职衔。如"邵律师""孙老师""李厂长""周局长""李护士长""陈主任""朱院长"等。

3. **姓氏称**　一般有以下两种情况。一是对方与自己比较熟悉并且为同级别、同辈分人时,常称呼为"老王""小周"等;二是对方比自己年龄大,属于德高望重者,则称为"王老""周老"等,以表示尊重。姓氏称适合普通的社交场合,但一般不适合正式的社交场合,也不适合医院工作场合。现代礼仪中,除了学校工作中的同事之间称呼为"××老师",其他如医院的医护人员之间、美容美发等专业技术服务行业的专业技术人员,也越来越多地使用"××老师"称呼,体现出一种职业的尊重感,强调管理的规范化,体现现代文明的管理理念。

4. **亲属称**　给人亲切、热情感,不适合在正式社交场合使用,也不适合在规范的礼仪服务中使用,如在工作中,对于年轻的患者或者同事,使用"李姐""方哥"等亲属称呼,显得随意,不尊重人,管理不规范,缺乏工作人员的专业技术形象。但是对于护理工作中的老年患者还是比较适合的,增加护士的亲切感。

113

（二）注意事项

由于每个人在社会中担任多种角色,所以就有多种称谓。在护理工作中的称谓礼仪有以下两点注意事项:一是称谓的选择就高不就低,给人以最大的尊重感和认同感;二是亲属称谓不适合正规企业中同事之间使用,让人感觉团队管理不规范、不专业,缺少企业文化内涵,不利于企业专业形象的树立。

（三）禁忌称呼

由于不同国家、不同地域、不同文化背景等形成了不同的礼仪风俗。因此,有一些如"师傅""伙计"等地域性称呼要谨慎使用。另外,一些失礼的称谓如乳名、昵称、绰号、蔑称等不适合在正式场合使用,更不适合在护理工作中使用。护士与患者交往中常见的失礼称谓是以床号代替姓名,如"8床,吃药了""5床,导尿了"等,让患者感觉如同囚犯,是一种极不礼貌、不尊重的称呼,在临床工作中要予以避免。

四、护士交接班礼仪

医院的工作性质决定了护理工作的倒班制,严格的护士交接班显得尤为重要。为了创造一个安全、和谐、快捷、文明的病区工作环境,除了护理专业方面的严格交接,护士交接班礼仪也是一个不可忽略的环节。

（一）护士站交接班礼仪

护士站交接班是一天工作的开始，也是一个较为正式的场合。晨会上护士长将总结前一天的工作情况，安排当天的工作内容，对一些特殊的患者情况进行讨论，提出合理化的护理建议等。从晨会交接班开始，护士就应该注意自己的仪容仪表形象和言谈举止，充满朝气和活力，为一天工作创造良好的开端，体现良好的礼仪修养。如具有严格的时间观念，按时上岗，着装整齐，仪容修饰完毕、适当；同事见面时相互称呼、点头、微笑、问好；站姿挺拔，保持良好的精神风貌。晨会中，注意保持良好的仪态，神情专注，认真倾听，适当点头，表达自己对事情观点的认同和理解。不要交头接耳、东张西望、左顾右盼、搞小动作、梳头、系衣扣、整理工作服、摆弄物品、擦洗鞋子、涂口红、吃早餐、嚼口香糖、摆弄手机、发短信息等，这些举止行为都不符合礼仪要求，是对他人的不尊重，是缺乏专业管理规范的一种表现。

（二）值班护士交接班礼仪

遵守严格的交接班制度，营造和谐的护理团队，是为患者创造良好的治疗环境，保证治疗护理安全的必要条件。护士在交接班时，应注意以下礼仪规范（见图5-2）。

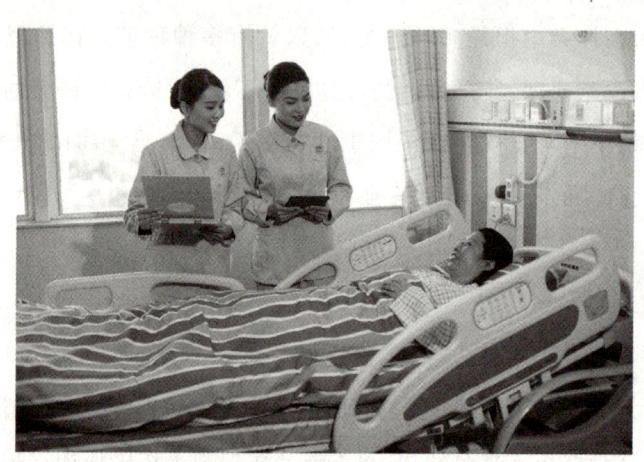

图5-2　护士在病床旁交接班

1. 按时交接班　按时交接班是最基本的礼貌，也是工作制度的严格规定。在交班时，一定要确保完成能够完成的当班任务，不将自己的工作遗留给接班护士；若在交接班时正好碰上抢救病人，此时应留下协助；若有些任务确实无法完成，如患者做检查未归但还有输液没有进行，应向接班护士明确说清楚。在接班时，护士应提前到岗，做好所有准备后按时接班。切不可掐点到岗，因换工作服等事情耽误接班时间。

2. 准确交接，关怀尊重　工作中要做到"四轻"，即走路轻、说话轻、操作轻、关门轻。护士在床头进行交接班时，对患者要做到"一人一交接"，即在一个患者面前要完整地交代护理内容及病情情况,不要在另一个患者面前继续讨论前一个患者的情况,特别是在普通患者床头讨论危重患者的病情,容易引起患者的误会。另外,态势语的使用也要注意,如不在患者面前交头接耳、闪烁其词,或者表现惊讶、抱怨、伤感、怀疑、打击的语气等,以免增加患者的心理负担。当然,除了对特殊患者进行床头交接外,对其他一般患者也都应照顾,一句简单的微笑问好,一个关注的目光,都会使患者感受到被尊重和重视,有利于患者健康的恢复。

五、同事交往礼仪

(一)基本交往礼仪要求

1. 相互尊重,注意场合　尊重是交往的前提,没有相互的尊重,就没有顺利的交往。相互尊重是处理好人际关系的基础,同事之间的相处更是如此。在任何场合都要注意语言和态势语的礼仪规范,如同事之间的称呼要适当,不称呼小名或绰号,特别是有患者在面前时,更要注意称呼的恰当,以显示尊重及医院管理的规范,增加患者的信任感。

2. 交往语言文明　同事之间语言交流要文明、恰当,在工作的相处和配合中,表现友好、尊重,不说粗话,不伤害对方自尊心,多用文明礼貌用语,如"请""麻烦您""谢谢"等。同事间遇见时要微笑相互问好,行点头礼,不可视而不见,缺少沟通和交流。简单的问候表达了同事之间渴望友好相处、相互尊重、团结互助的愿望。同事间相处融洽利于工作的顺利进行。

3. 态度举止得体　办公室内的空间有限,彼此要注意遵守空间礼仪。如同事在写东西,或者正阅读邮件、网上交谈时,如需从其身旁走过,不要离得太近,或者以歪斜的目光去"窥视"。不随意打扰同事,也不要随意询问,以免打断思路,不随意翻动同事的东西等。如果确实需要借用某件东西,而同事又不在,事后也要说明情况,并表示歉意和感谢。这些得体的态度举止既是一种礼貌,也是一种文明,利于团队和谐。

4. 不在背后非议同事　同事间个人的资历、护理技术水平各不相同,不可随便看低他人,非议同事,要平等相待,对于女性的年龄、收入和婚姻状况等不宜询问,做事文明、谦让,体现出个人的高尚品质和职业道德修养。

(二)团结协作的相处礼仪

需要同事帮忙时,要向同事说明自己寻求帮助的目的,然后说明希望对方能够提供怎样的合作。如果对方同意,则应当表示感谢;当对方因某些原因不能提供合作时,可以提出更恰当的建议请求,同时表示感谢,以免双方不愉快。多使用请托敬语和征询敬语,如"劳驾""拜托""您不介意的话,我可以……吗"等,不应该因为太熟悉了就忽略了尊重的细节。同时不可以使用命令式的语气和质问式语气,表现出支配、责备、埋怨对方的情绪,否则会使同事在感情上难以接受,产生不愿意合作的抵触情绪。对于主动帮忙的同事,要真诚致谢。对他人的失误应给予谅解和宽容,不在患者面前贬低同事的能力和护理技术水平,避免在无原则的小事上纠缠不休,要团结友好,真诚相待,互相帮助,共同成长。

(三)代接电话礼仪

同事间交往时注重细节之处的尊重更能体现出修养和素质,从而增加同事间的感情。在通联礼仪中我们学习到了代接电话的相关礼仪要求,如礼尚往来、尊重隐私、记录准确、传达及时等。另外,由于护士工作性质的特点,很多时候在工作岗位上暂时离开忘记了带手机。这时,如果手机响起,我们不能置之不理,任铃声响个没完,影响到其他人的工作和休息。但是又不能随便接听,这是不礼貌的行为。建议处理的方法:一是将手机关掉,二是将来电挂断。但是要及时通知同事,说明对其手机来电的处理情况。

(四)与其他辅助科室人员交往礼仪

其他人员包括清洁工人、实习人员、门卫值班人员及后勤的维修工人等,都会经常与护士打交道。可以说,任何一个部门或者工作人员都是一个工作单位运行中不可缺少的,良好的团队意识是保证优质服务的前提。因此,密切的合作与相处非常重要。护士与其他辅助科室人员交往时,除了遵循工作交往的基本礼仪规范,特别注意不要给人一种高高在上的优越感,尊重、平等、合作是树立较强团队的重要内容。如不在患者面前抱怨相关科室的工作,不批评指责进修人员或实习学生,注意保持室内卫生的清洁,尊重清洁工人的劳动成果,对其他科室人员的支持和工作上的配合及时表示感谢。

(五)汇报工作礼仪

1. 遵守时间　汇报工作必须准时到达。过早到达可能会因没有准备充分而显得难堪。因此,提前到达时,可以先整理好自己的服饰,以免显得仓促而缺少自信。如果恰逢阴雨天要注意鞋子上的泥水,以免失礼。迟到是一种最大的失礼表现,如不能准时到达,应提前告知领导,有秘书的可以先告知秘书,同时要对秘书的工作和帮助表示感谢。

2. 礼貌登门　无论办公室门是开着还是关着,都要礼貌敲门,等有人应答方可进入。敲门时用右手中指或食指的第2关节,高度与耳平齐,敲门有节奏、有力量,每次敲 3 下,显得沉稳而有礼貌。

3. 适当汇报　汇报时要始终保持微笑,注意自己的仪表、姿态,做到落落大方、彬彬有礼。得到领导允许落座,要先表示谢意然后再坐下。不可将文件或者手包等物品随意放在领导办公桌上,或者手托下颚。切忌随意打量办公室周围环境或者其他物品,交谈时要遵守眼神礼仪。汇报要做到准确、简练,内容清晰,语言结构合乎逻辑,时间不宜过长,一般不超过 10 分钟。

4. 道别礼仪　汇报工作后,对于领导的指示要重复核对一遍,以表示明确和重视,同时要向领导再次表示谢意,起身离座说再见,微笑后退 2~3 步,然后再转身离开。开、关门时要小心轻声,有始有终。

知识链接

优质护理基本要求——四有、五心、六个一、七声

优质护理服务要求做到"四有、五心、六个一、七声"。

四有:入院有人迎,检查有人陪,困难有人帮,出院有人送。

五心:爱心,耐心,热心,细心,责任心。

六个一:一声问候,一个微笑,一把椅子,一杯热水,一本健康教育手册,一张联系卡。

七声:入院有问候声,巡视有称呼声,操作前有解释声,操作中有安慰声,操作失误有道歉声,配合操作有致谢声,出院有欢送声,真正体现人性化服务。

第二节　岗位护理礼仪

一、门诊护理工作礼仪

门诊属于医疗工作的第一线,是医院的窗口部门,是直接对社会人群进行诊断治疗、预防保健的场所。门诊的特点是人员众多、流动性大。因此,门诊护士的仪容仪表、工作态度、礼仪修养将直接影响医院的形象。加强门诊护士的专业礼仪,提高护士的职业修养,已成为护理礼仪工作的重要内容。

(一)门诊护理工作礼仪的基本要求

1. 仪表　护士工作时应具有健康的身体和饱满的工作热情,仪表自然、大方、高雅,使患者感到亲切、可信、雅而不俗、端庄稳重,从而反映出护理人员的文化修养。

护士上岗着装要舒适得体,工作服必须平整无褶,无污渍,领边、裙边、袖边不可外露,胸牌佩戴端正、字迹清晰;梳妆整齐,燕帽佩戴端正,发饰素雅,不化浓妆,不戴首饰。

2. 体态　护士的举止是一种无声的语言,包括站、坐、行、操作的姿势。护理职业训练有素的举止是力与美的展示,是护患之间非语言沟通的主要内容。如门诊护士接诊时,举止端庄大方、规范,可增加患者的信任感,塑造仁爱的"白衣天使"形象。

3. 语言　护士的语言应文明、规范,表达准确;语调柔和、悦耳;语气亲切、和蔼;语速适中,使对方能听清楚。

4. 表情　面部表情自然,态度热情、诚恳,面带微笑不做作,由衷地表达出对患者的关爱之情,使患者感受到热情和温暖,增加其战胜疾病的信心。

(二) 门诊护理工作礼仪的具体表现

1. 导诊工作礼仪　在医院门诊的护理工作中,导诊护士是患者到医院就诊接触的第一人,导诊护士工作的质量关系到医院的形象和声誉,它在医院各系统中起着承上启下的作用。患者走进医院,客观上存在一种被动、自卑心理,加之疾病缠身及对医院周围环境较为陌生,很自然突显依赖心理。导诊护士应热情接待,细心观察,耐心询问患者的要求,并正确解答患者提出的问题,为患者做健康宣教;当患者因着急、焦虑和期盼导致坐立不安,甚至出言不逊时,护士不要责备患者,更不能冷言冷语,要理解患者的心情,体贴、安慰并搀扶需要帮助的患者指导就诊。

2. 分诊工作礼仪　患者挂号后,分别到各科候诊室等待就诊。为确保患者安心候诊,护士可以为患者创设一个安静、舒适、清洁、秩序良好、环境优美的就诊环境,如播放舒缓的背景音乐,松弛患者紧张的神经,并用亲切温暖的语言安慰等候的患者。应灵活机动、合理安排好初诊和复诊的患者。患者较多时,护士用温和的语言提醒其要按次序就诊,以给候诊患者送上一杯水、赠送一本有关健康教育的宣传小册子等不同方式将温暖送到患者心里,安抚焦急、烦躁的患者,随时对患者进行健康宣教。对于病情较重的老弱患者或病情突然变化,如出现高热、呼吸困难、出血、休克等的患者,立即安排其提前就诊,并解释安慰其他候诊患者,使其以平静心态安心候诊。

当患者就诊结束时,护士应主动热情询问患者是否需要帮助。如介绍各辅助科室的具体方位,详细说明路径,以减少就诊时间和上下楼、往返各部门的次数,为患者提供方便,尽量减少患者的焦虑;如患者需要进行各种检查,为患者合理安排各项检查次序;如患者情况危急可由护士全程带领,并与相关科室联系好随时准备急救。

3. 治疗工作礼仪　在医院就诊的患者有很多是需要在门诊治疗的,这就要求治疗护士不仅应具备娴熟的技能,还应有规范的职业礼仪。在实施护理措施时,应充分尊重患者的知情权,严格执行查对制度,全神贯注,动作轻柔、敏捷,随时征求患者的意见,多说"您""请""您还有什么需求吗"。在治疗中,随时对患者进行健康教育,通过恰当的语言分散患者的注意力,耐心解答患者提出的问题,讲解中注意观察患者的反应,及时了解患者的接受情况,必要时给予重复说明。不可用冷漠的态度对待患者,更不可耻笑患者的疑问和生理缺陷。治疗结束后,协助患者整理衣物,亲切地告知治疗后的注意事项,多说"谢谢您的配合""请您慢走""注意按时吃药""保重身体"等,使患者安心、舒心、放心地完成治疗。

二、急诊护理工作礼仪

急诊科室是医院诊治急诊患者的场所,是抢救患者生命的第一线,患者及家属将生的希望都寄托在急诊医护人员身上。急诊护士除应具备精湛的技术外,还应有高尚的职业道德,良好的心理素质、身体素质和礼仪修养。

(一)急诊护理工作礼仪的基本要求

1. 良好的身体素质 身体素质是人体活动的一种能力,是指人体在运动、劳动、工作与生活中所表现出来的力量、速度、耐力、灵敏度及柔韧性等。急诊接待的多是急重症、突发事件的患者,很多情况是不可预知的。工作节奏快、繁重、烦琐,除正常的治疗护理外,还要随时做好病情危重患者的抢救工作,往往会加班加点,这就要求护士有强健的体魄和充沛的精力。平日休息时,应注重加强身体锻炼,以满足急诊护士身体素质的需要。

2. 良好的心理素质 心理素质是一个人行为的内在驱动力。急诊护士面对紧急而复杂的病情、急不可耐的患者及家属时,首先应沉着冷静、机智果断。在紧张繁忙的护理工作中,由于患者个体差异很大、病因各有不同,护士应用专业知识及技巧,准确收集患者的资料,通过细致入微的观察,最大限度地满足患者的需求。在抢救工作中,做到忙而不乱、急而不慌、灵活机智、果断敏捷。

3. 仪表端庄、稳重大方 急诊患者是比较特殊的护理对象,患者病情也会突发变化,有些外伤者来急诊时不断呻吟、血迹斑斑,甚至惨不忍睹。在与急诊患者短时间的接触中,护士应以整洁的护士服、高雅大方的仪表、端庄稳重的举止、体贴入微的语言、良好的工作态度安抚患者及家属,这对患者及家属的心理有着良性的刺激作用。如果护士服上溅上血渍或药液,不可惊慌失措,应马上更换,以减少或消除患者的紧张和恐慌心理,赢得患者的信任并积极配合抢救。

(二)急诊护理工作礼仪的具体表现

1. 预检分诊工作礼仪 急诊患者多数起病急、病情重、发展快,多缺乏思想准备,甚至极度恐惧。预检护士在接待就诊的患者时,应本着"时间就是生命"的原则,运用娴熟的专业知识,通过简要评估后,做到一问、二看、三检查、四分诊。将患者分诊到就诊的诊室,热情主动地协助搬运或搀扶患者到相应的诊室或抢救室。如遇到意外灾害事件、法律纠纷、刑事伤害、交通事故等事件,急诊护士应具备一定的法律常识,及时与有关人员和部门联系,沉着冷静,做好适当的安慰、解释和疏导工作,尽快消除患者家属的紧张情绪。

2. 急诊抢救工作礼仪　护士必须有争分夺秒实施抢救的意识,在医生到达之前,护士应根据患者病情作出初步判断,并实施紧急处理,如测量血压、给氧、吸痰、止血、配血、建立静脉输液通路、进行人工呼吸、胸外心脏按压等。在抢救过程中,要注意说话的声调不宜过高,语气平和,动作轻柔敏捷、娴熟到位;在与医生配合的过程中,注意同事间的及时沟通,确保执行口头医嘱的准确性;尊重其他医护人员,不因抢救工作忙碌而恶语伤人,造成矛盾,伤害同事间的感情,应团结协作,顺利完成抢救工作;在征求家属实施方案或与家属通报抢救结果时,理解家属的焦急心情,给予患者家属适当的安慰和解释,耐心解答家属提出的各种问题;为保证抢救秩序能正常进行,劝说家属及护送人员在急救室外和家属休息室等候;对有不理智情绪或过激行为的家属,护士应以温和的态度随时向家属说明患者的病情变化,使他们心理上有充分的准备,妥善处理与患者家属的关系,从而获得患者家属对急诊救护工作的支持。

知识链接

急诊护士行姿

永远不知道下一个患者是什么情况,永远不知道"战斗"会在何时打响——如果说医院是一个生与死较量的战场,那么急诊科医护人员就是这场战役的先头部队。当危重患者进入急救科时,患者和家属焦急和忐忑的心情交织在一起,他们将所有希望都寄托给医护人员。此时急诊护士务必争分夺秒地实施救治,但同时护士的行为也无时无刻不牵动着患者及其家属的心情。此时护士尤其应注意自身的行姿:只应快步走不宜跑步。原因如下:护士跑动会给人慌乱之感,影响他人对护理人员的信任;护士过于突然且匆忙的行为容易引起患者及家属的怀疑,使其感到不安;医院的人流量大且拥挤,护士跑动会给他人带来诸多不便。护士应做到急而不失礼节,在工作时应无时无刻保持其稳重、端庄、敏捷的举止,赢得患者及家属的信任。

三、手术室护理工作礼仪

手术治疗是对外科疾病患者的主要治疗手段,手术室是医院外科的职能中枢。手术室护理工作礼仪是手术室护士与患者或医生两者之间交流的重要介质,是有助于手术成功的重要手段。因此,手术室护士在不断提高新技术的同时,要不断加强礼仪修养,提高服务水平。

(一)手术前工作礼仪

手术作为一种创伤性的治疗手段,会使患者产生一系列的心理障碍,作为一名护士必须了解患者手术前的心理活动,使其达到最佳心理状态,愿意接受手术并勇敢面对手术,以利于手术中的配合和身体的康复。

1. **手术前的疏导礼仪** 手术前一日巡回护士走访患者,了解患者的基本情况及有关手术前的准备。大多数患者会对麻醉和手术感到紧张和恐惧,对自己所患疾病的预后感到焦虑和忧伤,甚至悲观和绝望。这种情绪上的剧烈波动必然会引起患者机体内环境的紊乱,严重影响患者对麻醉和手术的耐受力。因此,护士针对患者术前的心理特点应妥善地做好心理疏导工作,要有礼有节、态度和蔼、言语规范,使患者感到可亲可信。

(1)态度和蔼,情绪稳定:巡回护士进入病房后应主动热情地与患者打招呼,先作自我介绍,然后与患者交谈,了解患者的基本情况,包括患者的生活习惯(吸烟史、饮酒史)、性格、爱好、社会背景(职业、社会地位等),查看检验结果是否正常,了解患者的手术名称、方案及步骤,术中体位和特殊要求。例如,患者李某,男,33岁,患慢性阑尾炎,拟于明日行阑尾切除术。对于该患者,护士可以这样介绍:"您好,可以告诉我您的床号和姓名吗?我是在手术时配合您的护士,我叫刘某,您就叫我小刘吧,很高兴认识您!"护士用亲切、平等的话语与患者交流,在交流中要仔细观察患者作出的任何反应,了解患者的心理需求和对手术的想法,感受患者对手术的态度,鼓励并启发患者说出自己对手术的顾虑、要求,针对具体问题给予恰当的说明和解释,消除患者的紧张心理,解除患者的思想顾虑,让患者对手术做好充分的心理准备。

(2)掌握技巧,因人施护:在手术前的疏导中,护士的任务是以患者为中心,凡事设身处地为患者着想,通过护士的言行、神态等因素影响患者。交谈时要时刻注意言谈的礼仪要求,语言要婉转,不要提及"严重""疼痛""死亡"等词语;交谈要选择适宜的时间,错开患者进食或治疗的时间,交谈的时间不要过长,以免造成患者紧张和疲劳;护士要善于捕捉患者担心的问题,如一些患者担心医护人员是否重视自己的手术及医生的水平等,护士应以满腔的热忱、积极的态度解释和答复患者的每一个疑问。向患者介绍参加手术的相关人员、麻醉方法,介绍有关人员是怎样反复研究其病情并确定最佳方案的,如"手术医生曾做过无数例同样的手术,都是非常成功的"等,解开患者的心结,使患者了解医护人员对手术的责任心,从而充满信心,获得安全感。

2. **手术前接患者礼仪** 巡回护士到病房接患者时,是患者紧张和焦虑达到极限的时刻。接患者到手术室的过程虽然很短暂，却是病房护理工作向手术室护理工作过渡的重要阶段，手术室巡回护士应衣帽整洁、心态平和，以亲切和蔼、严谨认真的工作态度对待即将手术的患者，使患者树立信心，消减焦虑、恐惧心理，减少思想负担，积极配合手术。

（1）认真查对，严防差错：巡回护士来到病房，首先应礼貌地与病房护士交接，核对患者科室、床号、姓名、性别、年龄、诊断和手术项目等，严防接错患者。由于手术前疏导工作的铺垫，护士在与患者沟通中，要体现如见到老朋友一般的心情，语速不宜过快，声调不宜过高，要有耐心，做到"三个一"：一声亲切的问候，一辆整洁的平车，一次认真的查对。

（2）分散注意力，缓解压力：根据患者的自理能力，护士主动热情协助患者上平车，推车要平稳，不宜过快，注意保暖和安全。病房护士温馨的话语和真诚的安慰会给患者增加无限的温暖，如"祝您一切顺利""您一定会平安归来的，我们等着您""加油"等。从病房到手术室的途中，巡回护士可以根据患者年龄、爱好、方言等谈论一些轻松的话题，以缓解患者紧张的情绪。

（二）手术中工作礼仪

手术无论大小，对患者而言都是人生的一次重要经历，手术中医护人员的言行可引起患者微妙的心理变化。因此，医护人员应不谈与手术无关的话题，表情自然淡定，举止从容，时刻关注者的安危，想患者之所想。医护人员认真负责的态度，将减轻患者的心理顾虑。

1. 麻醉前工作礼仪　大部分患者进入手术室会有陌生感和无助感，护士为打消患者对手术室的神秘感和恐惧感，缩短护患之间的心理距离，使患者以最佳的心理状态去迎接手术，应面带微笑、目光亲切、动作轻稳地推患者进入手术室，可以边走边向患者介绍手术间的设置和布局，有条件也可放患者喜欢的音乐，聊患者感兴趣的事。

麻醉前，护士应根据患者的身体状况协助患者卧于手术台上，用通俗、关切的语言指导患者摆好麻醉体位，并告知患者麻醉时会有什么感觉，要怎样配合麻醉医生。向患者介绍麻醉医生，并鼓励患者，如"请您放心，为您麻醉的是具有丰富临床经验的麻醉医生，与您同样的手术他麻醉过无数次，全部成功""一会您就睡一觉，醒来手术就结束了""不用担心，我会一直陪伴在您身边"等。护士应注意倾听患者的陈述，观察患者的面部表情，使患者尽快适应手术室的环境，情绪稳定，心情愉快。在麻醉过程中要注意遮盖患者，尽量减少身体的暴露，保护患者的隐私，维护患者的安全。

2. 手术进行中工作礼仪　根据手术的需要，手术麻醉会采取不同的部位和方法，患者因此有不同的心理反应和情绪体验。医护人员对非全身麻醉的患者实施手术过程中，动作要轻柔，如器械的触碰声和仪器的运转声会使患者非常敏感；处于应激状态下的患者时刻关注手术的进程,会对听到的医护对话和看到的医护人员的神情反复推敲琢磨,医护人员除了精益求精地进行手术外,还要做到沉着、冷静,言行谨慎,不要相互交谈手术的事宜,更不要相互议论加重患者心理负担的话,如"怎么会是这样""坏了""快止血,血止不住了""全都是,取不净""完了"等;不要在患者面前流露出可惜、无可奈何、慌乱等负面信息,以免给患者带来不良心理暗示。

语言是手术室护士与手术患者联系的重要工具和纽带。亲切而得体的语言能给患者以心理上的安慰和鼓励,增强患者战胜疾病的信心;刺激伤害的语言势必会降低手术患者对医疗护理的依从性,使紧张情绪得不到有效的缓解,影响麻醉和手术的进行,引起或加重患者术后情绪障碍或导致术后并发症的发生。手术中有效的语言沟通有助于提高患者的满意度和配合度,有利于手术圆满成功。

(三)手术后工作礼仪

手术虽已结束,但术后护理工作是十分艰巨的,医护人员要时刻观察患者的病情变化及心理变化,及时发现问题,确保患者身心舒适与安全。

1. 耐心解释,体贴安慰 手术结束是患者最盼望和期待的事情,手术结果的好坏也是患者急切想知道的答案,护士要正式向患者告知,如护士带着喜悦的心情,在患者耳畔轻声说道:"张先生,您的手术很成功,恭喜您!""谢谢您的配合!"

手术后疼痛是必然的,但患者会因为切口疼痛而情绪烦躁、精神萎靡从而导致沟通无效。护士要耐心解释术后疼痛的程度及使用镇痛药的原则,通过减轻心理压力、分散注意力、指导式想象和松弛疗法等降低患者的疼痛反应。

2. 正确指导,有效沟通 手术后护士要严密观察患者的病情,患者常会伴随一些不适症状并提出质疑,护士要礼貌、慎重地给患者及其家属讲明原因,让患者及家属真正意识到病情好转是有过程的,以增强患者的信心。鼓励患者尽早下床活动,并示范活动的程度和范围,如从搀扶阑尾炎患者活动,逐步到鼓励他自行活动,循序渐进指导,促进患者康复;指导骨科手术后患者要保持功能位,坚持功能锻炼。

四、病区护理工作礼仪

病房是住院患者接受检查诊断、治疗和护理的场所。住院患者来到陌生环境中,在承受疾病折磨的同时多伴有焦虑、恐惧等心理。护士是病房内的主要医务工作者,与患者的接触最为频繁。护理人员热情礼貌地对待患者,真诚体贴地服务,积极安慰患者和家属,将有助于消除患者和家属的疑虑和不安心理,可以使患者在住院期间能够安心、放心、有信心,从而促进疾病的早日康复。

（一）迎接入院患者

患者在门诊或急诊就诊后经医生诊断需住院治疗时,意味着患者会来到一个陌生的环境治疗一段时间,患者心理上将产生很多疑虑。入院护理是迎接住院患者的第一个环节,入院护士的职业礼仪直接影响到护理服务质量的优劣,也影响到患者对医院的信任程度及患者在医院治疗的信心。

1. 住院处工作礼仪　患者或家属凭医生签发的住院证到住院处办理入院手续,住院处护士应热情接待并认真指导患者或家属填写登记表格,缴纳住院保证金。在此过程中,如果患者和家属对医院环境陌生,不了解医院规章制度,或因钱带得不够,心情比较焦急,可能表现出不知所措、情绪激动、烦躁不安。此时,护士首先要对患者的疾病深表同情,急患者之所急,想患者之所想。其次,要积极帮助患者和家属想办法解决问题,与院方和家属共同协商做好住院安排。护士切忌因为患者对医院制度不了解而表现出不耐烦、冷淡甚至恶语伤人。手续办完后,住院处护士应通知相关病区值班护士做好准备迎接新患者。

2. 护送和迎接患者入病区工作礼仪

（1）护送患者入病区礼仪:护送过程中根据患者病情需要,能步行的患者可扶助步行;不能行走的或病情危重的患者可用轮椅或平车护送,同时要依据病情采取相应的卧位,不中断输液、给氧,动作轻稳、平稳推车以保证安全,注意保暖。整个护送过程中,护士除具备娴熟的专业技术外,还要礼貌、耐心、仔细地与患者及家属交谈,了解患者及家属的需求,观察患者的心理动态,介绍所去病区的情况等,平稳患者情绪,鼓励患者战胜疾病,如"我会在住院处等待您,早日来办出院手续""您一定会好起来的"。

（2）迎接患者入病区礼仪:护送患者来到病区,住院处护士与病区护士将患者的病情、物品等进行交接,做到服务有始有终、环环相扣。病区护士要面带微笑,主动搀扶患者,热情迎接,让患者有一种宾至如归的感觉,在问候的同时自我介绍:"您好,我是您的责任护士,我叫王××,您就叫我小王吧,住院期间您有什么事情可以随时找我,这里是3号房间,您请进! 这就是您的病床,路上辛苦了! 我先扶您上床休息,一会我来看您。"为了减少患者因陌生而产生的紧张焦虑,责任护士需要介绍患者的主治医生,如"您的主治医生是×××大夫,他一会儿来看您",并介绍病房的病友和医院的规章制度。如果患者病情允许,可以同时介绍病区环境,如护士站、医生办公室、卫生间、治疗室、处置室等。介绍时要耐心、细致,语速不宜过快,内容不宜过多,尽量用"请""您""谢谢"等字眼,避免使用"不准……""必须……"等命令式语言。要时刻观察患者的表情,体验患者的感受,以掌握介绍的时间和内容。在迎接患者的过程中,护士要体现良好的行为举止,站、坐、行姿要规范,端庄自然,文雅大方,体现良好的仪容仪表;热情礼貌,表情自如;衣帽鞋袜整洁,化妆适度。

（二）送别出院患者

通过一段时间的治疗、护理,患者的病情好转或痊愈,或因其他原因需要终止住院,可出院或转院。为了使护患关系有一个良好的结束,维护医院声誉和职业形象,护理人员仍需按护理礼仪规范来要求自己。

1. 出院前的祝辞　根据医生的医嘱,护士通知患者或家属出院时间,以便患者做好出院准备,并对其康复表示祝贺,感谢患者在住院期间对医院工作的支持和配合,诚恳地对自己工作中不足之处表示歉意,希望患者或家属留下宝贵意见,以便改进工作,不断提高医疗护理质量。并告知出院后会随访,为患者提供力所能及的帮助和服务,表达出对患者一如既往的关怀之情。

2. 出院指导　在得知患者即将出院时,责任护士一定要耐心细致地做好出院指导工作,指导患者出院后在饮食、服药、休息、功能锻炼和定期复查等方面的注意事项,必要时向患者和家属提供出院指导的有关资料,教会患者及家属相关的护理知识和技能等。护士应细心观察患者的情绪变化,特别是对自动出院的患者,应给予鼓励和安慰,以减轻其因离开医院所产生的心理依赖、恐惧和焦虑,增强患者战胜疾病的信心。

3. 送别礼仪　护士协助患者家属办理完出院手续,责任护士协助患者整理衣物,并将其送至门口、电梯口或车上,与患者礼貌道别,如"祝贺您康复""请您多保重""请您慢走""定期到医院来复查"等,并向患者行握手礼或挥手礼告别。

（三）内科护理工作礼仪

内科护理中所涉及的护理对象年龄跨度较大,所患疾病具有病程长、病种繁多、病因复杂的特点,涉及各系统、各器官,且慢性病多,危重病多。很多疾病如糖尿病、心脏病、肾病等不能完全治愈,导致患者因疾病所致的心理问题较多。这些特点决定了内科病房护理工作礼仪的特殊之处。

1. 尊重理解,以诚相待　由于治疗时间较长,患者往往表现过于失望、疑惑、焦虑甚至轻生;有些患者越来越不重视治疗,表现盲目乐观、我行我素,不按时服药,不配合治疗,使病情进一步发展而造成严重后果。因此,护士应有意识地了解不同年龄阶段、不同性格特征、不同疾病过程中患者的心理活动规律和反应特点,用微笑的面容、诚恳的口吻、真诚的态度、规范的肢体语言疏导、安慰、解释,努力做好心理护理。不要训斥、命令、批评,更不要当着其他人的面去强行纠正患者的行为,应积极地帮助患者解决,"说服与帮助并用",让患者在了解的同时给予配合。

对患者家属或前来探视的朋友,在体谅他们心情的同时,要以温和的态度耐心地劝导他们不要影响患者休息,不要耽误患者治疗。对违反医院规定的患者或家属,劝告往往比命令更有效。

2. 观察细心,护理及时　内科常规护理工作繁重,加之病程长,护士往往会忽略对老患者的观察。因此,护理人员在实施各项护理措施时,不仅需要细致入微地观察,还应具备较强的评判性思维能力,及时发现病情的动态变化,采取快速有效的应对措施,尤其是要善于发现各种疾病重症危象出现的信号,以赢得宝贵的抢救时间。抢救危重患者时要做到临危不乱,沉着果断地配合医生进行急救。

3. 健康指导,鼓励参与　内科疾病的特点以慢性病为主,而慢性病的形成大多是由于患者长期缺乏健康的生活模式,没有自我保护的意识。患者出院后仍需继续用药治疗和康复护理,护士有必要教会患者自我护理和自我照顾。因此,内科护士要不断培养自己良好的健康教育能力,有计划地鼓励不同年龄、不同病情的患者参加健康教育活动,可以通过开展集中讲授、个体宣教、床边指导等方式,形式多样地向患者介绍疾病发生的原因、治疗方法,教患者如何自我检测等。在健康指导中护士要注意讲授的语气、语速和语调,并耐心回答患者提出的问题,做到反馈畅通、指导有效,展现出一位教育者的礼仪规范。

榜样的力量

以人为本　以患为尊

吴欣娟,女,出生于 1958 年 10 月,北京协和医院护理部主任、中华护理学会理事长,是南丁格尔奖获得者。1981 年于护士学校毕业后分配到北京协和医院工作至今。

吴欣娟非常注重对患者全身心的护理,她要求护士在工作过程中从患者的整体出发,将患者的社会、生理、心理、精神融为一体,不断强化护士为患者整体服务的理念。她认为对患者的护理服务应当体现在护士的职业修养、为患者服务的态度和对患者的关心程度上,这种护理观念只有深入护士内心,护士才能从患者的角度出发,以患为尊,将这种理念落实到行动中,并自觉地贯彻执行,也才能切实走到患者的身边,使患者有所感受。无论是在奥运保障、国庆保障等重大事件中,还是在挽救患者生命的抢救现场,她都勇挑重担,亲力亲为。实践证明,吴欣娟领导的协和护理团队做得非常出色,她们的护理工作得到了社会的广泛认可。

(四)外科护理工作礼仪

在外科护理工作中,护士面对的是即将手术的患者和术后恢复的患者。前者无论将要实施何种手术,患者及家属都会有很大的思想压力,产生恐惧、焦虑等心理。后者往往因为伤口疼痛、躯体不适、活动受限、担心手术效果等,大多数患者与家属也会产生不安的情绪。因此，外科护士除了要具有精湛的护理技术外，还要有较强的观察能力、判断能力，能预见事情的突变，行动迅速果断，处理事情冷静、细致，责任心强。

1. 术前宣教，稳定情绪　　由于手术结果的未知性，加之患者和家属不懂得医学知识，术前患者普遍存在食欲减退、难以入睡、紧张焦虑等问题，这是正常的生理和心理反应。护理人员应该根据患者的年龄、性别、文化程度、性格特征、职业、病情等，采取不同的方法做好术前心理疏导，以稳定患者的情绪。如护理人员多向患者及家属讲述术前、术中、术后的护理方案及注意事项等，需要时在术前训练患者适应手术时的体位、练习在床上使用便器及术后会采取的功能锻炼方法等，也可以介绍一些相关的、通俗易懂的疾病治疗知识，以增加患者和家属的心理安全感，缓解其过度的精神紧张。另外，还可以介绍已经成功的同类手术的病友与患者进行沟通交流，让患者勇敢地面对手术。

2. 术后效果，解释恰当　　当患者手术后回到外科病房，护士要以亲切温和的语言安慰、鼓励患者，如"手术过程很成功，我们终于渡过难关了，您会很快恢复健康的"。如果手术没有达到预期效果，但是患者却不知情，护士也要用善意的谎言告知患者手术顺利完成了，及时指导患者如何配合术后的治疗和护理，以减少术后并发症的发生。病情较重的患者在意识清醒后，护士要赞扬和支持患者，告诉其很坚强，术中配合很好，劝慰家属尽量克制情绪，不要让患者看出不好的结果，与护士共同配合做好患者的思想工作，以达到理想的治疗效果。

3. 鼓励患者，积极面对　　为确保患者的生命质量，在某些手术中需要切除人体部分器官或组织，如某些乳腺癌患者术中切除了乳房，车祸外伤患者术中截肢，膀胱癌患者膀胱切除后在腹壁外接集尿袋等。术后患者往往不能接受手术前和手术后的巨大变化，从而出现自我形象紊乱。因此，护理人员对具有此类生理、心理特征的患者要给予极大的同情、关心和体贴，让他们在理解的基础上积极面对现实，理智地配合治疗和护理，从而获得全面的身心康复。护士可列举现实生活中的实例来感化他们，让他们鼓起勇气，达到自我实现的目的。护士在劝说中要注意仪容仪表，不可化浓妆，不要过分炫耀自己，以防患者产生自卑心理；通过适当的抚摸、倾听、沉默及表现同情的面部表情等沟通技巧与患者交谈；不要刻意为了谈话而设置场景，应该在实施生活护理的过程中自然而然地流露，如每天早晨做晨间护理时，护士以温馨的语言和物化的形式与患者交流，如"您今天看起来气色不错""您会一天比一天好的"或者送上一束鲜花、几只千纸鹤、一份祝福卡等，拉近与患者的距离，表达对患者的关爱之情。经历一段适应期，患者会逐步消除术后身体变化所引起的心理压力。心理护理在外科临床护理工作中发挥着不可替代的作用。

（五）妇产科护理工作礼仪

妇产科患者患病的部位为女性的特殊部位，所涉及与病情相关的资料也大多是个人的隐私。大多数患者存在紧张、羞涩、自卑、胆怯、焦虑、恐惧等特殊心理特征。因此，护理人员的言行举止直接影响对患者的评估和诊断。由于妇产科特殊的科室性质，对妇产科护理人员的要求更高，护理礼仪更具专业规范性。

1. **人文关怀，体贴服务** 护理文化是一种人文关怀的精神，需要对患者进行人性化的护理。妇产科的患者群体是十分细腻、需要呵护的群体。在护理工作中，护士在尊重患者的健康和生命、维护患者的尊严和权利的同时，还要使整个护理环节充满人文气息。外在方面，用色彩来消除患者的恐惧感，如病室的窗帘用粉色、淡黄色装饰；窗台用花卉、绿色植物点缀；床单位设床边帘；护士着粉色护士服。内在方面，则要更新和转变护理观念，树立以患者为中心的服务理念，如一句轻声的问候，一项娴熟的操作，操作后一句"谢谢您的配合"。患者的需要就是护士的工作，将良好的护理观念和护理行为相结合，令患者在护理过程中享受到温馨的护理服务。人性化的护理服务可融洽护患关系，赢得患者的信任和尊重，提高患者满意度。

2. **尊重患者的隐私权** 由于妇产科疾病发病部位的特殊性，患者不愿意自己的病情让他人知道，护理人员要尊重患者、一视同仁，用高度的同情心和责任感关心照顾患者，使其感受到护理人员的真诚关心与帮助，从而使得患者和家属能更积极主动地配合治疗和护理。医护人员在查房或收集患者资料时，一定要遵守保密原则，尊重患者的隐私权，切忌在查房时大声说话，歧视某些妇产科患者，如性病患者、未婚先孕的女性等，不能训斥、指责、挖苦、讥讽及使用伤害性语言，不可背后窃窃私语，更不可将患者的病情作为茶余饭后的话题。护士要引导患者与家属正确认识疾病，教给他们科学的卫生知识及疾病防范措施，以便他们出院后能做好自我保健和自我照顾工作。

3. **提供个性化服务** 伴随着医院护理文化的建设开展，护士要更好地提高专业护理水平，更加有效地解决不同患者的不同问题。在护理中将人性化服务细化，使患者得到最满意的服务，促进疾病恢复。不同年龄阶段女性患者的需求各有不同，如一位 50 岁的妇女进行子宫切除术后，她的家庭角色、岗位角色、社会角色都会发生微妙的变化，护士要根据更年期女性的心理特点、疾病带来的后果、患者本人的性格特征和基本情况进行深入分析，细致入微地提供护理。再如，有些产妇和新生儿需要分离的时候，产妇会产生极大的心理压力，情绪不佳、心情焦灼；有些异位妊娠术后、先兆流产等患者会出现失落、沮丧，甚至轻生的念头。为此，护理人员要及时给予心理安抚，在疏导中注意规范的仪容仪表，以温暖的话语、激励赞扬的语言、轻稳娴熟的操作技术让每个护理环节更加个性化（见图 5-3）。

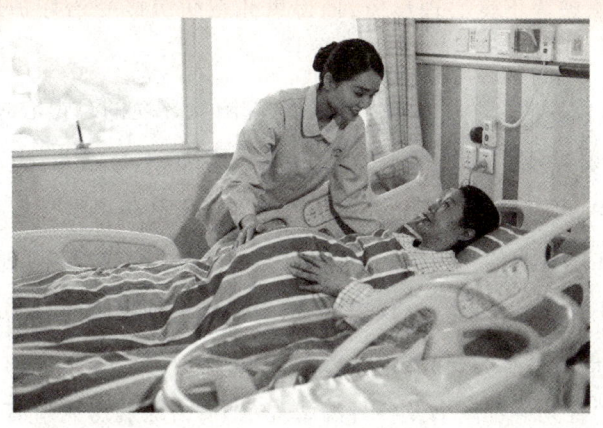

图 5-3　护士关爱待产孕妇

（六）儿科护理工作礼仪

　　儿科患者年龄小，认知能力差，加上患者多、陪护多、周转快、临时处置多、工作忙乱琐碎等特点，护理工作存在一定特殊性和困难性。这就要求护士除具有丰富的专业理论知识和娴熟的操作技能外，还应具有良好的仪容仪表和行为举止，打造儿科护士的专业形象。

　　1. 塑造慈母般形象　患儿入院后，面对完全陌生的环境接受治疗和护理，会出现一系列的心理、行为反应，表现为哭闹不止或郁郁寡欢、拒绝饮食或破坏物品、焦虑、恐惧不安等。作为儿科护士，要有一颗慈母之心，关心爱护每一个幼小的心灵（图 5-4）。如与患儿沟通时，护士可采取蹲式、半蹲式或坐位，从语速、声调、内容上尽量模仿到让孩子能听懂并愿意接受的程度。在进行护理操作前，要用商量的口吻，耐心、和蔼的态度取得患儿的同意，再实施操作。避免用命令式语言，更不可使用恐吓的方式来达到目的，以免对患儿造成恶性心理刺激。操作结束后，护士应用鼓励的话语赞扬患儿的勇敢与坚强。平日里应多与患儿接触，陪伴患儿讲故事、唱儿歌、做游戏等。患儿喜好的事情，护士应多赞美、多鼓励，以取得患儿的信任，从而增加患儿的安全

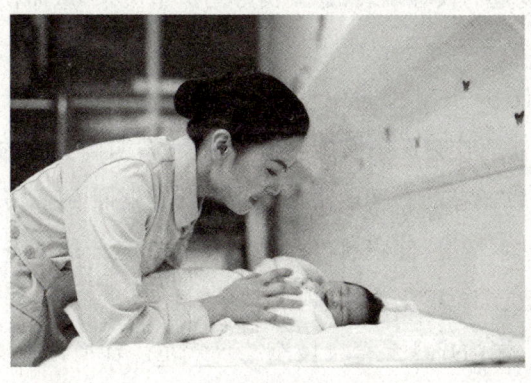

图 5-4　护士为患儿抚触

感,减轻恐惧与焦虑等不良心理反应,使得患儿在病房接受治疗护理的过程中健康成长。

2. 创造人性化环境　为了减轻患儿对医院陌生环境的恐惧心理,护士应在病房创造家庭式的温馨环境。鼓励家长为患儿买玩具,护士与患儿、患儿与患儿间在共处、游戏的过程中,可以满足儿童正常的发展需求;儿科病房抛弃以白色为主题的装饰,墙壁粉刷成儿童喜欢的粉色、淡蓝色和大自然水彩画,或配以卡通唐老鸭、米老鼠等图案;护士举止端庄、着装整洁、仪表大方,着粉红色护士服(裙装)、戴粉色燕帽,减少患儿看到白色的恐惧感;在病房走廊的天花板挂上风铃,在每个病房里都备有色彩鲜艳、图文并茂的育儿科普图书及各种温馨提示卡;去除病房内所有物品棱角。护士合适的言行举止及温馨、温暖、安全的人性化环境对患儿治愈疾病、健康成长能起到潜移默化的作用。

3. 正确对待护理纠纷　儿科护士要时刻面对只会哭闹而不会表达和配合的患儿。因此,除了具有扎实的理论基础、熟练的操作技能、良好的心理素质外,还必须具有处理应急事件的能力。如现在的患儿大多数是独生子女,被家长视为掌上明珠,倍加爱护,为一个患儿进行头皮静脉穿刺,就有几个家属围着,头皮静脉穿刺是否成功除了与护士的心理素质和临床经验有关,还与患儿的血管分布及病情等因素有关,护士如果一次穿刺未成功,可能要面对家长的埋怨、训斥。护士在表示抱歉的同时,要理解家长的心情,并解释现状、合理安排。护士礼貌的语言、谦逊的态度、和蔼可亲的表情会让患儿家长感到亲切、信赖、安全。反之,家长就会持怀疑态度,对护士的信任度下降。许多护理纠纷就是因为家长对护士不信任所诱发的。

(七) 护理操作礼仪

护理学是一门实践性很强的应用性学科,随着社会的不断发展,人们的法律意识和自我保护意识增强,对护理服务提出了更高的要求,在治疗疾病的同时要提供优质的护理服务。因此,护理人员在实施各种操作时不仅要具有娴熟的操作技术,还要有友善、礼貌的态度,规范的仪容仪表,建立良好的护患关系,从而使患者以积极的心态配合治疗和护理。

1. 操作前的礼仪

(1) 准备充分:护士应遵医嘱实施各项护理操作,明确实施的目的,如果有疑义,要虚心向医生提出,以诚恳的态度解决问题。护士应提前到病房告知患者稍等片刻并清楚护理对象的基本情况、健康状况。护士要做好充分的准备:护士服整洁,衣帽端正,无渍无褶;不戴首饰、不化浓妆、剪好指甲、洗手、戴口罩;步履轻快、动作敏捷;推治疗车、持病历夹、端治疗盘要符合体态礼仪规范。环境保持安静、整洁,温度、湿度适宜,如果是无菌操作,按无菌原则做好环境准备。

（2）表情自如，动作轻稳：护士行进在走廊内，应保持右侧通行，并及时给患者让路。来到病房门前先轻声敲门，再轻轻推门进入，并随手将门轻轻关好，不可用治疗车将门撞开或用脚踢开门。进入病房后应微笑行点头礼，亲切礼貌地与患者打招呼、问好，并规范地摆放、整理患者的用物，拉上床边帘。做好操作前的准备工作，确保护理工作的安全和有效，进而增加患者对护士的信任。

（3）解释到位，沟通有效：确保患者积极配合并准确安全地实施操作，操作前要核对患者的床号、姓名。在核对时不仅要核对患者的全名，而且要使患者感到亲切并接受，如"您好，您方便告诉我您的床号和姓名吗""知道您是一位老师，我就叫您吴老师，好吗"。需要向患者解释本次操作的目的、患者如何配合、操作过程中可能出现的感觉，请患者安心并放心。护士核对解释时应放慢语速，不宜声调过高，随时观察患者的表情和反应；沟通时与患者保持人际沟通距离——个人距离，表情自如，语言亲切、温和，用词准确，对可能暴露患者隐私的操作项目，在患者耳边简明扼要地低声交流并解释，使患者感到被尊重和理解。

2. 操作中的礼仪

（1）态度和蔼，关怀体贴：在操作过程中，护士表达要通俗易懂，态度要和蔼。随时了解患者的感受，及时解答患者提出的问题，真诚地疏导安慰，为其解除痛苦和疑虑，消除患者对护理措施的恐惧和神秘感，以取得患者最大程度的理解和配合。实施护理措施时，娴熟的护理技术是对合格护理人员的基本要求，也是对患者的尊重和礼貌。操作中护士与患者保持人际沟通距离，动作熟练、轻柔稳健、准确到位。如果需要患者配合，护士要耐心地指导，并及时夸奖患者的聪明与勇敢。有效的配合不仅是增进良好护患关系的桥梁，还可以减少护理人员操作的难度，提高护理质量和工作效率。

（2）保护隐私，人性化护理：在实施护理操作中为了达到治疗效果，不可避免地会暴露患者的生理隐私，护士通过解释并取得患者同意后，请无关人员暂时离开病房，用床边帘遮挡，并注意患者的保暖。对有生理缺陷者不可大惊小怪或嘲笑患者，过多关注患者的缺陷会使患者产生心理压力，出现紧张、自卑的情绪，阻碍疾病的治疗和康复。

3. 操作后的礼仪

（1）嘱咐安慰，关怀鼓励：操作结束后，护士再次核对患者的床号、姓名，根据操作的实际结果和患者的具体情况告知注意事项。态度要和蔼，嘱咐语言要通俗易懂，使患者能够理解。关切地询问患者有无不适，解除患者的疑虑，给予适当的安慰，鼓励患者克服困难，配合治疗护理，早日康复。

（2）尊重患者，深表谢意：操作后患者可能会有疲劳感、不适感，从而产生焦虑、疑惑。护士要以真诚的态度告知患者这是一种正常反应，并对患者在操作过程中给予的配合和支持表示诚挚的谢意。向患者致谢是护理人员良好礼仪修养和高尚职业道德的具体体现。离开病房之前,请患者放心,如果治疗后感觉有任何不适或需要,可以按床头呼叫器,护士会随时赶到,并且有空时会经常到患者床边看望患者。

4. 应答呼叫器礼仪 护士应及时接听呼叫器并保持情绪健康、语言真诚。护士需掌握正确使用呼叫器的方法。当呼叫铃响起后,责任护士应当及时响应。情感流露会直接影响周围环境,护士要保持健康的情绪,不将个人的情感带到工作中,任何时候都要积极应对。住院期间由于患者与外界联系的部分性中断,患者会感到孤独寂寞,处于一个消极的状态并需要关怀。护士真诚的语言,对患者诚恳、热情的态度可使患者情绪稳定且感到温暖。

5. 催缴款项礼仪

(1)更新理念,提高修养:催费是要让患者及家属心悦诚服地补交欠款,而不是被逼迫或是被要挟着缴费。护士绝不能存在"事不关己"的冷漠反应,要做到"急病人所急,想病人所想",催费护士应设身处地,从患者、家属的角度看待缴费问题。要从患者的利益出发,让他们明白缴足费用后,能保障治疗按计划顺利进行,促进其疾病早日康复。在催费沟通前,护士调整好自己的心态和情绪,做到热情、平稳。热情是护士沟通时主动、积极心态的体现;沟通时保持平和稳定的情绪,可保证在遇到不和谐的情况时也不会激化矛盾。

(2)健康宣教内容中加入缴费宣教:平时在给患者及家属做健康宣教时,护士适时与之交流,帮助其明白医疗费用是一种特殊形式的消费,指导他们用平常心态去对待医疗费用问题。并根据相同病种患者康复后费用情况、数额告知患者及家属,让其心理上有所准备,为以后有可能出现的催费沟通做好铺垫。

(3)掌握相关信息,坚持发放费用清单:沟通前,催费护士应熟悉欠费患者的相关信息,如年龄、病种、家庭背景、职业、文化程度、付费方式、已欠费数额、用药品种、价格等。这样有利于在催费沟通中充分解释到位,消除不必要的误会。同时,坚持及时发放住院一日清单,让患者及家属明白消费、放心消费,若有疑问应当及时给予解释。并利用发放清单的机会,提前告知费用不足,以免让患者仓促备钱而手忙脚乱,心生抱怨。

(4)微笑服务,主动沟通:护士坚持做好微笑服务,语言甜一点,微笑多一点,平时就和患者、家属建立良好的互动关系。严禁把不良情绪挂在脸上,否则会直接影响患者及其家属的心情及催费效果。沟通中护士说话要留有余地,语言不可生硬、粗暴,一定要多考虑对方的自尊心,不可随意指责或批评。虽然催费令人不愉快,但催费护士如果在语气、语调方面多下功夫,在日常工作中多主动提供服务,热情服务,效果会好很多,患者也更容易理解和配合。

(5)针对不同情况给予不同沟通:根据对患者的了解,护士可以采用不同的沟通方式。如果患者、家属性格外向直爽，病情较轻，治疗效果较好的，就直接说出欠费问题；如果患者性格敏感，病情相对复杂的，护士须察言观色，谈话时含蓄委婉，必要时避开患者本人，与家属沟通催费；如果患者家属多，都不愿缴费时，护士就要找出家属中具有影响力的人进行沟通；对于自费就医的患者，他们对医疗服务的敏感度高，满意度常常比费用能够报销的患者低，所以对该类患者催费时更应注意用词委婉。

（6）把握催费时机，正确应对沟通困难：催费最佳时间是在下午治疗和用药接近结束时。在手术前、特殊检查前、输血前时与家属说明原因及缴费的重要性，一般都能取得家属的配合，效果满意。沟通时遇到不被对方理解的时候，催费护士应控制自己的情绪并安抚其冷静下来，再讨论问题所在。当对方口头表示不会缴费时，切忌指责或不满，可调换另一位知情的护士继续沟通，也可以另选时间沟通，避免与之正面发生冲突。当对方有意愿沟通时，护士要耐心倾听，了解对方的真实想法，消除误会并在不违背原则的情况下采取有效措施。

五、社区护理工作礼仪

社区护理是卫生领域中最基础、最前沿的一项护理工作。1999 年，我国确立了社区卫生服务发展的总目标：2010 年在全国范围内建立较为完善的社区卫生服务体系。作为社区卫生服务重要组成部分的社区护理也随之逐步发展起来。社区护理将成为 21 世纪护理事业发展的方向，社区护理的发展离不开高素质的社区护理人才。随着社区卫生服务的开展，社会对社区护理人才的需求在质和量上都表现出重大变化，对社区护士职业礼仪的要求也随之提高。

1. 树团队形象，做爱心奉献 我国人口密集、居住集中，社区从规模和数量上都在逐步扩大。这对社区护理工作提出了更高、更严的要求。一个社区护士在社区活动中所体现的服务内容、职业行为和专业形象不仅代表个人素质，而且代表整个社区卫生服务的整体形象、社区效益和护理人员素质等。所以社区护士要树立团队意识，把团队的利益放在首位，团结协作、积极进取、懂礼仪、讲礼仪，树立社区护士职业礼仪形象，为保障居民、促进健康、预防疾病、维持健康、减轻痛苦、打造和谐社区尽职尽责。

2. 体贴关怀，温暖相送 社区护士面对的服务对象是不同年龄、不同阶层、不同性格特征的居民，而居民的病情并不重，到社区就诊的目的是享受快捷、方便、经济、轻松的服务，护士要为患者创造温馨的服务环境，如大厅、病室放置绿色植物、窗帘、床单、被罩及室内设施更家居化；在仪容仪表上，护士服装整洁，衣帽端正，佩戴胸卡，面部修饰淡妆，微笑服务，视患者如亲人，提供全方位、人性化的服务。

3. 家庭病床，个性化服务 在家庭健康护理中，重要的是社区护士应与家庭成员建立良好的信赖关系,解除彼此的陌生感。此时护士要注意尊重对方的意愿和隐私,不要刻意打听家中的事情,不要参与家庭矛盾。在向家庭成员提供护理服务时,要提前预约,遵从每个家庭的习惯和规矩,穿着整洁的工作服,进行无菌操作时戴口罩和手套,做好职业防护;要有同情心,通过温暖的话语、细致入微的轻稳操作与家庭成员达成援助的共识。

4. 掌握技巧,沟通有效　由于地区性的差别,社区护士要掌握该地区居民生活的习性和方言,在护理过程中将科学性、专业性的语言用通俗易懂的话语和文字表达出来,再结合当地居民喜欢的表达方式,达到有效沟通;护士要尽快熟悉辖区内居民的基本情况,多运用亲切的称呼,如"张大妈""李大叔"等,缩短护患之间的距离,让患者不仅感受到社区护理带来的方便,更觉得放心和安心。

(孙红华　孙洋洋)

实训六　护士言谈礼仪

【实训目的】

能灵活运用礼貌用语与患者交谈,并应用态势语礼仪规范增强交谈的效果。运用本章所学知识灵活选择交谈话题,灵活应对患者的拒绝,并进行有效的沟通。

【实训准备】

1. 资料准备　搜集患者病情的相关信息、基本的个人资料,如患者的病史、入院原因、治疗情况、年龄、身份、性格及爱好等,根据基本信息设定交谈的目的,明确交谈的主题内容。

2. 人员准备

(1) 模拟护士:仪容端庄,保持关注的微笑和目光,衣着得体,举止大方,态度和蔼等。

(2) 模拟患者:穿着病员服,病情稳定,不配合护理操作或拒绝护士服务的挑剔患者。

3. 环境准备　环境安静,整洁,无紧急处置和操作项目,以免分散患者的注意力,如关闭电视机,关好门窗,必要时用屏风遮挡,谢绝探视等,以达到较好的预期效果。

【实训方法】

1. 实训内容　在病区采用角色扮演法进行有效谈话,灵活应对并处理好患者的各种拒绝。

2. 案例资源

（1）早上交班后,护士到病房对患者逐一查房。护士甲、乙、丙、丁和护士长,实习学生甲、乙、丙。病房内有4个患者。

① 护患之间如何打招呼？如何向新入院的患者打招呼？

② 如何让每个患者心理上都有一种归属感？

③ 注意身体语言的使用,符合态势语礼仪要求,增加问候的效果。

（2）9:00左右,新入院患者李女士被一位护士带到了床边,护士应如何与患者交谈？

① 分析新入院患者的心理状态。

② 护士要向患者交代哪些事项？

③ 如果有病友刚刚做完手术在一旁痛苦地呻吟,对李女士有什么影响？

（3）患者张大爷的输液液体马上就要用完了,张大爷的老伴儿来找护士处理,夜班护士小马一个人正在治疗室内备药,一边是患者家属着急换药或者拔针,一边是护士谨慎地查对药物,如何处理？

① 使用基本礼貌用语、敬语、雅语、谦语、态势语,语言表达符合礼仪规范。

② 选择合适的话题进行有效的谈话,提问方式适宜。

③ 灵活应对并妥善处理患者的各种拒绝。

3. 实训指导　各小组进行情境训练展示,教师指导,学生参与评价。

【效果评价】

1. 实训态度评价　模拟护士是否淡妆、发型标准、服饰整洁、有亲和力;情境展示过程中模拟护士是否做到严谨、认真、耐心、沉稳、诚实;对患者态度是否诚恳、热情、亲切感强;精神是否饱满,是否始终保持微笑服务,真诚、自然。

2. 职业能力评价　能否灵活运用礼貌用语与患者进行交谈,应用态势语礼仪规范达到交谈的效果;能否运用本章所学知识灵活选择交谈话题;对于言谈礼仪训练任务能否全部完成;能否学会分析问题、灵活应对,有创新意识;言谈礼仪是否规范,语言表达是否符合礼仪要求;语言随机应对能力是否突出。

3. 创新意识评价　内容的组织和运用是否有创意和独立见解。在与患者交流中是否具有评判性思维能力和机智灵活的应变能力。

4. 团队精神评价　小组同学是否积极参与情境设计、演示、训练;是否积极合作,虚心接受指导,体现团结协作精神。

实训七　护理岗位礼仪

【实训目的】

熟练掌握岗位护理工作的礼仪规范,正确运用解释语、安慰语、问候语、称谓语、致谢语、询问语,灵活运用有效的沟通技巧与患者建立良好的护患关系。

【实训准备】

1. 环境准备　模拟门诊、急诊、各病房环境,环境整洁、宽敞、明亮、安静。

2. 用物准备

(1) 门诊:导诊设导诊台、导诊指示牌、轮椅、平车;候诊设接诊台,放置血压计、听诊器、体温计、弯盘、纱布、消毒液、记录本、笔、必要的检查化验单。

(2) 急诊:急诊设急救车(血压计、听诊器、体温计、弯盘、纱布、消毒液、必要的抢救药品和液体、抢救记录单、笔)和吸氧装置、电动吸引器、除颤仪等抢救设备。

(3) 病区:病区设床单位、护理车、处置盘、注射器、药物、血压计、听诊器、体温计、弯盘、纱布、消毒液、锐器盒。

3. 人员准备

(1) 模拟护士:穿戴整洁的护士服、帽,表情端庄、仪态大方,符合护士角色形象。态度认真、一丝不苟,符合语言礼仪规范。

(2) 模拟患者:穿着病员服,表情、神态符合患者当时的生理、心理需求。

【实训方法】

1. 实训内容　门诊护士礼仪、急诊护士礼仪、病房护士礼仪、手术室护士礼仪、护士言谈礼仪、护士交往礼仪。

2. 案例资源

(1) 导诊护士工作礼仪案例:孙××是某医院门诊导诊护士,在为几位患者及家属解答咨询问题时,突然看到医院门口一位老大爷步履蹒跚地走进来。孙××立即来到老大爷身边,看到他气喘吁吁并伴有咳嗽咳痰、面色暗黄、双唇发绀、神情迟疑。孙××关切地询问病情,拿来轮椅,指导护工协助老人挂号,指引就诊路线。

(2) 分诊护士工作礼仪案例:杨××是心血管内科的分诊护士,正在安排5位候诊患者按顺序就诊,为了松弛患者紧张的情绪,杨××为患者创设了安静、舒适、清洁、秩序良好、环境优美的候诊环境,并用亲切温暖的语言安慰等候的患者,给候诊患者送水,赠送健康教育宣传材料,指导他们平日如何自我保健,如何监测脉搏。杨××正在为下一位即将就诊的张先生提前测量体温、脉搏、呼吸、血压,并记录,此时,一位患者就诊完毕从诊室走出,杨××走上前,十分关切地看了医生的诊断,并详细说明患者将去做的各种检查的路径。

(3)急诊预检分诊护士工作礼仪案例:患者田××,男,48岁,从事环卫工作8年。田先生在清理冰雪路段时,被迎面飞驰过来的一辆摩托车撞倒,急救站的救护车赶到时发现田先生躺在路边,身下一摊血迹。查体:神志清楚,脉搏弱,50次/分,血压80/50 mmHg,肢体不能活动,怀疑下肢胫骨骨折,腰椎骨折待排除。急救站决定就近送往只有10分钟车程的某医大附属医院。请模拟医大附属医院急诊科预检分诊护士,在接诊时协助急救站的护士搬运田先生下救护车,进行病情交接,并分诊到急救室,通知医生接诊的护理礼仪。

(4)内科病房护士工作礼仪案例:患者谢×,女,48岁,在银行工作,是一位部门经理。劳累后患心悸、气促2年。3日前因受凉心悸、气促加重,夜间不能平卧,神志清楚,精神紧张。体温38.2℃,脉搏100次/分,伴心律不齐,呼吸25次/分,血压120/82 mmHg,门诊以慢性风湿性心脏病收入院,病房护士曲××是她的责任护士,模拟护士小曲迎接患者入病区,与患者相互介绍,并介绍住院环境及其他人员,同时安慰、体贴患者,以减少心理压力并做宣教工作的礼仪。

(5)手术前护理工作礼仪案例:患者刘×,女,39岁,是一位中学教师。一直以来月经周期缩短、经期延长、经血量增多。经临床诊断为多发性子宫肌瘤,入院并准备手术。护士齐××是手术室巡回护士,手术前一日来到妇科病房为刘×做手术前的疏导工作,到病房后发现患者低着头,很有顾虑,不愿与人说话,护士小齐根据患者的具体情况,交谈时有礼有节,态度和蔼,言语规范,减轻了患者压力和思想顾虑,使患者以最佳的心理状态去迎接手术。

3. 实训指导　以小组为单位,组长负责制。组长安排角色,小组成员布置场景,准备用物。每个小组在充分准备和练习后,在全班展示。教师帮助指导,提出要求,并对每组情境展示进行综合评价。

4. 实训练习内容要求

(1)护患交流中,语言运用准确到位,正确应用称谓语、问候语、致谢语、询问语、安慰语、鼓励语等,并注意禁忌语,恰当使用言谈沟通技巧。

(2)掌握护理工作言谈礼仪,注意语调平和自然,表情真诚,态度严谨。

(3)掌握岗位护理工作内容,体现不同岗位护理礼仪特点。

(4)实训练习设计合理、具体真实。

【效果评价】

1. 实训态度评价　学生在实训过程中是否态度端正、严谨认真,是否按要求完成训练内容;着装是否规范整齐,仪表是否端庄大方。

2. 职业能力评价　护生是否掌握不同岗位护理工作礼仪规范及操作礼仪规范。护理工作语言是否文明、规范,态度是否和蔼可亲,语调是否温柔亲切,是否恰当使用言谈沟通技巧完成护患交流,达到最佳交流效果。学生在情境练习中是否始终对患者保持高度的责任心、爱心、同情心和耐心。同时是否具有较强的自信心,并能很快取得患者的信赖,建立和谐的护患关系。

3. 创新意识评价　内容的组织和运用是否有创意和独立见解,是否多角色、多角度展示护士职业礼仪。在实训中是否善于观察、发现问题,具有评判性思维能力和机智灵活的应变能力。

4. 团队精神评价　各小组成员是否互相帮助、虚心好学、谦虚礼让、友好相处、精诚合作完成任务。通过实训学生是否从中感受到集体力量的强大、集思广益参与情境设计和角色扮演,并鼓励后进生共同学习进步。

思考题

1. 小李是一位内科护士,接待一位刚刚入院患有心肌炎的患者,请模拟小李演练迎接患者入院的礼仪。

2. 门诊、急诊护理礼仪的基本要求有哪些?

3. 情景模拟:护士小徐为患者进行吸氧疗法的操作礼仪。

4. 举例说明对不同年龄的患者如何运用赞美祝贺敬语。

5. 在护理使用呼吸机的患者时,应如何传递信息? 可进行情景模拟。

6. 一位即将分娩的孕妇疼痛难忍、痛苦呻吟,妇产科护士在护理时应如何沟通与护理?

7. 举例说明态势语在病区工作交往中的应用。

8. 简述同事交往礼仪包括的内容。

在线测试

附　常用护理操作礼仪范例

1. 生命体征的测量

患者王×,男,48岁,某企业办公室主任,因发热待查入院。护士为他测量体温、脉搏、呼吸、血压。

(1)操作前解释

护士:"您好,请告诉我您的床号与姓名,好吗?"

患者:"3号床,王×。"

护士："如果不介意,我就称呼您王主任吧!我要为您测量体温、脉搏、呼吸和血压,您半小时内有过外出或剧烈活动吗?"

患者："没有,不过房间有些热,我没活动还出汗了。"

护士："王主任,您衣服穿厚了,我来帮您脱吧。"(护士与患者保持个人距离,身体略前倾,目光亲切地看着患者)

患者："谢谢您,不用了,我自己来脱吧。"

护士:(用亲切的口吻)"平日如果出汗,要及时擦干汗液,以防感冒。"

(2)操作中指导

护士："王主任,请先将衣扣解开,我先给您测体温(护士边说边协助患者解衣扣)。测温前我先帮您把腋窝的汗擦干。"

患者："为什么还要擦干汗呢?"

护士:(耐心地回答)"因为有汗液,测出的体温值不准确。"

患者："噢,原来是这样,今后我会注意的。"

护士："请您将体温计放在腋窝,夹体温计的手臂搭在另一侧肩上,等5分钟,我来看结果。您放心,我已经计时了,到时间我会帮您将体温计取出来。"(边说边协助患者摆放姿势,保持舒适体位)

患者："好的,我明白了。"

护士："现在我给您测脉搏,请您将另一只手臂伸给我,好吗?测脉搏时我们都要保持安静,才能获得准确数值。"

患者："行,没问题。"

护士："王主任,您的脉搏每分钟80次,呼吸每分钟20次,您的脉搏、呼吸都正常。"

患者："我没看你给我测呼吸呀,怎么是20次?"

护士："我测完脉搏后,就直接测呼吸了。我没告诉您,因为呼吸是受意识控制的,这样测呼吸会更自然,获取数值更准确。现在我为您测血压,您衣服很厚,我帮您把袖子卷起。(边说边为患者卷起袖子)不紧吧?我为您手臂下垫一件衣服隔凉,可以吗?"

患者："可以,很舒服。"

护士："王主任平时的血压怎样?有头痛、眩晕症状吗?您的收缩压130 mmHg,舒张压80 mmHg,血压正常。"

患者："我平时血压还好,没有症状,但是比你测的值要低,今天为什么高了?"

护士:(护士看到患者焦急的神态,边操作边解释)"请您不要着急,您的血压仍在正常范围内,血压比原来高的原因,可能是由于您刚刚住院,周围的陌生环境让您有些紧张,或者昨晚没休息好吧?紧张和休息状况都会影响血压的波动。我们会关注您的血压变化,您要放松心情,有问题及时告诉我们。"

患者:"是的,昨晚我失眠了!测量正常我就放心了。"

护士:(5分钟后)"体温已测好了,我来帮您取出体温计。请您放松手臂,累了吧!我扶您躺下休息,谢谢您的合作!"

患者:"没关系,只是有些累,您看我温度高吗?"

护士:"37.9℃,稍高一点,不过比昨天入院时好些。您不用担心,我会将测量结果告诉医生,我们会随时观察您的体温变化。"

(3)操作后嘱咐

护士:"王主任注意多喝水,及时补充身体发热丢失的水分,尽量减少活动,减少体能的消耗。"

患者:"好的,我配合。"

护士:"等一会儿,我会陪您做 CT。请王主任放心等待检查结果,我们一定争取把发热的原因查出来。我们一会儿见。"(护士走出病房,轻轻关门)

2. 静脉输液法

患者张×,女,35岁,中学教师,因腹泻入院。给予静脉输液治疗。

(1)操作前解释

护士:"您好,张女士,能告诉我一下您的床号和姓名吗?"

患者:"1床,张×。"

护士:"让我看一下您的腕带好吗?是这侧手臂吗?我是您的责任护士。我知道您是一位中学教师,教师是我最崇拜的职业,如果您不介意,我就称呼您张老师吧!看起来您今天精神好多啦!"

患者:"嗯,是好一些了。"

护士:"张老师,稍后我将遵医嘱为您输入 0.9%氯化钠溶液 250 ml,它可以补充您体内丢失的水分及电解质。我再来看一下您的血管,您这个部位的血管粗直,弹性好,这么按着疼吗?"

患者:"不疼。"

护士:"稍后我们选择这儿穿刺好吗?由于输液时间比较长,大概需要一个半小时,您需要我协助您使用便器吗?"

患者:"就这只手吧,我刚刚去过卫生间了,现在不需要。"

护士:"好的,请您稍等,我准备一下用物,马上为您输液。"(评估室内环境,温湿度适宜,安静整洁,光线适中,符合操作要求。洗手,戴口罩。核对医嘱并检查、备齐用物,备好药品并将输液器排气)

(2)操作中指导

护士:(携用物至患者床旁,拿出输液卡核对瓶签)"您好,张老师。我再来看一

下您的腕带好吗？输液的用物已经准备好了,现在开始可以吗?"(检查关闭调节阀)

患者:(伸出戴腕带的手臂)"可以的。"

护士:"1床,张×,对吗?"(挂瓶,初次排气,确认输液管无气泡,如图5-5)

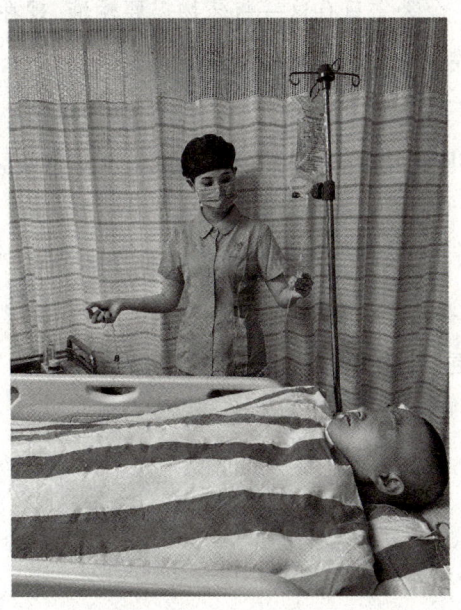

图5-5　静脉输液

患者:"对的。"

护士:"您这个体位感到舒适吗?"

患者:"还可以。"

护士:(拿出脉枕)"来,请稍抬手(垫上脉枕,用止血带检查血管充盈度)您的血管比较充盈(一次消毒,系好止血带,二次消毒)请您轻握拳头。"

(患者配合护士抬手后握拳)

护士:(再次核对排气,关闭调节阀)"张老师不要担心,我尽量动作轻柔些(穿刺成功)来,请您放松拳头。"

患者:"好的,你的技术真好,一点都不疼。"

护士:"谢谢您的夸奖,都是张老师配合得好。感谢您的合作!"

(3)操作后嘱咐

护士:(贴输液贴,调节滴速)"请您放松,我已将您的滴速调节为每分钟48滴,在安全范围内,请您和您的家人不要随意调节好吗?"(脉枕放入治疗车内,整理好开包棉签,洗手)

患者:"好的。"

护士:"输液期间您的手臂要尽量减少活动,以免针尖划破血管壁导致渗血或渗药。您这个体位还舒适吗? 呼叫器已经放在您的左手旁,有事请随时叫我。"(记录)

"我会每隔15~30分钟巡视病房一次,您还有其他需要吗?""那您先休息,我先离开病房了。"

（4）输液完毕,拔针操作

护士:"1床,张×。今天您只有这一瓶药物需要输液,现在已经结束了,我来为您拔针。拔针后请协助我像这样用拇指按压穿刺点好吗?"

患者:"好的,我会了。"

护士:"来,请您按压这里3~5分钟,避免沾水,预防感染。"(销毁输液器)

患者:"我知道了。"

护士:"张老师,躺了这么久需要我协助您更换个体位吗?"

患者:"好的,是有些累了。"

护士:(协助患者更换体位)"那您先休息,祝您早日康复!"(洗手,摘口罩,记录)

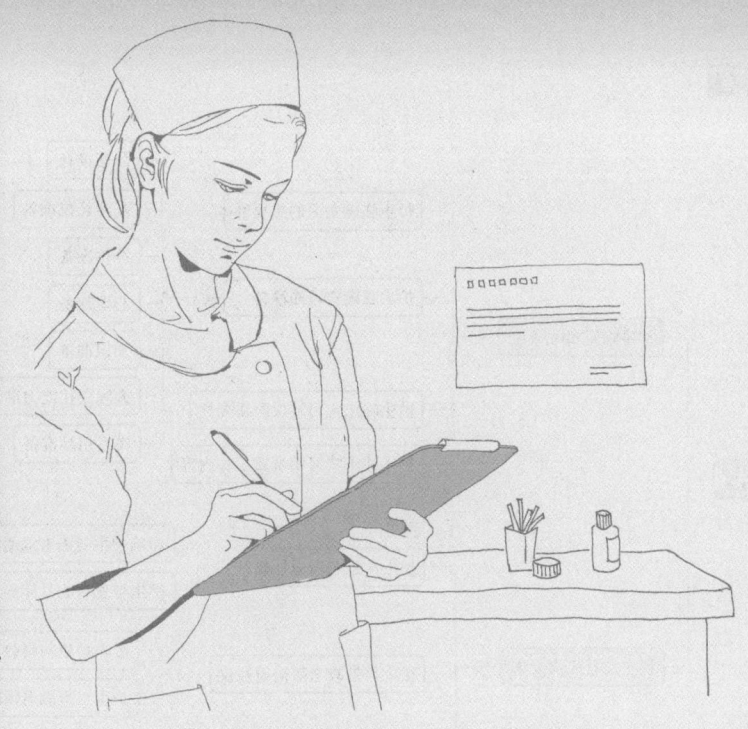

第六章　护生实习礼仪

知识目标

1. 掌握护生与患者沟通的礼仪。
2. 掌握护生与带教老师沟通的礼仪。
3. 熟悉护生应具备的基本素质。
4. 熟悉护生临床实习职责及工作内容。
5. 了解护生临床实习的重要性。

技能目标

1. 掌握护生与各类患者在沟通中的礼仪规范。
2. 掌握护生与医务人员在沟通中的礼仪规范。

素养目标

1. 形成科学严谨、遵纪守法的职业素养。
2. 形成尊重师长、关爱患者、救死扶伤的职业素养。

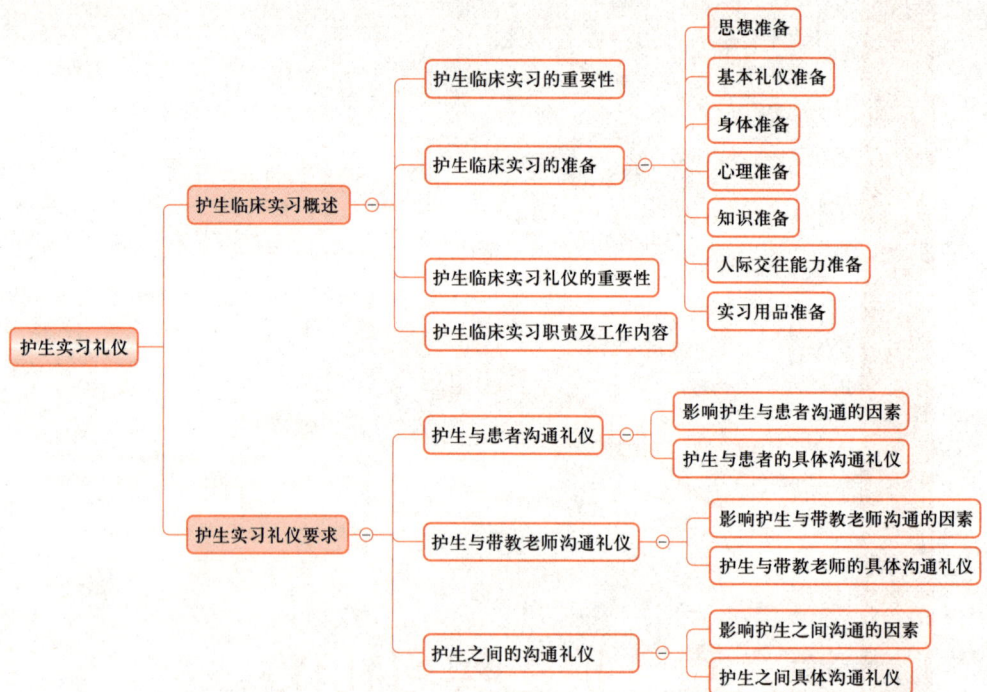

随着人类物质文明和精神文明的发展,人们对健康照顾的需求不断提高,护士礼仪教育在临床护理中不容忽视。因此,应该将护士礼仪教育贯穿于护理教育的各个环节中,其中临床实习是护理教育中的重要组成部分,注重护生临床实习礼仪是提高护理人员整体素质的基础。

案例导入

专科护生小红,20岁。被分到一家省级三甲医院实习,觉得自己非常幸运,对实习生活充满了向往和期待,实习中表现也特别积极。她每天从租住地到实习单位大约需要30分钟车程,然后参加实习科室8:00的晨会,从未迟到和早退,平常带教老师安排的任务也都努力完成。但在实习完一个月出科时,她并没有被评为优秀,而是另一位她觉得并不如自己的本科护生被评为了优秀,为此她感到很挫败和沮丧,实习态度也发生了很大的变化,经常抱怨说护士就要这样一辈子吗?我是实习生又不是奴隶。实习以来,早饭吃不上,午饭匆匆,晚饭无定点,"天使"却要每天面对"血、粪、尿",有时还要遭受患者或者患者家属蔑视的眼光……实习中也经常出现各种小失误,常常不去上班也不请假,手机还关机,带教老师、学校辅导员和同学们经常联系不上她。

问题引导:

1. 该实习护生出现了什么问题?原因是什么?
2. 对于这些问题,应该如何预防和解决呢?

问题解析及案例启示

145

第一节 护生临床实习概述

一、护生临床实习的重要性

护生临床实习是护理专业教学过程的重要组成部分。通过此阶段的临床实习,可使护生在政治思想、专业理论、专业技能、医德医风、人际交往与沟通能力等各方面得到综合锻炼,还可促进护生实现理论知识向实践能力的转化,有利于护生尽快从课堂走向病房、从学校走向社会的角色转变,使护生能在各类医疗卫生部门从事护理、保健、康复、健康教育等工作,成为具备护理职业生涯发展基础的技能型、服务型的高素质劳动者。此阶段的重要性体现在以下几方面。

(1)了解护理学的发展概况、现代护理观的概念及护士的角色功能;能够运用医学专业知识及相关人文学科知识为护理对象进行健康问题的诊断和处理,运用良好的沟通方式满足患者身心需要。

（2）熟悉整体护理的理论基础、基本结构和工作方法；能够规范进行基础护理操作、各专科护理基本技能操作；有效地进行护患沟通；具有对急危重症患者的应急处理和配合抢救的能力；具有正确书写各种护理文件的能力；熟记岗位职能，在带教老师指导下积极、主动地完成各班工作任务等。

（3）掌握人生各阶段常见病、多发病患者的护理；掌握人生各阶段常见病、多发病患者的护理资料收集、整理评估、正确诊断、目标制订和评价、反馈等的系统化程序；掌握同护理对象、家属等进行沟通及健康教育的技能。

（4）熟悉危重患者病情的特点；掌握各种常见危重症病情的观察、护理、抢救程序、抢救成败评价标准和常用急救技术等知识。

（5）了解护理对象的心理活动规律及进行心理活动干预的理论和技巧；能够巧妙地运用沟通技巧解决护理对象的心理问题，使其早日康复。

（6）了解环境对护理对象身心健康的影响；掌握各类护理对象对生理、心理、社会环境的需求特点。

（7）明确药物治疗是一个复杂、严谨、涉及各个领域的工作；掌握常用药物的药理知识、药疗方法、用药观察与评价及正确指导护理对象用药等知识。

（8）明确健康教育是现代护理工作的重要组成部分；学会指导不同文化、社会背景下的护理对象和家庭应对健康问题的方法。

（9）明确临终的概念和护理意义；熟悉临终患者各阶段的身心特点及为临终患者和家属提供身心支持的理论和技能。

二、护生临床实习的准备

护生临床实习既是对理论学习阶段的巩固与加强，也是对护理技能操作的培养和锻炼，同时也是护生就业前的最佳训练。正因为有了临床的实习，护生才能更全面深刻地了解护理工作，更具体详尽地了解护理行业，从而正确认识护理，树立正确的职业道德观，培养良好的工作态度。尽管这段时间很短，但对护生却很重要。因此，为了更好地完成临床实习工作，护生需要从以下几个方面做好准备。

（一）思想准备

进入医院，那身白衣承载的不仅仅是一个职业，更多的是责任、严谨、耐心与爱。作为未来的护理工作者，护生应热爱护理工作，树立"以人为本""以患者为中心"的整体护理思想和全心全意为患者服务的思想，对护理事业有坚定的意志和奉献精神，对护理工作要有高度的责任感,在护理岗位上努力做好增进和恢复人类健康、减轻病患痛苦的光荣工作。

(二)基本礼仪准备

良好的职业礼仪体现出护理人员的语言美、行为美、知识美、品德美、仪态美。护生应态度热情、举止稳重、态度和蔼、情绪乐观,以美好的形象、良好的人际关系做好以患者为中心的护理工作。

1. 护生应保持面部仪容自然、清新、高雅、和谐,展现护士的青春活力。同时还要注意维护面部的清洁与健康,防止因个人卫生问题而影响形象。此外,切忌浓妆艳抹。

2. 护生应养成勤洗手的好习惯,并注意手的保养,防止发生感染或冻伤。在工作期间不允许美甲,不宜留长指甲,应经常修剪指甲,保持清洁。

3. 基于职业特点,护生仪表应整洁端庄,工作时间必须穿合体、整洁的护士服。对于头发也有要求,短发的护士要做到前发不过眉,侧发不过耳,后发不过肩,不梳过高发卷和过于蓬松的发型。长发的护士应将头发盘于脑后并用发网罩起,不可长发披肩;男性护士,不可留长发,要给人清爽利落、简洁大方的感觉。

4. 护生工作时间要佩戴挂表及胸牌,穿白色软底平跟鞋,穿裙装时要穿肉色袜子,淡妆上岗,不佩戴各种饰品,离岗时要脱下工作服。

5. 护生应遵守实习单位的规章制度,尊重带教老师的安排。俗话说"不以规矩,不能成方圆"。护生在医院实习期间,所做的一切都以患者的身体健康、疾病转归为目的,因此要工作严谨,严格遵守医院的各项规章制度,严格执行医疗护理规章制度和岗位职责,忠于职守,严格按照操作程序和质量标准完成各项护理工作,所有操作都严格遵循无菌原则,严格执行三查七对,努力培养慎独精神。

6. 护生应严格执行保护性医疗制度,做到说话轻、开(关)门轻、走路轻、操作轻。

7. 护生应按时上下班,不迟到、不早退,不得随意调班,工作时间不得擅离岗位,请假应办理相关手续,不准会客、打瞌睡、吃零食、玩手机、接受患者礼物等。

8. 护生应懂礼貌,实习场所随时保持适宜的微笑,护理患者时要主动关切问候,见到老师要问好。在实习中遇到疑惑,要自信主动地向带教老师请教,而且应先了解对方是否有时间,态度要诚恳且恭敬。唯有虚心请教,才能在实习之中得到提升。

(三)身体准备

在繁忙的实习生活中,护生也应合理安排学习与活动时间,加强身体锻炼,合理搭配营养,劳逸结合,保持健康体魄,精神饱满,精力充沛,这样才有更多的精力与时间投身到护理这项神圣的事业中。

（四）心理准备

实习期和在校学习期是不一样的,从护生到护士的转变是一个很大的变化过程。在这个转变之中,护生大多会遇到很多挫折及不尽如人意的事情。比如刚参加实习时对护理工作的茫然和陌生的状态,每天长时间高强度的工作量,临床中面对的各种各样病情复杂的患者,以及被患者或患者家属误会后内心的委屈,被带教老师严厉批评后内心的失落,等等。这些都可能造成护生身心双重疲惫,这就需要护生充分做好实习前的心理准备,培养良好的心理素质和心理调适能力,能够积极采取多种方法维护自身心理健康。

1. 护生进入实习则意味着真正的职业生涯的开始,由于学习方式的改变,护生实习前心理活动表现和以往会有较大的差异,主要特点为:渴望与兴奋、紧张与焦虑、担忧与畏惧,以及需求与支持。这就需要护生正确认识和对待这些变化,学会履行护士的角色功能,如治疗者、帮助者、教育者、咨询者、管理者等。

2. 护生对在整个实习过程中要做的"打杂"工作要有充分的心理准备,要认识到这也是将来护理工作的一部分,而且许多能力正是通过做这些看似"小事""杂事"的过程中锻炼出来的。这些"打杂"工作包括做卫生、送标本等,通过这些小事,带教老师可以考察实习护生的品质和能力。

3. 护生要做好接受现实落差的心理准备。护生在实习前,对护理职业有着美好的憧憬:白衣、神圣、安静、合作、愉快等。但实习后,面对医院嘈杂的环境、受疾病折磨的患者、焦虑不安的家属及个别患者的不合作等,护生会产生很大的心理落差。

4. 护生要做好护理异性患者的心理准备。实习后,护生将遇到第一次接触异性患者隐私部位的尴尬,这就需要护生要摆正"护理职业"与"患者性别"的关系。在护理异性患者时,要把握好分寸,避免过度热情,要不卑不亢,以礼相待,语气平缓。当涉及隐私部位的操作时,要请另一位医护人员在场,做好自身防护,避免误解。

5. 护生要做好接受挫折的心理准备。护生在实习过程中难免会遇到各种挫折,如操作失败,患者不合作,被带教老师严厉批评,请假被拒绝等。这就需要护生夯实理论知识、熟练技能,练就软实力,并合理安排实习和工作面试、考试等复习准备的时间。

（五）知识准备

在实习阶段,护生的护理操作技能会得到提高,对疾病的认识水平会上升,各项护理工作也会逐渐熟练。护生可根据学校发放的实习轮转表,提前复习即将进入的科室的相关理论知识,有所准备,遇到情况时不至于手忙脚乱。同时还要不断丰富临床理论知识,积极主动地思考各类问题,对于不懂的问题要虚心地向带教老师或其他老师请教,并做好知识笔记,加强书本理论知识与临床实践的结合。在实习工作中,护生要加强病情观察,增进对患者疾病的了解,对患者进行各项健康知识宣教,锻炼对所学知识的应用能力。护生到病房实习,接触最多的是患各种疾病的患者,护生要尽快熟悉各项基础护理操作。所以在带教老师放手不放眼,放眼不放心的带教原则下,护生应积极努力争取每一次的锻炼机会,如导尿、插管、静脉输液、灌肠等各种基础护理操作。总的来说,护生应勤奋学习、钻研技术,以扎实的理论基础、专业知识和操作技能全心全意为人类健康服务;并能大胆改革、不断创新,运用生理、心理、社会医学模式推进护理学科发展。

(六)人际交往能力准备

护理是助人的职业,护士的大部分工作都涉及人际交往。这就需要护生具备良好的人际沟通能力,在与患者沟通交流交往过程中,掌握交流和沟通的技巧,细心观察患者的表现,真正理解患者的感受,及时解决人际沟通中存在的具体问题。同时,护生还要积极主动观察带教老师和患者之间的沟通,学习和积累宝贵经验。

(七)实习用品准备

护生实习前要备齐护士服、护士鞋、护士帽、发网、胸表或手表等实习用品。当然,有的实习单位会统一购买护士服、鞋子和发网等,在自行购买前需要了解实习单位的安排。除此之外,还要记得随身携带一个小笔记本和几支不同颜色的笔。在开晨会、交班、带教老师布置任务时,或者带教老师临床中突然讲授知识时,都需要快速记下来,防止遗忘。护理是一个琐碎的工作,护理患者时会忙得不可开交,所以准备一个记录本,随时记录,随时翻看,以便更好地服务患者。

三、护生临床实习礼仪的重要性

与其他服务行业相比较,护士属于专业技术性服务阶层,在护理工作中更需要体现知识的内涵,尤其是言谈举止应符合护士社会角色的要求,这对于提高服务质量、优化护士整体形象都具有深远的影响。

患者到医院就诊时,首先接触门诊分诊护士,而在其后的系列治疗过程中也离不开护士。护士得体的言谈、端庄的仪表和风度,不仅是护士内心世界的外在表现,也是与患者传递信息的方式;不但可以使患者产生安全感和亲切感,缩短护患距离,愿意与护士配合治疗、结交朋友,还能体现医院的精神风貌。因此,在护理患者的工作中,护士要特别注意自己形象的塑造,重视自己言谈、仪表、风度的训练与培养及不良行为的矫正,全面提高自身素质。

作为未来职业护士的一员,护生在临床实习阶段应注重自身护理礼仪的学习与修养,立志投身于高质量的护理工作。

四、护生临床实习职责及工作内容

1. 严格遵守实习医院的各项规章制度和组织纪律。在业务学习、工作安排、生活管理、请假手续等方面服从实习医院的管理。

2. 树立良好的职业道德,具备护理人员应有的素质,全心全意为患者服务,严格执行保护性医疗制度。

3. 学习上要积极主动、尊敬老师、谦虚谨慎、勤奋好学;要发扬团结友爱精神,互相学习、互相帮助;讲文明、懂礼貌、守纪律。

4. 工作态度诚实,作风严谨,要在带教老师的指导下真实、客观地书写护理文件,不得弄虚作假和随意涂改或伪造。在带教老师的指导下,按照实习大纲要求,熟悉各科的护士职责范围及工作内容,圆满完成实习工作,并如实填写实习手册。一旦发生护理差错,不得隐瞒,应立即报告带教老师,以便及时做出必要的处理。

5. 正确处理好与医院其他工作人员之间的关系。

6. 按时参加实习医院举办的各层次的业务学习和专题讲座,积极参加护理查房、病例讨论等科研学术活动。

第二节　护生实习礼仪要求

一、护生与患者沟通礼仪

护生临床实习阶段是护理教育过程中的重要环节,是护生在带教老师的指导下进行学习与实践工作的过程。在患者眼中,护生却不是学生角色而是护士角色,直接服务于患者。患者对护生的护理服务是否满意直接影响着临床护理质量与实习医院的护士职业形象。

(一)影响护生与患者沟通的因素

1. 护生自身因素

(1)性格因素:性格良好的护生往往对工作充满热情,有爱心、同情心及强烈的责任感,能主动与患者沟通和交流,寻找解决问题的方法。反之,性格不好的护生易烦躁,缺乏工作热情,不愿与患者主动交流,丧失学习欲望等,使护患关系变得冷漠,护患冲突的发生率大幅度提升。

（2）角色转换因素:某些护生由课堂学习转换为临床实践后,由于面对的是不同年龄、身份、角色、性别的社会对象,对学习、工作环境及带教老师产生陌生感和恐惧感,出现角色适应不良的问题。

（3）理论与实践相结合因素:护生在校期间,所学知识只局限于书本,缺乏实践经验,理论知识不能融会贯通,不能与患者进行有效的交流和健康指导,沟通时会胆怯或不能随机应变。同时,由于专业操作技术不熟练,在患者面前紧张、缺乏自信心,操作中时常失败,又不会合理解释和道歉,使患者质疑、反感。

2. 患者因素　随着社会的发展,人们的维权意识和自我保护意识越来越强,其对医疗服务和医务人员的要求也越来越高。许多患者一改过去"求医"的观念,把治病定位为消费,认为医院提供优质的医疗服务是应该的,而参与医学教学是一种吃亏的"额外的付出",不配合甚至拒绝临床医学教学。此种情况使护生畏惧实习,影响了护生临床实习的积极性,很难与患者进行良好的沟通。此外,护患双方的社会背景不同导致各自的信仰、价值观、生活习惯有差异。另外,不同种族、文化、职业、社会阶层的沟通方式也有所不同。

3. 带教老师因素　由于护士人数不足、工作繁忙,压缩了带教老师对护生讲授与指导的时间。为避免护患冲突,带教老师不敢放手让护生单独操作,忽视了护生与教师及患者的沟通。

4. 医学院校因素　医学院校长期以来只注重职业技能的培养,对人文综合素质的培养不够重视。护理礼仪及护患沟通是护生面前的一道屏障。

（二）护生与患者的具体沟通礼仪

护生进入临床实习后会面对各种复杂的人际关系,往往产生较大的压力。因此,加强护生临床实习沟通礼仪技巧的培训具有重要的意义。

1. 仪表　护生的仪表应文明端庄,着装规范,淡妆上岗,短发不过肩,长发需盘髻,胸牌清晰、端正,举止落落大方。

2. 语言　由于护生和患者双方文化教育水平、语言表述能力、人际沟通能力的差异等问题,在双方交流中,一旦所用语言和表述语言的方式不当,即会对交流内容的理解产生偏差。护生语言要文明,态度要诚恳,增加患者的亲切感、安全感;语调要柔和,语速要适中,以利于护患关系的融洽。

（1）得体的称呼:称呼是人际交往的起点,称呼得体会给患者以良好的第一印象,为以后的交往打下互相尊重、互相信任的基础。护生称呼患者的原则包括:① 根据患者的身份、职业、年龄等具体情况因人而异,力求恰当;② 避免直呼其名,尤其是初次见面;③ 不可用床号取代称谓;④ 与患者谈及其配偶或家属时,适当用敬称,如"您母亲",以示尊重。

（2）保护患者隐私:护生的语言首先应该遵循医务工作中的道德要求。注意保护患者的隐私,不主动打听与治疗、护理无关的信息。对已了解的患者隐私不擅自泄露给无关人员。

（3）巧避讳语:护生应尽量避免应用患者或家属忌讳的语言,要以婉转的方式表达语义。尤其在患者的诊断结果、治疗方案和疾病预后等问题上,对不便直说的话题或内容用委婉方式表达,如耳聋或腿跛,可代之以"重听""腿脚不方便";患者死亡,用"病故""逝世",以示对逝者的尊重。

（4）注意口语的科学性、通俗性:科学性表现在不说空话、假话,不模棱两可,不危言耸听,能言准意达,自然坦诚地与患者交谈。同时应坚持通俗性原则,注意不生搬医学术语,根据患者的认知水平和接受能力,采用通俗易懂的口语。

3. 表情　护生与患者接触时,应面带微笑或表示同情,表达出对患者由衷的关爱之情,使患者感到温暖和自信。

4. 眼神　护生在工作中流露的眼神应当与语言、表情、动作协调。恰当地运用眼神能拉近护患双方的心理距离。当患者诉说时应凝神聆听,这样患者才能意识到自己被重视、被尊重。

5. 动作　护生的站姿、行姿、坐姿等都要端正、规范,这样能反映护生的职业修养。护理操作时,动作应轻柔、准确,给患者以安全感和美感。当患者痛苦呻吟时,护生主动靠近患者站立,且微微欠身与其对话,适当抚摸其躯体或为其擦去泪水,会给患者以体恤、宽慰的感受。

6. 在沟通中强化法律意识　随着卫生法律体系的不断完善,护患关系已变成一种合同及法律关系,患者的法律意识、维权意识、自我保护意识明显增强。护生在向患者进行健康教育时,在熟悉患者权利和义务的同时,更要了解自己所具备的权利和义务,学会保护自己。如实事求是地记录患者的病情变化,遇到问题及时向老师汇报,不要擅自处理或隐瞒真相等。

二、护生与带教老师沟通礼仪

在临床实习阶段,护生与带教老师之间的沟通对教学质量有着很大的影响,所以护生应主动学习沟通礼仪技巧,建立良好的师生关系,以保证此阶段的顺利过渡。

（一）影响护生与带教老师沟通的因素

带教老师与实习护生之间一般都能够保持较好的师生关系,但有时也会出现一些矛盾。通常带教老师希望护生聪明勤快、反应敏捷、勤奋上进、虚心好学、尊敬师长、谦逊有礼；而护生则希望带教老师品德高尚、业务熟练、知识丰富、待人热情、一视同仁、教授耐心。但当护生不能达到带教老师的要求时，或带教老师不符合护生的期望时就可能发生矛盾。如有的带教老师只对聪明、勤快、善于交谈的护生和蔼亲切，并主动带教，而对一些接受能力较差、懒散或内向的护生态度冷淡、批评指责，不仅使他们产生厌恶心理，失去学习兴趣，也导致师生之间产生矛盾冲突。而有些护生不尊敬带教老师，工作不积极主动，思想懒散，学习不认真虚心，不懂装懂，不虚心请教，导致带教老师不愿意带护生，也影响护生的实习效果。

（二）护生与带教老师的具体沟通礼仪

1. 规范言行举止　护生要合理运用语言技巧与带教老师进行良好的沟通。入科时，护生应主动向带教老师进行自我介绍，衣着朴素、整洁，行为举止端庄、规范。在实习过程中，要做到吐字清晰、发音准确、语言简练、使用礼貌用语。向带教老师请教问题时，应使用礼貌用语并认真倾听，还要学会记录，不要随意打断老师讲话。认真倾听是对带教老师尊重的表现。

2. 端正实习态度　正确的实习态度是建立良好师生关系的基础，是与带教老师有效沟通的前提。护生应积极参加入科前医院进行的爱岗敬业教育活动，认真接受岗前思想教育，树立正确的人生观和价值观、职业责任感和道德感，养成认真务实、精益求精的工作作风。

3. 摆正位置，相互尊重　护生一定要秉承中华民族传统的尊师重道思想，克服骄傲自大、自以为是的心态，特别是学历层次较高的护生在面对年轻的带教老师时，更要做到谦虚谨慎、诚恳求教。而学历层次低的护生在面对资深的带教老师时，也要克服自卑心理，敢于表达自己的思想和见解，对临床工作提出有建设性的意见，与带教老师相互尊重、共同进步。

4. 灵活沟通　在实习过程中，护生应根据不同的工作场合与工作内容灵活地采取多种沟通方式。如带教老师在抢救危重患者时，护生应主动配合抢救工作，抢救结束后，还可以书面形式向带教老师汇报心得，并请老师指出不足之处等。

5. 换位思考　换位思考即设身处地地理解对方的感受，是沟通人们内心世界的情感纽带，是建立良好师生关系的有效方法。护生不要只以自己为中心，而忽视带教老师作为临床护士的角色及承担的责任。带教老师不可能每时每刻将护生的需要摆在第一位，作为护士，他/她有工作任务与职责，还要面对其他人群（如患者、医师）。因此，当带教老师工作繁忙无暇顾及护生的疑问时，护生应给予充分的理解；当患者拒绝护生为其服务时，带教老师也无权强制患者接受护生操作，这时护生应配合老师取得患者信任后再继续操作或经沟通仍未取得患者同意后暂停操作。

护生合理运用沟通中的礼仪技巧，与带教老师以诚相待，就能建立起良好的师生关系，在临床实习阶段中充满收获，实现由护生到护士的转变。

三、护生之间的沟通礼仪

（一）影响护生之间沟通的因素

通常，同为护生，年龄相仿，在学习经历、兴趣爱好等方面有很多相似之处，使得彼此对问题、角色能产生认同，处理问题的方式也接近，这样更容易相处，在实习工作中也能更好地合作。当然，有时实习护生之间也会出现一些矛盾，会相互攀比、妒忌等。比如在护生平常交谈中，可能会攀比谁的实习工作更轻松，谁的带教老师态度更温和，哪位老师对学生更认真负责，谁能得到更多实践操作锻炼的机会，谁的出科考试成绩更优异，等等。在相互攀比的过程中，也会因某些护生在某方面更突出，如外貌、能力、获得的锻炼机会、受带教老师喜爱程度等，以及涉及实习护生切身利益的各种评奖评优，会使得一些功利心较强或者性格敏感的护生耿耿于怀，从而对对方产生嫉妒和厌恶心理，进而影响实习护生之间的和谐相处。

（二）护生之间具体沟通礼仪

1. 彼此平等，相互尊重　实习护生中有的在校成绩优异，有的是学生干部，有的经济条件优越，但在实习工作性质和人格上没有高低贵贱之分，彼此是平等的。实习护生只有树立都是为患者服务的思想，都是通过临床实习以巩固知识、强化技能、提升素质与能力的意识，才能达到护生之间真正的平等。平等还表现在护生之间的相互尊重，包括尊重他人的人格，尊重他人的才能，尊重他人的劳动和意见，保守他人的隐私等。

2. 互助互学，共同提高　实习护生各自的智力优势和个性有差别，有的护生心思细腻，观察细致；有的护生思维灵活，接收理解知识较快；有的护生语言表达能力强，善于沟通；有的护生擅长操作。因此在实习过程中，护生要发挥各自的优势，提倡助人为乐的精神，互助互学，产生合力，达到互补，进而实现共同提高。

3. 团队合作，大局意识　团队精神是大局意识、协作精神和服务精神的集中体现，其核心是协同合作，反映的是个体利益和整体利益的统一，进而保证团队的高效率运转。实习医院里所有的实习生是一个集体，有着共同的目标，那就是顺利而优秀地完成实习工作，因此需要彼此团结协作。此外，在患者眼中，实习护生也是团队的一员，所以在保证患者护理安全的前提下，护生要和带教老师、其他临床护士紧密合作，共同为患者提供优质的护理服务。当其他护生取得成绩时，应当将其作为自己的一种鞭策力;当发现其他护生工作中的失误时要有大局意识,积极给予补救,杜绝"事不关己,高高挂起"的做法。

(杨雪艳　李明芳)

实训八　护生临床实习礼仪

【实训目的】

通过角色扮演使学生体会使用沟通中的礼仪技巧与各种患者及带教老师进行有效沟通。

【实训准备】

1. 环境准备　模拟门诊、急诊、各病房环境,环境整洁、宽敞、明亮、安静。

2. 用物准备　病区护士站、病区设床单位、催款单、护理车、处置盘、注射器、药物、血压计、听诊器、体温计、弯盘、纱布、消毒液、锐器盒。

3. 人员准备

(1) 模拟护生:穿戴整洁的护士服、帽,表情端庄、仪态大方,符合护士角色形象。

(2) 模拟护士:穿戴整洁的护士服、帽,表情端庄、仪态大方,符合护士角色形象。态度认真、一丝不苟,符合语言礼仪规范。

(3) 模拟患者:穿着病员服,表情、神态符合患者当时的生理、心理需求。

【实训方法】

1. 实训内容　处理护患冲突事件时的沟通技巧。

2. 案例资源

(1) 护生催促欠款患者(中年女性患者,下岗,脾气急躁)及时补交住院费。

(2) 护生为心血管内科的一位长期住院,血管弹性差,不信任年轻护士与实习护生的老年心脏病患者输液。

(3) 护生输液操作失误,向患者及家人道歉。

(4) 护生进入新科室实习,向带教老师进行自我介绍。

3. 实训指导　采用情境模拟演示方法,将学生分为若干组,每组 6 人。通过学生互评和教师评价选出获胜队伍与最佳沟通技巧运用者。组织学生讨论,以小组为单位评价表演过程,各组指派 1 名代表归纳活动的意义。教师点评,总结获胜队伍经验。

【效果评价】

1. 实训态度评价　学生在实训过程中是否态度端正、严谨认真,是否按要求完成训练内容;着装是否规范整齐,仪表是否端庄大方。

2. 职业能力评价　护生是否掌握不同岗位护理工作礼仪规范及操作礼仪规范。护理工作语言是否文明、规范,态度是否和蔼可亲,语调是否温柔亲切,是否恰当使用言谈沟通技巧完成护患交流,达到最佳交流效果。

3. 创新意识评价　内容的组织和运用是否有创意和独立见解,是否多角色、多角度展示护士职业礼仪。在实训中是否善于观察、发现问题,是否具有评判性思维能力和机智灵活的应变能力。

4. 团队精神评价　各小组成员是否互相帮助、虚心好学、谦虚礼让、精诚合作完成任务。

思考题

1. 护生应具备的基本素质是什么?
2. 影响护生与患者沟通的因素是什么?
3. 护生与临床带教老师的沟通礼仪有哪些?

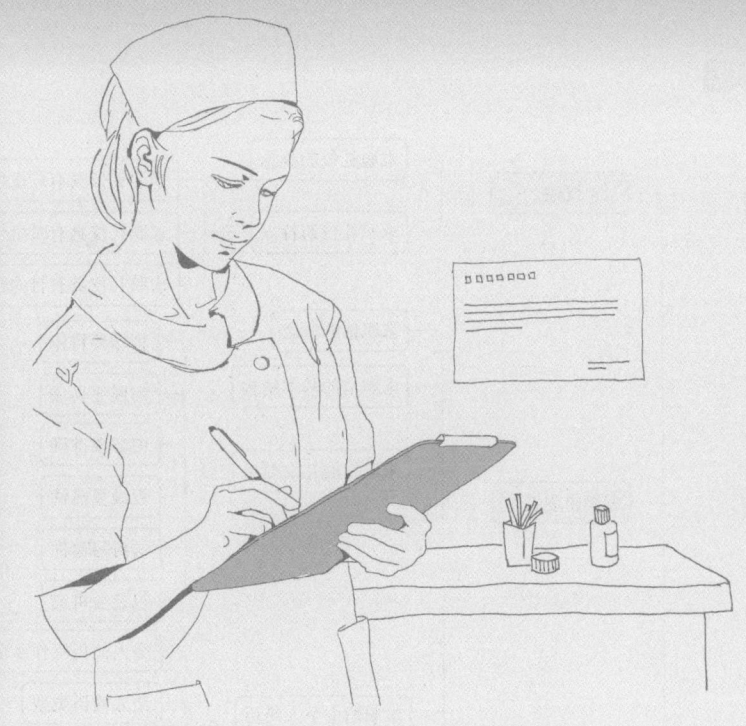

第七章 护生求职礼仪

知识目标

1. 掌握护生求职礼仪规范。

2. 掌握护生面试礼仪要求。

3. 熟悉求职信的书写礼仪。

技能目标

1. 护生能灵活运用求职礼仪完成应聘过程。

2. 护生能熟练书写规范的求职信。

3. 护生在面试礼仪中能进行良好的交往及言谈应对。

素养目标

1. 树立正确的就业观,形成细致、独立的求职素养。

2. 能正确面对失败挫折,迅速调整心态。

思维导图

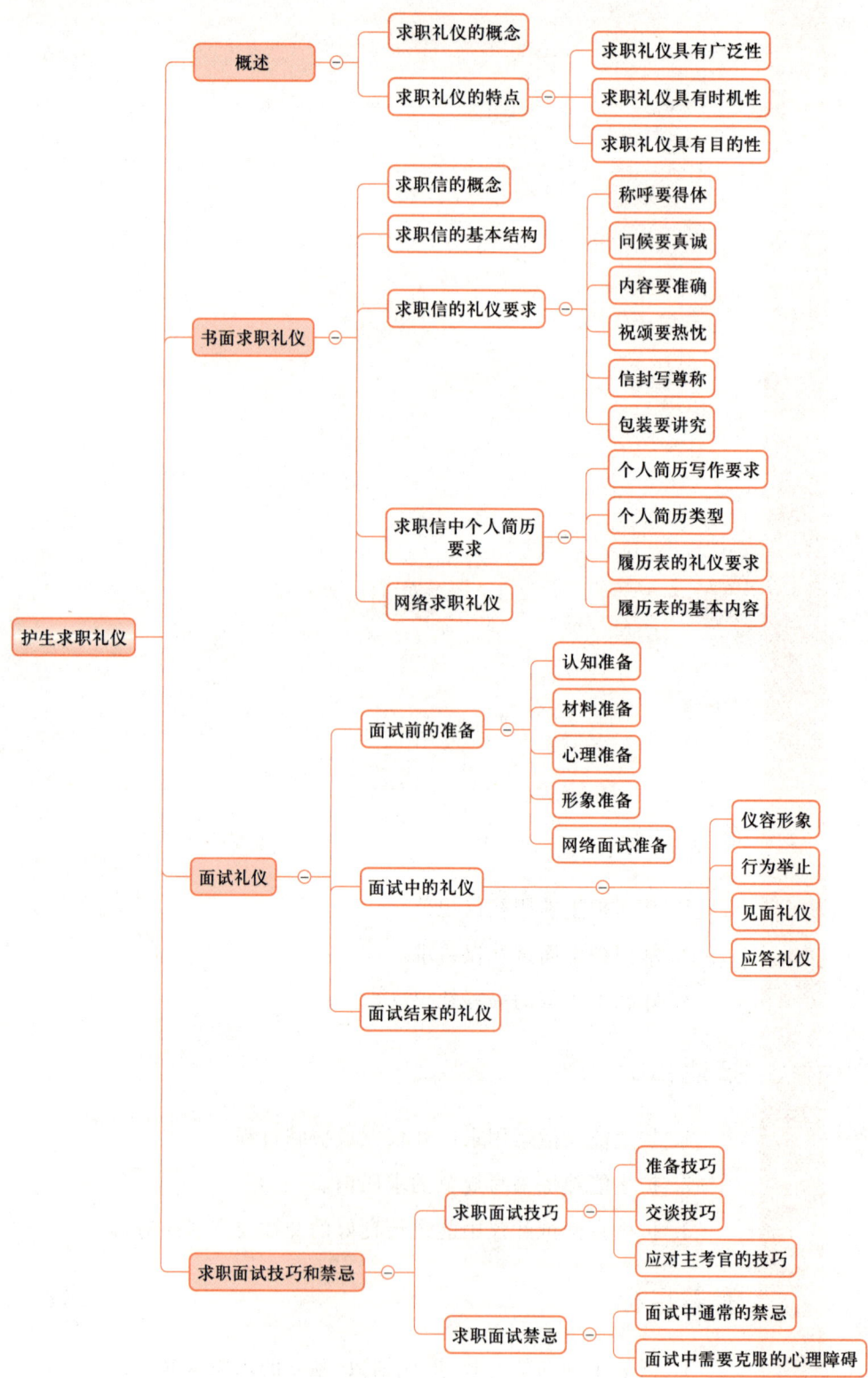

护生求职礼仪
- 概述
  - 求职礼仪的概念
  - 求职礼仪的特点
    - 求职礼仪具有广泛性
    - 求职礼仪具有时机性
    - 求职礼仪具有目的性
- 书面求职礼仪
  - 求职信的概念
  - 求职信的基本结构
  - 求职信的礼仪要求
    - 称呼要得体
    - 问候要真诚
    - 内容要准确
    - 祝颂要热忱
    - 信封写尊称
    - 包装要讲究
  - 求职信中个人简历要求
    - 个人简历写作要求
    - 个人简历类型
    - 履历表的礼仪要求
    - 履历表的基本内容
  - 网络求职礼仪
- 面试礼仪
  - 面试前的准备
    - 认知准备
    - 材料准备
    - 心理准备
    - 形象准备
    - 网络面试准备
  - 面试中的礼仪
    - 仪容形象
    - 行为举止
    - 见面礼仪
    - 应答礼仪
  - 面试结束的礼仪
- 求职面试技巧和禁忌
  - 求职面试技巧
    - 准备技巧
    - 交谈技巧
    - 应对主考官的技巧
  - 求职面试禁忌
    - 面试中通常的禁忌
    - 面试中需要克服的心理障碍

在应聘过程中,要想求职取得成功,就要注意求职礼仪和技巧。西班牙女王伊丽莎白曾经说过:"礼仪和礼貌是一封通向四方的推荐信。"护理专业毕业生应聘时,要想力挫群雄,掌握必要的惯例和技巧、遵从护理期间的礼仪规范都是绝对不可或缺的,甚至在某些情况下,还起着举足轻重的作用。

案例导入

护生盼盼实习结束即将毕业时开始了求职应聘,却无缘3家医院的聘用机会。她总结出自己不注重形象是主要原因。不久后,盼盼又迎来一次应聘机会,为了保证这一次的成功应聘,盼盼特意好好地打扮了一番,披肩长发,服饰时髦,膝盖漏洞的牛仔裤,艳丽漂亮的妆容,还特意喷了香水。为了显示自己身高的优势,平日里不怎么穿高跟鞋的她还穿上了近5 cm高的鞋子。她提前做好了对招聘医院基础信息的了解。由于路上塞车,当她匆匆忙忙赶到面试现场,刚好轮到她面试。

问题引导:

1. 护生盼盼应聘时合时宜的装扮应该是什么样的? 为什么?

2. 面试前的准备中需要注意哪些礼仪细节?

问题解析及
案例启示

第一节　概述

一、求职礼仪的概念

求职礼仪是公共礼仪的一种,它是求职者在求职过程中必须熟悉和掌握的交际规则。它是求职者与招聘单位负责人交往时应具有的礼貌行为和仪态行为规范。它通过求职者的应聘资料、语言、仪表、仪态、行为等方面体现其内在素质,对于能否实现求职者的意愿、能否被理想单位录用起着重要作用。

求职虽说是"求",但并不意味着人格的低下,要不卑不亢、有礼有节地提出和维护自己的正当利益、要求和尊严。无论招聘者还是求职者,都是遵守同一公正、平等、互尊的原则,彼此互为选择。

求职礼仪是求职者整体素质的一个重要体现,求职礼仪能促成求职者顺利完成求职面试的全过程。因此,护生求职礼仪要体现护生的文化素质、职业道德、个性特征、职业形象、人文修养、专业水平等。

二、求职礼仪的特点

（一）求职礼仪具有广泛性

中国作为人口超级大国，有着极其丰富的劳动力资源。每年都有大量的新增人口、大中专院校毕业生源源不断地进入劳动力市场。在今后相当长时期内，还会有越来越多的人为了给社会做出自己的贡献、为了实现自我的人生目标而求职。因此，求职礼仪具有广泛性。

（二）求职礼仪具有时机性

求职具有很强的时机性。尽管求职者在与招聘方接触之前做了大量的准备工作，但求职结果如何往往取决于双方短暂时间内的接触。尤其是招聘现场或面试环节，一个简单的照面，录用与否就已成定局。所以，要想在众多的应聘者中脱颖而出，抓住第一次见面的时机是至关重要的。

（三）求职礼仪具有目的性

招聘与应聘双方的目的都非常明确。招聘方的目的是希望能招聘到综合能力强、整体水平高的人员。招聘方通过对求职者的仪表、言谈、行为礼仪的观察，形成第一印象，并把这些作为是否录用的重要条件。应聘者的目的更为直接，希望自己的言谈、举止和行为能给对方留下最佳的印象，从而促使求职成功。

第二节　书面求职礼仪

一、求职信的概念

求职信是毕业生与用人单位进行联系的最简便、最直接的方法，是自我推荐的一种方式，可以全面详细介绍自己的优势。

在求职信中，护生可以对自身条件及符合对方需求的自身优势进行全面表述。用人单位可以通过求职信了解求职者的文化修养、知识水平、工作能力、文字表达水平，甚至思想、性格，凭此来进行初步筛选。因此，护生撰写求职信时一定要认真准备、精心包装，注重礼仪和书写规范。

二、求职信的基本结构

求职信的结构一般由开头、正文、结尾 3 部分组成。专家指出,求职信以 2 页 500 字左右为好。否则,内容过多,洋洋洒洒几十页,对方没时间看,求职信可能成为废纸。如果确实有值得一提的内容,可以作为附件或留作面谈时再说。当然,求职信也不能太短。否则,说不清问题,显得没有诚意、没有特点,自然也就缺乏影响力,会导致错失求职成功的机会。

(一)开头

求职信的开头应开宗明义,直截了当地说明求职意图,使信的主旨明确、醒目,引起对方注意。如"我是 2018 届××学院护理系即将毕业的学生,想在贵单位找一份工作",一目了然。切忌在开头虚与委蛇客套问候,给对方留下莫名其妙之感。

(二)主体

这部分是求职信的重点内容。一般写法是先讲自己求职的理由、目标,说明你愿意来所选单位效力的理由,理由要合乎情理,合乎实际,充分可信,目标要具体明确。接着要重点介绍自己应聘、应征或寻求工作的条件。注意要突出自己的重要成绩、特长、优势,要有的放矢,阐明你对该单位的最大价值。对于护理专业毕业生来讲,也可以多提自己有代表性的具体经历,但要有吸引力和新鲜感,如说明该经历培养了自己哪些能力,品格、思想认识上得到了怎样的提升。总之,根据自己的求职目标,主体部分要做到告知情况,突出重点,言简意赅,语气自然。

(三)结尾

求职信的结尾主要是进一步强调护生求职的愿望。就其愿望而言,希望能给予考虑,给予明确答复;或请求同意,前往面谈;或希望试用,以供单位进一步考察等。无论何种表述,都要注意用语恰当、得体,掌握分寸,以免留下不良印象。

三、求职信的礼仪要求

(一)称呼要得体

称呼要准确,有礼貌。一般来说,收信人应该是招聘单位里有录用实权的人。要特别注意此人的姓名和职务,书写要准确,马虎不得。因为他们第一眼从信中接触到的就是称呼。最初的印象对于这份求职信的最终效果有着直接影响,因而要慎重为之。求职信往往是首次交往,未必对用人单位有关人员的姓名熟悉。因此,在求职信中可以直接称呼职务头衔,如"××医院院长""××医院护理部主任""××医院××科护士长"等。求职信的目的在于求职,因而,称呼要求严肃谨慎,不可过分亲昵,以免给人阿谀奉承、唐突之嫌。当然,礼貌性的敬辞还是可以适当使用的。

(二) 问候要真诚

抬头之后的应酬语(承启语)起开场白的作用。无论是经常通信还是素昧平生,信的开头应有问候语。向对方问候一声是必不可少的礼仪。问候语可长可短,即使短到"您好"两字,也体现出求职者的一片真诚,而不是"应景文章"。问候语要切合双方关系,交谈不宜言深,以简洁、自然为宜。

(三) 内容要准确

正文是书信的主体,即求职者要说的事。正文从信笺的第 2 行开始写,前面空两格。书信的内容尽管各不相同,写法也多种多样,但都要以内容清楚、叙事准确、文辞通畅、字迹工整为原则。此外,还要谦恭有礼,即根据收信人的特点、求职者与收信人的特定关系进行措辞(包括敬语谦辞的选择、语调的掌握等)。

(四) 祝颂要热忱

正文后的问候祝颂语虽然只有几个字,但表示求职者对收信人的祝愿、钦敬,也有不可忽视的礼仪作用。祝颂语有格式上的规范要求,一般分两行书写,上一行前空两格,下一行顶格。祝颂语可以套用约定俗成的句式,如"此致""敬礼""祝您健康"之类。也可以另辟蹊径、即景生情,以更能表示出对收信人的良好祝愿。如对尊长可写"敬请福安""敬请金安""敬请大安""恭请平安";给平辈的信,则用"顺颂时祺";春天可写"敬颂春安";逢年可写"即请年安""此请岁安";平时用"敬颂时绥"之类。

笺文的最后要署上求职者的姓名和写信日期,为表示礼貌,在姓名之前加上相应的"弟子""受业";给用人单位领导写信,可写"求职者"。名字之下还要选用适当的礼貌敬辞,如对尊长,在署名后应加"叩上""敬禀""叩禀""拜上""敬启""肃上"等;对平辈在署名后加"敬启""谨启""敬上""拜启"等。

(五) 信封写尊称

信封的主要内容要清楚、准确地写明收信人地址及邮政编码、收信人姓名、发信人地址及姓名。信封是写给邮递员看的。因此,应根据收信人的职衔、年龄等写上"院长""护理部主任""人力资源部长"或"先生""同志""女士"等。其次,要讲究"启封辞""缄封辞"的选择。"启封辞"是请收信人拆封的礼貌词语,它表示发信人对收信人的感情和态度。一般对高龄尊长用"安启""福启";对其余长辈用"钧启""赐启";对平辈,可依照收信人的身份、性别,分别用"力启"(对军人)、"文启"(对教师)、"芳启"(对女士)。"缄"字的用法也有讲究,给长辈的信宜用"谨缄",对平辈用"缄"。明信片、贺年卡等因无封套,因而无所谓"启"和"缄"。

(六)包装要讲究

求职信的包装是十分重要的。因为收信人最先看到的不是信的内容,而是信的外观形式。一封书写漂亮、布局美观的信件会让人感到愉快和舒服。求职信的"包装"主要包括以下几个方面。

1. 信笺的选用　最好选用尺寸标准(A4)、质地优良、普通白色和无格的信笺。切忌将皱巴巴、脏兮兮或随便找来的书写纸当信笺使用。切忌使用带有外单位信头的信笺,否则会显得写信人马马虎虎,看上去令人不快,也不宜使用色彩鲜艳或带有香味的信笺。

2. 书写　最好使用电脑将信文内容打印出来,这样比手书更清晰、美观。如无条件打印或有书法特长,亲写书信未尝不可,但要清晰、工整、美观,切忌龙飞凤舞或有涂抹之痕。墨水颜色以蓝黑为佳,忌用铅笔和红色墨水书写。另外,求职者须注意,求职信应使用正本,不能寄复印件。

3. 格式　信文要放在信笺的中间位置,书写格式要统一。

4. 语法、标点、文字　正确无误的语法、规范的标点、准确的文字会使阅信人赏心悦目,而接连的错误则会使人无法阅读,给求职带来不利影响。

5. 信封　信封应该与履历表、附件的纸质、格式相配合。最好用白色的和没有花草图案装饰的信封,收信单位的地址和名称要用蓝、黑笔书写完整,封文忌写草书,以正楷为佳。

6. 信纸的折叠　信纸的折叠往往反映一个人身份、性格或心境的不同。例如,将信纸横向对折两次,然后纵向随意折叠到信封可以装下的长度,这种折法多见于生活作风随便、不拘小节或办事喜欢干脆利落的人;将信纸纵向三等分折叠,再横向折叠时让信纸两端故意折成一高一低,这种折法一般见于性格谦虚朴实、讲究礼仪的人;将信纸两端留出高(示对方)低(示自己)是表示谦让之意;设法将收信人的名字露在外面是为了尊重收信人,让收信人一打开便看到亲切的称呼;将信纸纵向对折,然后在折线处再往里折1~2 cm,最后横向对折,这又是一种折法,多见于公函和一些性格文静、有一定文化修养的人;先将信纸横向对折,接着在任意一角作三角形对折,然后纵横向交叉折成长方形,这种折法往往多为性格谨慎内向的人或信内有隐私者采用。无论采用哪种方式,行文的一面都应折到里面,最后一折露出的边缘部分不宜太多,如此才整齐、美观。

四、求职信中个人简历要求

(一)个人简历写作要求

个人简历是广义上的个人履历,要填写好简历表必须注意以下几点。

1. 书写规范　写求职信时,第一要旨就是书写必须规范。须达到4点要求:一是字迹清晰,二是内容正确,三是格式标准,四是通篇整洁。

2. 言简意赅　写求职信要开门见山、简明扼要,切忌套话连篇或堆砌辞藻。求职信不在于长,而在于精,即内容集中,语言凝练明快,篇幅短小精悍。

3. 自信心强　先想好自我推荐的计划再下笔。不论是从报纸上看到的招聘广告,还是从亲友那里得来的信息,都要表明自己的信心,以便能让收信者印象深刻。如果气势不足,自然一开始就没有吸引力。

4. 富有个性　书写一封求职信如精心策划一则广告一样,不应拘泥于通俗写法,而应立意新颖,以独特的语言及多元化的思考方式给对方以强烈的印象,引人注意,并引起兴趣。

5. 谦虚适度　写求职信就是推荐自己,要强调自己的优势,突出自己对所选单位的价值,这就少不了自我介绍,但是一定要讲究技巧。对于中国人来讲,谦虚是一种美德,应实事求是、恰如其分地表现自己。所以,写求职信应遵循"适度推销"的原则。由于文化上的差异,对外资单位可多一些优势介绍,对国内单位应多一些谦虚。

少用简写词语,慎用"我"的字句。平时与人交谈时,可能习惯简称自己的学校或所学的学科专业,但在求职信上最好不要用简称,因为用人单位的领导不一定都了解该学校或专业。简写往往容易使他们因不明白而产生误解。如"医专",究竟是指泉州医学高等专科学校还是天津医学高等专科学校? 此外,在求职信中要慎用"我觉得""我看""我想""我认为"等语气来说明自己的观点,否则会给用人单位留下高傲自大、思想不成熟的感觉。

6. 突出重点　求职信要突出能引起对方兴趣、有助于求职成功的内容,主要包括专业知识、工作经历、自身特长和个性特点等。有一点须特别注意,即在介绍专业知识和学历时,切忌过分强调自己的学习成绩,因为用人单位重视的是经验和实际能力。

7. 以情动人,以诚感人　写求职信也要有感情色彩,语言有情会更有助于交流思想、传递信息、感动对方。写求职信怎样做到以"情"动人? 关键在于摸透对方的心理,然后根据自己与对方的关系采取相应的对策。如果求职单位在自己的家乡,可以充分表达为建设家乡而贡献自己聪明才智的志向;如果求职单位在贫困地区,则要充分表达为改变贫困地区面貌而奋斗的理想等。总之,要设法引起对方的共鸣,或者得到对方的赞许。写求职信在注重以情动人的同时,还要以诚感人、以诚取信。"诚"就是态度诚恳、诚实,言出肺腑,内容实事求是,言而可信,优点要突出,缺点不隐瞒,恭敬而不拍马屁,自信而不自大。只有"诚"才能取信于人,令人喜欢。人们常说"真诚能感动上帝",就是这个道理。

(二) 个人简历类型

个人简历包括履历表、证书、成绩单等求职材料。个人简历是找工作的重要工具,是通往面试的有效护照。它和求职信一样,是护生求职时不可缺少的应用文书。不同的是,求职信主要是表达求职的愿望,而履历表则是对护生的背景、优点、荣誉和有关个人材料进行的简洁概述。

1. **按时间顺序填写的履历表** 按时间顺序可分为两种,一种是按时间先后排列;另一种是反时间顺序排列,即从目前的或最近的工作情况开始依次往前推。通常我国采用从最远的年份写起。其实,从实用性和科学性上讲,最好从最近的写起,即倒着写,这种类型的优点是使招聘单位和个人对护生现在的情况有概要的了解,最能表现护生目前的状况。

2. **按实用原则填写的履历表** 根据需要有选择地列出护生学习、工作的经历,充分表现护生的技能、品德。与第一种相比,它主要强调熟练的技能,不必强调工作的年限。这种格式的优点是能使护生的简历更有针对性,针对某个具体的职业岗位有的放矢。这种履历表有较大的弹性,把注意力从各种工作历史和非目标性的技能转向从事目标职业的技能,最适用于第一次找工作的护生。对那些多才多艺、从事过多种工作、获得全面发展的人来说尤为重要。

3. **按学历经历填写的履历表** 这种类型的履历表其实包含了上述两种履历表的内容,最适用于在学术领域工作的求职者,如谋求律师、医生等职业的求职者。它的特色是包含学历背景,包括求学的大学名称、所获学位、取得的专业成果,加入的组织、公益工作、职位等,这种履历表不太适合护理专业毕业生使用。

履历表有两种格式:按其外形来分,可分为表格式和文字叙述式两类。这两类格式就其使用对象来说没有明确的差别。但是表格式的简历一般都附有照片,制作比较复杂,外观形式看上去要比文字叙述式简洁、明了。也可以说,表格式是文字叙述式简历的一种演变,随着计算机文字处理的广泛普及,已被广大求职者所采用。

那么,究竟选用哪种履历形式更合适呢? 这要取决于个人背景、主攻目标及具体条件。如果使用得当,哪种格式的求职信都能取得好的效果。但对于刚从学校毕业的护生来说,按时间顺序写会更好。

(三)履历表的礼仪要求

1. **格式恰当,篇幅适宜**　对护生来讲,表格式和文字叙述式履历都比较适宜。履历表篇幅以一页 A4 纸为宜,即使经历丰富,也不宜超过 2 页。

2. **条理清楚**　履历表并不需过分强调有"文采",但一定要表述清楚。如刚进学校时作为一名护生做了哪些工作,取得了什么样的成绩;后来又做了哪些工作,做得怎么样,是否获得过什么奖励等,一步一步地写清楚,层次要分明,条理要清楚。

3. **字迹清楚准确**　书写是一种艺术,优美文字构成的履历表能使求职者更具有吸引力。千万不要因一"字"之差而被用人单位淘汰,具体地讲,不应出现错别字,要正确使用标点符号,文体格式符合要求。

4. **措辞表意,得体适度**　履历行文时既不要用第三人称,也不要用第一人称,最好省略主语,或使主语隐含于句子之中,使用主语隐化的句子可以避免自夸之嫌,使语句显得活泼、轻快;履历用词应尽可能精练,不必使用完整的文句,应尽可能使用短语表意,使履历短小精悍、通俗易懂;履历行文要让事实说话,要避免抽象、空洞的措辞,应以客观的态度、具体的事实及准确的数据说话。

5. **文面美观,外表新颖**　在一般情况下,履历表使用 A4 纸为宜,纸质要尽可能硬。纸张颜色以白纸最为理想,但精致的浅灰色和浅棕色也不错。印刷色应选择黑色,白纸黑字,便于阅读。履历表需清楚、整洁、美观,不要有任何明显修改的印记。

履历的排版打印要精心设计,行间距既不要过大也不要过小,版面四周须留出足够的空白,体现空间美。

(四)履历表的基本内容

为了获得理想的求职效果,不同的求职者会写出不同风格和形式的履历。但在履历所包含的内容方面,人们几乎取得了共识。一份完整的履历一般包括如下项目。

1. **个人资料**　履历表的第 1 部分是个人资料。一般应列出自己的姓名、性别、年龄、政治面貌、学校、院(系)及专业,获得何种学位及概括自己的愿望等。

2. **学校及专业情况**　履历表的第 2 部分可对学校和护理专业进行一些简单的介绍。由于现在的教育体制改革,学校及学科名称变化很大,适当地介绍学校和专业便于用人单位尽快地了解学历背景。

3. **学习工作经历**　履历表的第 3 部分可简述自己的学习、兼职工作经历。包括所学主要知识体系(课程)及学习成绩;在学校、护理系和班级所担任的职务;在校期间所获得的各种奖励和荣誉;业余爱好和特长等。

4. **其他情况**　履历表的第 4 部分可简述自己上学期间的军事训练、社会实践、专业实习、其他经历和适宜从事的工作等。

5. 证明、推荐材料、联系方式　履历表的第 5 部分是推荐人的姓名、通信地址和邮政编码等内容。为了证明简历的真实性，也可加上推荐材料和院校及护理系意见等内容。

五、网络求职礼仪

1. 邮件排版工整　网上求职首先要准备一份既简单又能吸引用人单位的求职信和简历。注意控制篇幅，尽量让招聘方无须使用屏幕的滚动条就能读完；直接在邮件内编辑，排版要工整；要做到既体现个人特点，又不过分吹嘘。同时，不要出现字词及语法类的错误。

2. 发送简历　是网上求职关键的一步，如果是自己在网上通过电子邮箱发简历，且用人单位对邮件标题无特别要求，则宜以"应聘××职位"作为邮件标题，将求职信作为邮件的正文，再把简历直接拷贝到邮件正文中，这样既方便对方阅读，又杜绝了附件携带电脑病毒的可能性。如果通过人才网站求职，可以直接把填好的简历发送给招聘单位，网站的在线招聘管理系统还能把个人简历以数据库的方式存储起来，根据求职者的要求，供招聘单位检索和筛选。

3. 谨防网上骗子　网上求职和现场求职一样，都有上当受骗的可能。但是，现场求职受骗可以投诉，网上受骗追责较难。对于未面试就让应聘者缴纳报名费和培训费的招聘信息，要注意辨别真伪，以防上当受骗。

第三节　面试礼仪

求职面试是指用人单位派人对应聘或毛遂自荐者进行有目的的面谈，是主考官对求职者的一种考察方法，主考官通过观察及在与对方交谈的过程中获得有关信息。因此，为了求职成功，每个护生都要注意求职面试时的基本礼仪。

面试礼仪与
沟通技巧

一、面试前的准备

（一）认知准备

护生在正式面试之前或参加人才交流招聘会时，必须对市场就业信息、用人单位、面试时的题目范围及求职方法等相关情况有充分的了解，不能忽略求职中的常识性问题。

1. 了解行业方面信息　具体包括卫生行业、护理部门对求职者素质的要求,护理职业的发展情况,该地区的差异性,医院的具体情况如规模、前途、人际关系、待遇,还有护生的供需情况等。了解的途径主要有3方面:一是新闻媒介,如网络、报刊;二是每年举办的各式各样的供需见面会;三是学校,不少学校都成立了专门的学生就业指导办公室。

2. 熟悉用人单位的情况　护生应了解用人医院的情况,包括近期网络、报刊上有关该医院的内容,医院所属行业的基本知识,医院近期的主要经营项目,医院的人员构成,医院的用人及对人才的重视程度,医院的历史及发展前景和形象,医院的性质、地理位置和福利待遇等情况,尽可能地让自己头脑中有一个完整的医院形象。

3. 充分认识自我　在应聘之前,护生应对自己有一个充分的认识。要认真考虑自己拥有什么样的能力,具有什么样的适应能力,或者说自己擅长什么,不擅长什么。把与适应能力相关联的职业作为择业目标。在对自己的职业能力进行充分分析和评价之后,求职目标就比较清晰了,就可以根据自己的一般能力和优势选择适合的岗位。

4. 答案准备　应提前汇总好可能出现的常见问题,并思考好类似问题的答案,以免措手不及。

(二) 材料准备

首先,为了获得理想的求职效果,不同的应聘者会写出不同风格和形式的履历。但一份完整的履历应包括如下项目:个人资料、学校及专业情况、学习工作经历、证明材料、推荐材料、联系方式;附加材料包括:毕业证书、学位证书、专业证书、英语等级证书、计算机等级证书、心理咨询师结业证书、成绩单等,有第二学位的也要尽量出示证明。

(三) 心理准备

很多护生在求职面试前或参加人才交流招聘会时,好像大敌当前,战战兢兢,一方面担心自己达不到招聘条件,应聘时不能从容地回答问题;另一方面还担心对手太强,自己没有竞争优势。结合国内外研究,护生求职前的心态准备主要有以下几方面。

1. 明确目标　护生在求职这样重大的人生转折面前,首先应明确自己的事业向哪个方向发展,自己的奋斗目标何在,自己追求的是什么。在决定是否应聘前要进行自我定位。在客观把握好自身条件的前提下,依据一定的标准确定最合适自己的岗位。在自我评价时,要实事求是、不卑不亢,既要善于发现自己的长处,也要勇于承认自己的不足。

2. **克服恐惧** 护生千万不要因为内心的畏惧让才华夭折于茫茫人海。因此,面试前要努力克服毫无必要的恐惧。克服恐惧有 3 种方法:一是自我暗示,它有助于燃烧信心和力量的火苗,越过所有的障碍;二是承认自己,不要把自己看成是"丑小鸭","天生我材必有用",经过几年的学习和锻炼,要相信自己学有所长;三是准备充分,对于面试相关事宜准备越认真充分,则越有底气。

3. **充满自信** 自信是护生求职面试前必备的心理素质,是面试成功的关键。任何医院都不希望自己的护士畏首畏尾、过分谦卑,不能担当重任。不管遇到什么事情,做不一定能够成功,不做就一定不会成功,凡事要积极争取,就业机会也是如此。

(四)形象准备

在最初的交往中,仪表往往比一个人的简历、介绍信、证明、学历等的作用更直接,更能直接影响主考官的判断。事实上,主考官第一眼就是从仪表来评价求职者的。护生形象的塑造必须从一点一滴做起。面试中护生的仪容仪表要特别注意以下两点。

一要整洁,女生头发梳理整齐,发型要给人利落的感觉,以适合护理这个职业;男生头发长短合适,要求前不遮额,侧不遮耳,后不及领,胡须剃干净;还要修短指甲,眼镜擦得光亮。

二要规范,女生化淡妆,不戴饰品和喷香水,着裙装或套装,不穿无袖或超短的上装,不选用透明的纱质或轻薄的面料制作而成的服装,不着拖鞋式凉鞋。男生若穿西装,应选择深蓝色或灰色系、无花纹,内配白衬衣,选择与西装相配且不太华丽的领带,图案相对保守或无图案,裤子不宜短,黑色皮鞋要擦亮。

总之,护生的形象塑造应遵循朴素、典雅的原则,给考官留下训练有素、有备而来、具有潜力的印象。

(五)网络面试准备

随着网络社交的兴起,通过网络视频面试也越来越普遍。如何通过视频成功面试,除了以上认知准备、材料准备、心理准备及形象准备之外,还要注重以下几点。

1. **注意网络信号的畅通** 保证视频面试画面稳定和声音顺畅,需要提前下载好面试需要的软件,进行调试,熟悉视频软件的操作。把用户名改成自己的名字,或者名字后面加上自己应聘的岗位,如果是群的形式,注意更改群昵称,方便面试官确认。

2. **选择良好环境** 选择安静、背景整齐干净、光线充足的环境,以便专心视频面试,避免产生不必要的负面印象和尴尬情境。

3. **下载好需要软件** 首先,要提前下载或更新面试时使用的实时通信软件。其次,建议提前下载好录制视频的软件,完整录下自己的面试过程。通过回看,可以总结出自己需要改进和提升的环节,例如有些回答是否欠妥,面部表情是否自信友好,坐姿是否端正,是否有精气神,等等。

二、面试中的礼仪

(一) 仪容形象

护生的仪表直接决定其能否在面试时更好地显示出自己的风度和神采,也决定其给主考官留下的印象,这往往关系到求职的成败。一个热爱生活、富于理想的人,其形象往往是整洁美观的;一个文化素养较高的人,其穿戴常常是端庄高雅的;一个勇于进取、热情似火的人,其装扮大多是新颖不俗、富有创造性的;一个工作作风严谨的人,其着装是整洁得体的。这里的得体指与天气相匹配,而且颜色搭配、鞋履饰物的陪衬等合理。一名对外在形象漠不关心的护生,很难使人想象其在工作中会有主动积极、尽善尽美的表现。

(二) 行为举止

除了形象方面须注意外,在面试时,护生的行为举止同样值得重视。一般而言,在行为举止上要注意如下 4 点。

1. 不结伴而行　无论应聘什么护理岗位,独立、自信都是招聘单位对每位护生的基本素质要求之一。应聘时,护生结伴而行给主考官的印象是自信心不强,缺乏独立性,容易遭到淘汰。

2. 举止要优雅　在摒弃不文明动作的同时,护生面试时还应当使自己的举止优雅动人,举手投足、一颦一笑都体现出护生的内在气质。

3. 保持一定距离　面试时,护生和主考官必须保持一定的距离,留有适当的空间。不恰当的距离会使主考官感到不舒服。

4. 不卑不亢　不卑不亢必须建立在自信、自尊的基础上。既不卑躬屈膝,又不高傲自大;既不妄自菲薄,又不盛气凌人。护生与主考官交谈要豁达开朗、坦诚乐观,谨慎而不拘谨。

(三) 见面礼仪

以上分别从形象和举止一动一静两个方面介绍了护生求职面试时的礼节,下面从程序方面叙述护生面试的几个环节和礼仪。

1. 提前到达　护生提前到达面试现场是非常必要的。无论在什么情况下,都不要让考官等候。护生去面试时要给自己留出至少 30 分钟的时间。这样,即使迷了路、车抛了锚或一时没能找到正确的地点,仍能够从容且准时到达。如果一切顺利,可以利用这 20 分钟的时间待在车内或接待室里,稳定情绪、检查仪表。最好是在面试前 5 分钟到达考官的办公室,以示求职的诚意,给对方信任,同时也有利于调整自己的心理,做一些简单的准备,以免仓促上阵,手忙脚乱。

2. 入室敲门　到了面试地点,护生进入面试室时,应先敲门,即使面试房间的门是虚掩着的,也应敲门,千万别冒冒失失推门就进,给人鲁莽、无礼的印象。

3. 学会微笑　"相逢开口笑"是常用的见面体态语之一。护生在踏入面试房间时就应面带微笑。如果有多位考官,应面带微笑环视一下,以眼神向所有的人致意。

4. 递物大方　护生要带上个人简历、证件、介绍信或推荐信等必要的求职资料,见面时,一定要保证不用翻找就能迅速取出所需资料。如果要送上这些资料,应双手奉上,正面朝向对方,表现得大方和谦逊。

5. 谨慎入座　在主考官示意后方可坐下,否则,将会被视为傲慢无礼。主考官示意坐下时,应表示谢意,如"谢谢您,老师",然后在主考官指定的位置坐下,保持良好的坐姿。

6. 姿态良好　在面试中,护生的坐姿非常重要。如果坐时双手相握,或者不断揉搓手指,会显得十分紧张,给对方缺乏信心的印象;如果稳稳当当地坐在座位上,将双掌伸开,并自然地放在大腿上,则会给人一种镇静自若、胸有成竹的感觉;坐着的时候不要靠着椅背,当主考官讲话时,应把身子微微向前倾斜,表示自己在认真倾听。心不在焉是面试中最大的忌讳之一。

(四) 应答礼仪

做好有礼有节的应答是护生求职面试中的重要环节。应答包括应对和回答两个方面。因而,如何在应对和回答中体现礼仪修养显得尤为重要,它决定着面试的成败。具体体现在身体语言和口头语言表达时的礼仪细节上。

1. 用身体语言做好应对礼仪

(1) 聆听:外国有句谚语,"用十秒钟时间讲,用十分钟时间听"。社会学家多年研究表明,在人们日常的语言交流活动中,听的时间占 54%,说的时间占 30%,这说明聆听在人们的交往中居于最重要的地位。聆听,表达出面试者的认真有礼,主要表现在用身体语言表达有礼有节的礼仪细节,如身体坐直并略微向前倾,眼睛注视对方,面部表情合时宜,适当作出回应和应对,如点头、头歪向一侧等身体语言礼仪细节。

禁忌的身体语言有左顾右盼、看手表、摆弄手指、摆弄衣角和物件、抖动双腿、抖脚、打哈欠等。

(2) 文雅大方:护生回应和应对时要给人文雅大方的印象,如从容镇定、温文尔雅、有问必答、诚实坦率、沉着冷静。与日常交往不同,面试过程是一种检测性的被动交谈,对于刚刚毕业的学生来说,不免出现恐惧、紧张,特别是有些问题不宜正面回答时。其实,考官关注的可能并不一定在于答案本身,而可能是面试者应答问题时的状态和心理素质,文雅大方的礼仪细节表达对于树立良好印象更为关键。

（3）学会微笑:相由心生,微笑表达了内心对人的一种友好、和谐的态度,是交谈中最好的一种沟通和应对方式,既表达了尊重、谦卑,又促进了友善和谐的人际关系和情感交流。

2. 回答时的礼仪　回答时最重要的礼仪体现为对主考官的尊重,俗话说:"言为心声,音由心起",说出的话和说话的语气、语调等都反映出一个人内心恭敬的态度,是否具有恭敬之心,即谦卑、尊敬、谦恭之心意。

（1）不要打断对方讲话:打断对方回答问题是最大的失礼,会给人以不沉稳、急于求成、自高自大、缺乏谦恭尊敬之心的印象。

（2）善于思考:回答问题前,护生应在脑海中将自己的思绪梳理一下,对自己要讲的话加以思考,不要所答非所问,缺乏条理性。如果没有听明白对方的问题,要有礼谦卑地询问:"××老师,对不起,刚刚您说的问题是……这个意思吗?"这样会给主考官沉稳、严谨甚至有想法、有创意的印象。

（3）合时宜地发问:发问是面试交谈中最好的一种互动方式,可以让主考官更好地了解面试者的人际沟通能力、灵活应对能力,也是面试环节中加分的关键点。那么,合时宜就显得尤为重要。如对于主考官强调、重视的观点,面试者可以进行重复确认,这样会体现出面试者与其同频的观点和自我认知的高度,可以这样发问:"××老师,刚才您说……""××老师,请问您的想法是……"。

护生要善于运用口头语言作简单的回应和应对,具体的礼仪细节表现在:简单合时宜的应对声,如"哦""啊""原来如此"等简洁语句的应对,继续保持聆听的姿态,更多的时间是让主考官表达完整。

三、面试结束的礼仪

《弟子规》中讲到人与人交谈时要做到"进必趋,退必迟。问起对,视勿移"。求职者不仅应注意面试中的礼仪细节,也要注重面试结束时的礼仪细节,这对于求职成功与否也有着非常重要的作用。在这个环节上除了要学会"察言观色",适时、适度表达,还要注意感谢和礼貌告别等细节。

1. 把握时机　求职面试或者与人交往中都要学会"察言观色"。论语中记载:"言未及之而言,谓之躁;言及之而不言,谓之隐;未见颜色而言,谓之瞽。"当主考官老师说"今天就谈到这里""很感谢对我们医院这项工作的关注"等话语时,就是结束面试的信号。

2. 适时感谢　无论面试结果如何,面试结束时恰当地感谢都会给主考官一个良好的印象。对方花费了时间和精力,并给予求职者面试的机会,对于求职者来说更是一次锻炼的机会。因此,求职者在面试结束时表达感恩是一个重要的礼仪细节,或许会转变见面时的不好印象。

3. 礼貌告别　"进必趋,退必迟。"求职者告别时,站立后不可直接转身、背向主考官离开,而是要退后 2~3 步,行礼告别再转身离开。行礼不是主动与主考官握手,而是以行 30°或者 60°鞠躬礼表达感谢之意。此时身体语言的感谢和口头语言的感谢更会增加诚意和礼仪修养。可以这样表达:"感谢各位老师的指导和帮助。"行礼后,如果对方主动与求职者握手告别,求职者方可积极回应与其握手。

4. 切记不要提前关掉视频　若为网络面试,在面试快结束的时候,向面试官道谢,并保持坐姿和微笑,切忌没结束时就匆匆关掉视频,表现得不礼貌;合时宜的做法是等待对方关掉视频后自己再关闭。

5. 面试后的礼仪　面试后表示感谢是十分重要的。因为这不仅是礼貌之举,也会加深主考官的印象。据调查:10 位求职者中往往有 9 位没有表示面试后的感谢。一般情况下,主考官在面试结束后都要进行讨论和计票,然后人事部门汇总,最后确定录用人选,可能要等 3~5 天。护生在等候消息的过程中,不要急于询问面试结果,但是可以写一封感谢信或者打一个感谢电话,或者以短信息、电子邮件等形式表达感谢。这些都是面试后不可忽略的环节,更是一个人礼仪修养的重要表现。

第四节　求职面试技巧和禁忌

从某种意义上来说,获得面试机会就意味着已被招聘医院初步认可,说明求职者的基本条件已符合要求。到了面试阶段,如何与面试官进行良好沟通就成为重中之重。

一、求职面试技巧

(一) 准备技巧

1. 言语的准备　所谓言语的准备,就是指语言表达能力要熟练、顺畅、有逻辑性。例如,针对履历中具体细节的表述能力,对需要配合幻灯片进行的面试方式,要提前写出讲稿进行模拟练习,在练习中不断调整,也可以请长者、相关人士给予现场练习的指导。同时,对常见面试问题要进行准备并练习表达能力。

言语准备主要包括以下 3 点。

（1）普通话：护生应用标准的普通话进行表述会更有利于交流顺畅。如果地方语太浓，致使考官听不懂，会让人怀疑在今后的护理工作中存在言语障碍，所以面试中要尽量争取使用普通话交谈。

（2）艺术性：良好的言语表达不仅要求普通话标准、速度适中、表达流利、用词得当、文采动人、富有感染力，而且要吐字清晰、语调得体、音量适中、音色悦耳，听之有美感，给人一种良好的印象。护生说话不能有气无力、发音含糊，否则会产生精力不足、健康有问题或自信心不足的印象。说话时声音要自然，不要用假声说话，音量要适中，体现真实、自然、不卑不亢的良好个性。否则，就会使人感觉矫揉造作，易引起考官的反感与不快。

（3）准确性：语言表达既要言简意赅，又要语句中肯。对面试内容的准确回答是护生言语表达能力的核心。用怎样的遣词造句表达思想，用怎样的分析体现逻辑关联性，用怎样的表达使论据充分、论证有力等都是护生需要注意的。通过言词丰富、内容充实的语言表达可以反映出见识和能力潜质，这是护生面试成功的关键。

2. 时间的准备　为了从容面对面试环节以达到最好效果，至少提前30分钟到达现场进行准备是非常必要的。做好时间的准备须考虑到意外事件的发生，如搭错车、迷路、堵车、找错地方等情况。为此，应提前做好功课、熟悉路线和地点。其次，到达地点后要耐心等待、检查仪容仪表，做一些简单的准备工作，以免显得手忙脚乱。

3. 关系的准备　"关系"比"事情"更重要，要做好事情，须先建立良好的关系，即自我内心和谐健康的关系、与竞聘对手建立友好的相处关系、与工作人员建立良好的第一印象、与门卫及保洁人员等建立和善尊重的关系。当一个人内心建立了和谐健康的关系时，看起来更自信、积极、乐观，更有团队大局观。和竞聘者相处时给予及时的帮助、友好的问候，更有包容的团队精神。而礼貌对待工作人员、其他服务人员更是一个人的综合素质和良好修养的表现。因此，面试不仅仅是指与主考官面对面交流，在每个环节中接触到的每一位人员都可能关系着面试的成败，关系的准备是求职面试过程中不可忽视的礼仪细节问题。

（二）交谈技巧

面试竞争无疑是激烈、紧张、充满挑战性的。护生面对强手如林的竞争者、面对目光凌厉的主考官不免产生紧张压力感，这是正常的反应。罗曼·罗兰说过："真正的英雄并非没有胆怯的时刻，只是他能设法不让怯弱征服自己。"为了控制自己的情绪，美国心理学家尤利斯提出了3条有趣的忠告——"低声、慢语、挺胸"。适度的紧张压力感可以激发自己的斗志和聪明才智。但如果压力过大，当作包袱背起来，甚至产生自卑心理,就可能使自己不知所措而走向失败。与人谈话,尤其是与不认识的人谈话,很多人常常因为不知道如何启齿而坐失良机。

一个不善言辞的人常常因为担心主考官不喜欢听自己所讲的内容,或是表述内容与场所不适宜或自己认为过于无聊、缺乏感染力而显得忧心忡忡。面试中,护生要进行积极的心理暗示,消除消极的心理暗示,充分发挥自己的特长和优势,展示自己的潜力,并把这种内心潜在的东西塑造成形象,力求打动考官,获得考官的赞赏。

作为求职者,护生决不要说"我不行了""我不知道""我不会"这样的话,即使自己从未考虑过的岗位也不要慌张,而要沉着冷静、机智应对。护生的自信会坚定考官的信心。反之,茫然和不知所措会使考官犹豫。

知识链接

交谈的技巧:重复对方的话

根据心理学上研究的"影像镜射"的作用,在谈话中,重复对方的话传递的信息是"请帮助我理解一下您的话",其核心是模仿。通过重复对方说的话,可以激起人的"重复本能",对方会毫无悬念地开始解释自己最后说的话,从而维持双方的交流。相反,如果表述的是"你说的是什么意思",就可能传递出冒犯的意味,让人产生不良印象。

1. 把握重点,条理清楚 回答问题时,护生应先讲出问题的基本观点,然后逐一用论据加以论证、解释,但论证的要点一般不要超过3个。这样做既有利于自己组织材料,又能给主考官一个头脑清晰、思路明了的好印象。使听者先知道结论,便可以安心地听下去。如果参加合资、外资医院的面试,而主考官是外国人,那么说话就更应直截了当。因为外方人员最不喜欢把结论放在后面讲。由于面试时间有限,神经紧张致说话跑题会将主题冲淡或漏掉,长篇大论会让人不得要领。

2. 运用5W1H技巧 可以运用5W1H技巧回答问题,包括什么人(who)、什么事(what)、什么时间(when)、什么地点(where)、什么原因(why)及如何做(how)6个方面。

3. 听清问题,应答切题 面试中,如果护生对考官提出的问题一时摸不着边际,不知从何答起或难于理解对方问题的含义,可请对方将问题重复一遍,并先谈对这一问题的理解,请教对方确认内容。对不太明确的问题一定要搞清楚。这样才会有的放矢,不会文不对题,答非所问。

学 会 倾 听

学会倾听非常重要,一方面倾听的状态能够让对方感受到确实在听及听的认真程度;另一方面可以使对方感受到充分的尊重感、信任感。在倾听时有以下细节需要注意。

1. 眼睛注视对方,身体前倾。

2. 适当以点头礼回应,并有口头应答,如"哦""啊""是吗?""原来如此"……

3. 必要时进行记录。

4. 增加认同感 增加主考官对应聘者的认同感很重要,如表达对医院文化和价值观的认同就是确认共同的目标和使命感。可以这样表达:"我也非常认同这个理念""我个人也是一直这样践行和学习的……"等。树立对方意识、换位思考、推己及人的情感和工作态度是招聘单位看重的品格修养和能力。

5. 正确运用语言

(1) 口齿清晰,语言流畅,文雅得体:护生与主考官交谈时要全身放松,面部表情自如。要吐字清晰,发音准确,说话干脆利落,喉部要放松,减少尖音,适当控制说话的速度,以免磕磕绊绊,注意抑扬顿挫,避免使用口头禅和不文明语言,忌说半截话。

(2) 语气平和,语调恰当:护生面试时要注意语音、语调、语气的正确使用。语气是指说话的口气,语调则是指一句话的腔调,也就是语音的高低轻重配置。打招呼问候时宜用上升语调,加重语气并带拖音,以引起对方注意;自我介绍时最好用平缓的陈述语气,不宜使用感叹语气或祈使语气。

(3) 根据面试现场情况确定音量的大小:两人面试且距离较近时,声音不宜过大;集体面试而且场地开阔时,声音不宜过小。以每个考官都能听清讲话为原则,声音过大令人厌烦,声音过小难以听清。

(4) 语言要含蓄、机智、诙谐:除了表达清楚外,可以在适当的时候使用幽默的语言,使谈话更加轻松愉快,同时展现自己幽雅的气质、从容的风度和机智的品格。尤其在遇到难以回答的问题时,机智幽默的语言会显示护生的聪明智慧,发挥"四两拨千斤"之功效,给人良好的印象。切忌过多地重复。重复的谈话会使人厌烦,甚至给人婆婆妈妈的印象。所以除了重要的事情,一般谈话最好不要重复。要注意简洁明了。

6. 以诚为本,自知之明 求职面试不仅是智慧的交流,也是感情、心灵的沟通,而这种沟通愈顺畅就愈会促进智慧的交流。态度诚恳、谦虚大方不仅是一个人良好的品质,而且也是面试中的一个重要技巧。一个恃才自傲、虚情假意的人只会让人拒之门外。一个态度诚恳、落落大方的谦谦君子,则给人亲切、可信、可靠的印象,这恰是人才必需的素质。

当护生自身条件优越,各方面条件都不错时,千万不能刚愎自用、得意忘形、自我意识膨胀。护生要记住:如果把优点过分发挥,那它就成了缺点。一个自我意识过强、优越感太强的人,一般难以与人协同作战,难以与同事融洽相处。有的护生在面试时,涉及自己所学的专业,往往愿意借助专业术语来表达自己的意思,甚至来几句外语,以显示自己知识渊博,这样很可能会弄巧成拙。因为考官的水平和专业都不尽相同,如果措辞生僻会使内容不易理解,不仅达不到说话的目的,还会使听者觉得在故弄玄虚,产生反感。若本人对专业术语一知半解,就更不能使用了,否则碰上一个内行反问几句,答不上来,就更尴尬了。"知之为知之,不知为不知。"面试中,护生遇到自己不知、不懂、不会的问题时,闪烁其词、沉默不语、牵强附会、不懂装懂的做法均不可取。正确的做法是诚恳、坦率地承认自己的不足之处,如:"对不起,这个问题我不知道,我能向您请教吗? 谢谢您使我懂得了许多新知识。"不懂就是不懂,坦然相对,就能给人留下诚实、坦率的好印象。

面试中的问题五花八门,独出心裁,可能会出人意料。关键是我们要以诚相待,虚心求实,以事实为根据,表现一个真实而机敏的自我。

7. 形成自己的风格 考官往往接待若干名求职者,相同的问题也会问若干遍,因此,主考官会有乏味、枯燥之感。护生只有具有独到见解和个人特点的回答,才会引起对方的兴趣和注意。独特的谈话风格和交谈方式能让人获得信任和尊重。如果护生对上级太恭敬,可能会被认为毫无主见,没有真才实学,是个软弱无力又缺乏骨气的人,不能委以重任。

8. 恰当地谈自己 面试时当对方对求职者感兴趣时,常会要求"谈谈你自己"。此时切记不要谈得太多,只要中肯地回答对方的问题,让对方觉得你虽然在谈自己,但是仍然是以他为中心。学会使用"我也……"的谈话技巧。人人都喜欢获得别人的赞许,讨厌别人的反对。换句话说,只要你表示赞成对方,就可获得对方的好感。在与主考官谈话时,怎样巧妙地加入自己的意见呢? 如果发现你和主考官谈话有相同之处,可以利用这个相同的话题将两个人的距离拉近;如果把自己这种相同的感受告诉对方,就会使他倍感亲切。"我赞成你的……""我也是这样""我也喜欢……""我也是这么想的""我们有许多相似之处"等,这些都是向对方表达好感的话,当你向对方述说你和他共同的经验和想法时,对方自然会把你视为朋友。

不要只谈自己。有不少护生在面试时,总是一个劲地谈"我"的特长,"我"的要求,"我"的抱负……"我"什么都谈到了,就是没谈招聘单位,没谈坐在自己面前的主考官,这是一种失策。

每个人对自己的工作、家人、想法和与自己密不可分的事情都会从头至尾地考虑并感兴趣。因此,喜欢说自己的事情是理所当然的,都有想给对方留下深刻印象的心理,也是可以理解的。只注重怎样使自己成功而尽说自己的事情,也许会得到暂时的自我满足,但是,用在和考官谈话上将毫无所获,而且往往适得其反。

护生招聘面试中的技巧之一,就是要树立对方意识,换位思考,推己及人,谨慎应对。如果谈话不全部集中于表现自己,而是针对别人的话,别人会觉得你是在对他的话作出回应,对你也会产生好感,会认为你是一位擅长辨别是非、尊重别人的人。所以切记:不要将话题老是放在自己身上,不要只谈自己。

9. 小心地谈报酬 不要轻率地答应第一次提出的报酬数目,即便在这个数目比你自己的期望值更高时也要如此。当主考官谈及报酬问题时,这表明自己在他的头脑里已是一个重要的求职者。在大多数情况下,报酬的数目是可变的,还可以进一步协商。你的努力能否成功取决于你对医院主考官的影响程度,以及你所具备的条件和他认为你对他们的价值大小。

对常规的护理工作来说,报酬一般没有多少商量的余地。但如果你处于这种境地,而又不得不说出期望报酬的数目时,怎么办呢?不要紧。这种博弈可以采取灵活的策略。可以说:"正如您所了解的那样,我很希望得到这份工作并相信我能符合你们的要求,在我谈及报酬之前,我需要更详细地了解这项工作的职责。"这样说不是什么无理要求,而是极好的延缓策略。这可以给你时间从不同的角度去判断形势。作为一个有前途的护生,采取这种策略会增加主考官的兴趣。如果各方面对求职者都比较有利,必要时可以报出一个协商数目。适当地作出让步会使面试者感觉良好,认为自己为医院做出了有成效的讨价还价,显示了自己的才能。劳动协议双方都遵循这个行动程序,都表现出一定的灵活性,达到一个双胜双赢的妥协结果。

(三) 应对主考官的技巧

在面试过程中,护生会遇到各种不同类型和性格的主考官,他们会通过各种看来与工作无关的话题与你交谈,观察你、审查你、评判你。主考官在面试内容上大同小异,目的性也十分明确,但由于他们的兴趣不同,处世方式也就大相径庭,护生面对的问题也变得格外复杂起来。因此,护生必须学会快速评估主考官,把握主考官的类型,了解主考官的说话方式、思维方式,适时地岔开话题,这样应对起来就顺利多了。

在面试时,有时要根据具体情况转移话题,达到更佳的交谈效果。话题转移的方式有两种类型,一是随意转换,交谈者谈兴所至,话题自然游移;二是有意转换,交谈者为了控制交谈方向,以一定的方法主动更换话题。

一般说来,出现下面 6 种情形需要护生努力转换话题:① 所谈内容与自己求职无关,而考官却谈兴正浓;② 觉察到考官不愿听下去的暗示;③ 谈话内容枯竭,面试出现冷场;④ 有人失言或意外的尴尬局面出现;⑤ 产生意见分歧,又不便争论、不必争论或不想争论;⑥ 需要避讳。

无论哪种情况,护生话题转移都要遵从自然、及时和超越的原则。所谓"自然",就是要借助一定的掩饰,分散对方的注意力,使其注意中心发生转移,自然而然地离开原来的话题,进入新的话题,转移角度不宜太大;所谓"及时",是指抓住转移话题的机会。一般是在一个问题刚提出来未展开或未充分展开时就机敏地把话题岔开;而"超越"则是指新的话题比原话题更具有吸引力,更能提起大家的兴致。转移话题的技巧主要有以下几种。

1. 岔开式　护生把对方所提的问题搁置一边,回答与其有一定联系的其他问题。有一次著名节目制作人凌峰在上海演出时,有人问他自认为长得怎么样。他说:"我的脸很中国,你认为中国怎么样?"他的回答就是巧妙地运用了岔开式,既避开了他不愿公开回答的问题,又表达了他对中国的深情厚谊,令人拍手叫绝。

2. 反问式　如果护生发现考官提问中含有明显的失误,就可以举出类似错误的问题,反问对方,变被动为主动。

3. 假言式　如果 A,那么 B,其中 A 是假设条件,B 是以 A 为条件的结论。用假言应答可使你的答案无懈可击。在一次集体面试会上,主考官问:"当事业与家庭发生矛盾时,你是选择事业,还是选择家庭呢?"大家众说纷纭,其中有一位男同学回答:"谁重要,我就选择谁。"结果他被录取了。主考官提的问题是不太好回答的,无论回答选择事业,还是回答选择家庭,都会给人平庸的印象。护生如果用假言应对就非常巧妙,不但回答了主考官的提问,而且显现了超人的机智和幽默的风格。

4. 诙谐式　用诙谐的语言作掩饰、避开对实质性问题的回答是岔开话题的又一手法。一次盛宴上,大作家赫尔岑被不停播放的轻悦音乐弄得很不耐烦。女主人解释:"这都是精选的流行乐曲,很高尚的。"作家反问:"你认为流行乐曲就一定很高尚?"主人惊讶:"不高尚的东西还能流行吗?"作家回答:"那么,流行性感冒也很高尚了?"单说"流行"与"高尚"的关系的确不容易说清楚。但是一举出"流行性感冒"这一诙谐的实例,一切都明白了。

二、求职面试禁忌

护生要找到一份好的工作,必须天时、地利、人和的条件齐备。但在实际的案例中,我们却常常发现,一些条件很好的人始终无法顺利地通过最后一道面试的关卡,深究其原因在于面对医院时,他们总是忽略了一些重要的细节,使得求职之路一直走得不顺利。

（一）面试中通常的禁忌

1. 缺乏信心　缺乏信心是因为怕落聘。假设护生的学识才能是基本符合要求的,那么缺乏信心就是一种自卑心理的表现。缺乏信心的表现很多,其总的特征是瞻前顾后、缩手缩脚、小心翼翼、顾虑重重。成功来源于自信,心中坦然、态度自然、说话实事求是才有可能正常发挥自己的学识和能力水平,甚至于超常发挥,取得成功。

2. 打扮不得体　"得体"与"不得体"是相对概念,在不同时间、地点、氛围下,得体与不得体之间会发生相互转化,如穿泳装上班是不得体的,但穿衬衫、长裤跳进游泳池同样也是不得体的。得体与不得体有一条可操作性的原则,那就是:仪表打扮要与自己在某一时刻所扮演的角色身份及所处的环境相符。当护生以一个学生身份去求职时,不应过分刻意装扮,花枝招展。

3. 夸夸其谈　护生在应聘面试中应实事求是、不撒谎、不吹牛,虚言假语总会招致别人的反感。最令人反感的就是护生夸夸其谈。"这工作没问题""这工作交给我好了""只要有我,一切没问题"这类大包大揽的话,平时听起来很痛快、很舒心,说话人也颇能引起别人的好感,但是在面试中,却要万分慎重。夸夸其谈,其实质还是回避问题,会被认为是不诚实、不坦率的表现。

4. 以自我为中心　护生在面试过程中,有相当多的机会谈论自己,但一定要有分寸,适可而止。以自我为中心的人,一时打开话匣子就无法收拾,但可能因此将自己暴露得太多,引起考官的反感。

5. 抢答　有的护生为了获取主考官的好感,总喜欢抢着表现自己,比如在谈话上往往喜欢试图控制对方。记住,在求职面试时,无论当时多么激动兴奋,无论见解多么独到超群,无论别人的看法或观点多么不够成熟或近于荒谬,求职者都必须尽量避免插嘴。只有这样,主考官才不至于因为你的打岔而感到心中不快。

6. 唠叨　说起话来没完没了的人容易令人厌烦。再者,言多必失,往往会坏事。所以,护生说话也要有所节制,该长则长,该短则短。要注意观察考官的神态,对方不想再听的话,应及时止住,否则会引起考官反感。

7. 迟钝　主考官最怕遇上反应迟钝的求职者。有的护生在面试中一问一答,不问就一言不发,是不妥当的,如果护生给主考官留下反应迟钝的印象,面试极有可能失败。

8. 争辩　护生不要把面试谈话变成争论或争辩,过于热烈地维护自己,这是面试的大忌。应聘者在谈话中老用一种争辩和反驳的语气——"为什么不是这样!"——这种做法相当不可取。为了显示自己的才智、机灵、推理能力和说服能力,结果可能是在某个问题上辩赢了,但却引起别人的厌烦。

9. 提幼稚问题　在面试场上，不只是主考官有提问的权利，求职者也可以问，询问工作状况，询问工资待遇。发问之前，先想想自己的问题是否具有魅力，是不是主考官早已回答或解释过的。千万不要问一些幼稚的问题，如"为什么……""是不是可以……"，令主考官感到费力而心烦。

10. 扮鬼脸　有的护生总在脸上表露出对别人说话的反应，或惊喜、或遗憾、或愤怒、或担忧，表达这些情绪时，他们总是歪嘴、眨眼、皱眉、瞪眼、耸鼻，形成一种习惯表达方式——扮鬼脸。在面试中，夸张的面部表情有害无益，过于兴奋的夸张表情会使主考官认为过于虚假，善于伪装，会演戏，心理上感觉不舒服。

11. 乱幽默　护生面试时能恰如其分地表现幽默感当然很好，如果不善于表现幽默或控制幽默，最好别去"冒险"。因为面试地点毕竟不是开玩笑的场所，弄不好会给主考官留下一个轻浮的印象。

（二）面试中需要克服的心理障碍

护生在选择自己将来的职业时，由于主客观多种因素的影响，大多存在一些心理障碍，主要表现有以下几种。

1. 自负　护生主要表现为职业取向上定位太高，严重脱离实际。这类护生往往认为自己是"天之骄子"，选择职业时十分挑剔，高不成，低不就；有的讲实惠，怕吃苦，拼命往大城市和效益最好的医院挤等。由于对社会需求缺乏了解，不能客观地评价自己，就难以对自己做出准确的定位。

2. 自卑　有自卑心理的护生一类是那些平时学习成绩不太好或交际能力较差的同学，他们担心难以胜任未来的工作岗位，因而面对复杂的社会感到自卑、惶恐、力不从心；另一类是曾经受过挫折或校纪处分的学生，他们会自我困惑、自我否定、无所适从，严重的甚至还会产生一种被抛弃感。

3. 从众　从众心理在护生中普遍存在，往往有人讲哪类单位、哪个地方好，大家便往那里挤，根本不考虑自身的实际情况。如近年来出现的"合资医院热""外企医院热""大医院热"等都与从众心理有关。

4. 依赖　有依赖心理的护生在面试时不够主动，具体表现有：有的想通过拉关系走后门，用不正当的渠道进入一些较好的医院，找定关系便胸有成竹；有的因为护理专业就业形势相对较好，干脆坐等工作找上门；有的不敢参与人才市场的竞争，缺乏胆识，等待"伯乐相马"而不主动出击等。

以上种种表现都不利于护生走上工作岗位，也不利于护生进入社会后的发展。临近毕业的护生要努力克服这些心理障碍，以一种健康的心理去参加求职面试，迎接社会的挑战。

支援边疆医护发展，助力健康中国建设

2009 年,年满 67 岁的海军军医大学长海医院原护理部主任姚梅芳,报名参加了上海市老龄委开展支援新疆的"银龄行动"。初到新疆,姚梅芳被派到库尔勒市第二人民医院。到达医院后,姚主任常常废寝忘食地护理急危重症患者,通过先进的护理技术挽救了数以百计的生命。

授人以鱼不如授人以渔,本着这样的理念,姚梅芳在新疆各地手把手地将经验知识传授给当地医护人员,以"教学查房"的方式开展临床护理指导,通过深入病房、实地查看等形式指导护理人员查找工作中的薄弱环节,以点带面地带动当地医院开展工作。与此同时,姚梅芳在新疆期间,每周都要进行一次讲座授课,传授自己在急救、儿科护理等方面丰富的医疗护理经验。此后每次赴新疆,姚梅芳都为当地医院制定《护理工作绩效考核的方案》,细化了护理工作考核的标准、内容和分级,让自己的经验形成制度,优质的医疗形成常态。极大地促进了新疆医护水平的发展。

健康是人民群众对美好生活的基本追求,党和国家历来高度重视我国医疗健康事业的发展。党的二十大报告中明确提出"推进健康中国建设""把保障人民健康放在优先发展的战略位置,完善人民健康促进政策"。要落实健康中国战略,就需要将包括医护人员在内的优秀医疗资源送到祖国边疆。在党的号召下,千千万万的护理人员像姚梅芳一样,克服各种困难,深入祖国边疆,为边疆护理事业的发展作出了不可磨灭的贡献。

（孙红华　关　颖）

实训九　护生书面求职礼仪

【实训目的】

掌握求职信的撰写要求,熟悉书面求职礼仪,灵活运用有效的书面沟通技巧与聘方建立良好的信任与合作关系。

【实训准备】

1. 环境准备　模拟教室,环境整洁、宽敞、明亮、安静。
2. 用物准备　个人资料、记录本、白纸、黑色签字笔等。

3. 人员准备

（1）模拟护生：穿戴整洁的护士服、帽，表情端庄、仪态大方，符合护生角色形象。态度认真、一丝不苟，符合护生书面求职礼仪规范。

（2）模拟考官：穿着考官制服，语言、表情、行为符合考官当时的心理状态。

【实训方法】

1. 实训内容　护生书面求职信的撰写。

2. 实训指导　以小组为单位，组长负责制。组长安排角色，小组成员布置场景，准备用物。每个小组在充分准备和撰写后在全班展示。教师帮助指导、提出要求，对每组求职信进行展示，并进行综合评价。

3. 实训练习内容要求

（1）护生在求职信中正确应用称谓语、问候语、祝颂语、致谢语等，注意禁忌语言，恰当运用言谈沟通技巧。

（2）护生在书面求职礼仪中注意语调平和，态度真诚，条理严谨。

（3）掌握护生求职信的主要内容，体现护生书面求职礼仪的特点。

（4）实训练习设计合理、具体真实。

【效果评价】

1. 实训态度评价　护生在实训过程中是否态度端正、严谨认真，是否按照要求完成训练内容；着装是否规范整齐，仪表是否端庄大方。

2. 职业能力评价　护生是否掌握书面求职礼仪要求。求职信的基本结构、类型、内容、篇幅、撰写技巧、禁忌、包装等是否规范。是否称呼得体、态度真诚、文字准确、祝颂热忱、使用尊称、包装讲究。措辞表意是否得体适度。是否恰当运用书面沟通技巧完成交流，达到最佳交流效果。

3. 创新意识评价　求职信内容的组织和运用是否有创意和独立见解，是否多角色、多角度展示护士职业特点。在实训中是否善于观察、发现问题，具有评判性思维能力和机智灵活的应变能力。

4. 团队精神评价　各小组成员是否互相帮助、虚心好学、谦虚礼让、友好相处、精诚合作完成任务。

实训十　护生面试礼仪

【实训目的】

掌握护生面试礼仪规范。熟悉面试中的仪容形象、行为举止、见面礼仪、应答礼仪及面试结束礼仪。灵活运用有效的沟通技巧与考官建立良好的互尊、互信的合作关系。

【实训准备】

1. 环境准备　模拟考场,环境整洁、宽敞、明亮、安静。

2. 用物准备　桌子、椅子、记录本、笔。

3. 人员准备

(1) 模拟护生:穿戴整洁的护士服、帽,表情端庄、仪态大方,符合毕业护生角色形象。端庄优雅、举止大方,符合护生求职面试礼仪规范。

(2) 模拟考官:穿着考官服,语言、表情、行为符合考官当时的心理需求。

【实训方法】

1. 实训内容　护生面试前礼仪、护生面试过程中礼仪、护生面试结束礼仪。

2. 案例资源

(1) 设定面试前宿舍情景:早上起床后,护生准备面试。宿舍里有 4 个护生,分别为甲、乙、丙、丁。

① 护生与考官之间如何打招呼?

② 如何让每个考官都满意?应做好哪些言语准备?

③ 注意语言、表情、形象和行为的使用,符合面试礼仪要求,增加面试的效果。

(2) 设定面试中考场情景:早上八点左右,护生甲被一位服务员带到了考场门口,护生应如何交谈?

① 分析面试前护生的礼仪规范。

② 护生准备向考官陈述哪些事实?

③ 如果考官出现跑题等现象,护生如何应对?

(3) 设定面试结束后考场情景:面试就要结束了,护生准备起身告辞。

① 分析面试结束护生的礼仪规范。

② 护生需要向考官表明哪些态度?

③ 如果明确出现不被录取的状况,护生应该如何应对?

3. 实训指导　以小组为单位,组长负责制。组长安排角色,小组成员布置场景,准备用物。每个小组在充分准备和练习后,在全班进行展示。教师帮助指导、提出要求,并对每组情境展示进行综合评价。

4. 实训要求

(1) 护生与考官交流中,语言运用准确,正确应用称谓语、问候语、致谢语等面试语言,注意禁忌语言,恰当运用语言沟通技巧。

(2) 护生面试礼仪注意语言准确、形象文雅、举止大方,语调平和,表情真诚,态度严谨,条理清楚。

(3) 掌握护生面试礼仪的主要内容,体现护理礼仪特点。

(4) 实训练习设计合理、具体真实。

【效果评价】

1. 实训态度评价　护生在实训过程中是否态度端正、严谨认真,是否按要求完成训练内容;着装是否规范整齐,仪表是否端庄大方。

2. 职业能力评价　护生是否掌握求职面试礼仪规范。面试时语言是否文明、礼貌、准确、规范,形象是否文雅,举止是否大方,语调是否平和,表情是否真诚,态度是否严谨,条理是否清楚。能否恰当运用言谈沟通技巧完成与考官的交流,达到最佳交流效果。护生在情境练习中是否具有较强的自信心,并能很快取得考官的信赖,建立良好的合作关系。

3. 创新意识评价　面试内容的组织和运用是否有创意和独立见解,是否多角色、多角度展示护生面试礼仪。在实训中是否善于观察、发现问题,具有评判性思维能力和机智灵活的应变能力。

4. 团队精神评价　各小组成员是否能互相帮助、虚心好学、谦虚礼让、友好相处、精诚合作完成任务。通过实训学生是否从中感受到集体力量的强大,精心设计、人人参与、共同提高。

思考题

1. 护生如何认识求职礼仪的重要性?

2. 护生求职形式有哪几种?

3. 护生求职后的礼仪主要有哪些? 如何体现当代护生的精神风貌?

4. 护生求职信撰写的礼仪要求有哪些?

5. 护生如何进行求职的形象准备工作? 应注重哪些礼仪?

6. 护生参加人才交流招聘会应注意哪些礼仪?

7. 求职面试中的见面礼仪有哪些?

在线测试

8. 求职面试礼仪中的应答礼仪细节有哪些？

9. 求职面试结束时的致谢礼仪是怎样的？

10. 求职面试结束时的告别礼仪包括哪些内容？

附 常见面试问题

一、一般性问题

1. 你为什么选择到本医院工作？

2. 你对本医院有何了解？

3. 进入本医院你想做哪方面的工作？

4. 护理工作最吸引你的是什么？

5. 你对本医院的工资待遇有何要求？

6. 你如何看待医院加班？

7. 如果医院安排的护理岗位与你应聘的岗位不同，你将怎么办？

二、有关护生个人的问题

1. 用一句话描述你是怎样的人。

2. 你认为自己有什么长处？

3. 你最大的短处是什么？

4. 你的兴趣爱好是什么？

5. 你喜欢交朋友吗？喜欢交什么类型的朋友？

6. 你的朋友对你如何评价？

7. 你很有事业心吗？

8. 你有什么理想和抱负？

9. 你比较喜欢单独工作还是协同作业？

10. 你喜欢什么样的领导？

11. 你觉得你与其他护生有何不同？

12. 你的人生信条是什么？

13. 谈谈你的保健方法。

14. 谈谈你的家庭情况。

三、有关经历的问题

1. 你有打工的经历吗？

2. 请谈谈你对几年护生生活的感想。

3. 你认为你最大的成就是什么？

4. 当你受到挫折时是如何处理的?

5. 至今令你最痛苦的事情是什么?

6. 谈谈你的现在和过去。

7. 你参加了几家医院的应聘活动?

8. 你曾经犯过的最大错误是什么?

四、未来计划与目标的问题

1. 你的长期和短期目标是什么? 为什么树立这些目标? 你准备怎样实现它们?

2. 除了与护理职业相关的目标外,你有什么其他方面的目标吗?

3. 你计划从现在开始的 5 年内要做些什么事情?

4. 在你的一生当中,你想做的最重要的事情是什么?

5. 你的长期护理职业方面的目标是什么?

6. 你计划怎样实现你的职业目标?

参 考 文 献

［1］奚锦芝．护理礼仪［M］．北京：中国中医药出版社，2021.

［2］刘芳，蒋春梅．护理礼仪［M］．镇江：江苏大学出版社，2018.

［3］郝茹，宋海燕．护理礼仪［M］.4 版．北京：人民卫生出版社，2022.

［4］王红力，胡若男，吴淑君．护理礼仪与人际沟通［M］．武汉：华中科技大学出版社，2019.

［5］王晓莉，孙海娅，王淑芳．护理礼仪与人际沟通［M］．北京：高等教育出版社，2021.

［6］耿洁，吴彬．护理礼仪［M］.3 版．北京：人民卫生出版社，2019.

［7］解红，罗劲梅，李爱夏．护理礼仪：数字案例版［M］．武汉：华中科技大学出版社，2020.

［8］杨竹．护理礼仪与人际沟通［M］．南京：江苏凤凰教育出版社，2016.

郑重声明

高等教育出版社依法对本书享有专有出版权。任何未经许可的复制、销售行为均违反《中华人民共和国著作权法》,其行为人将承担相应的民事责任和行政责任;构成犯罪的,将被依法追究刑事责任。为了维护市场秩序,保护读者的合法权益,避免读者误用盗版书造成不良后果,我社将配合行政执法部门和司法机关对违法犯罪的单位和个人进行严厉打击。社会各界人士如发现上述侵权行为,希望及时举报,我社将奖励举报有功人员。

反盗版举报电话　(010)58581999　58582371

反盗版举报邮箱　dd@ hep. com. cn

通信地址　北京市西城区德外大街4号　高等教育出版社法律事务部

邮政编码　100120

读者意见反馈

为收集对教材的意见建议,进一步完善教材编写并做好服务工作,读者可将对本教材的意见建议通过如下渠道反馈至我社。

咨询电话　400-810-0598

反馈邮箱　gjdzfwb@ pub.hep.cn

通信地址　北京市朝阳区惠新东街4号富盛大厦1座

　　　　　高等教育出版社总编辑办公室

邮政编码　100029

责任编辑:苗叶凡

高等教育出版社　高等职业教育出版事业部　综合分社

地　　　址:北京市朝阳区惠新东街4号富盛大厦1座19层

邮　　　编:100029

联系电话:(010)58556582

E-mail:miaoyf@ hep. com. cn

高教社高职医药卫生教师 QQ 群:191320409

(申请配套教学课件请联系责任编辑)